职业教育智慧健康养老服务与管理专业模块化教材

老年人康复服务理论

主　编　温　暖　潘　红　张伟伟
副主编　邱　斌　王学屏　汪晓稳　郑春梅

中国财富出版社有限公司

图书在版编目（CIP）数据

老年人康复服务理论／温暖，潘红，张伟伟主编．—北京：中国财富出版社有限公司，2024.6

（职业教育智慧健康养老服务与管理专业模块化教材）

ISBN 978－7－5047－7953－3

Ⅰ.①老…　Ⅱ.①温…②潘…③张…　Ⅲ.①老年病—康复服务—教材　Ⅳ.①R592.09

中国国家版本馆CIP数据核字（2023）第114400号

策划编辑 李彩琴　**责任编辑** 敬　东　张　婷　**版权编辑** 李　洋

责任印制 尚立业　**责任校对** 孙丽丽　**责任发行** 董　倩

出版发行 中国财富出版社有限公司

社　址 北京市丰台区南四环西路188号5区20楼　**邮政编码** 100070

电　话 010－52227588转2098（发行部）　010－52227588转321（总编室）

010－52227566（24小时读者服务）　010－52227588转305（质检部）

网　址 http：//www.cfpress.com.cn　**排　版** 宝蕾元

经　销 新华书店　**印　刷** 宝蕾元仁浩（天津）印刷有限公司

书　号 ISBN 978－7－5047－7953－3/R·0104

开　本 787mm×1092mm　1/16　**版　次** 2024年8月第1版

印　张 16.5　**印　次** 2024年8月第1次印刷

字　数 400千字　**定　价** 49.80元

编委会

总主编

王　燕　潍坊护理职业学院

主　编

温　暖　潍坊护理职业学院

潘　红　潍坊市社会福利院

张伟伟　聊城职业技术学院

副主编

邱　斌　潍坊卫恩医院

王学屏　山东圣翰财贸职业学院

汪晓稳　上海九如城企业（集团）有限公司

郑春梅　辽宁经济职业技术学院

编　委

李晓雪　上海研精会颐养院

张婷婷　潍坊市中医院

李发恩　潍坊护理职业学院

张云柯　淄博师范专科学校

张培哲　潍坊护理职业学院

阿热依·贾尔肯　乌鲁木齐职业大学

李文秀　潍坊护理职业学院

主　审

滕丽丽　上海市第一社会福利院

谭美青　青岛市长期照护协会

总策划

李彩琴　中国财富出版社有限公司

前 言

现如今应对人口老龄化已上升为国家战略，国家全面导向“老有所养、老有所医、老有所为、老有所学、老有所乐”的高品质养老目标，实现这一目标必然需要高素质技术技能型人才。2020 年，中共中央、国务院印发了《深化新时代教育评价改革总体方案》，明确提出了“教育评价事关教育发展方向，有什么样的评价指挥棒，就有什么样的办学导向”的指导性纲领。2022 年，习近平总书记在党的二十大报告中明确提出“推动实现全体老年人享有基本养老服务”。为落实国家职业教育改革实施方案中“三教”改革，教育部办公厅印发了《“十四五”职业教育规划教材建设实施方案》，明确指出开发服务国家战略和民生需求紧缺领域专业教材。

养老事关民生福祉。自 1999 年我国进入人口老龄化社会，国家发展和改革委员会、人力资源和社会保障部、民政部、全国老龄工作委员会、国家卫生健康委员会、地方各级政府部门等发布养老涉老文件逾千项，涉及服务标准、行业标准、国家标准等，而智慧健康养老服务与管理专业涉及的学科有医学、护理学、管理学、心理学、社会学、经济学、法学等。本教材编写人员从浩瀚的多学科知识体系中提炼出符合智慧健康养老服务与管理专业专科学生所需要的岗位能力框架，搭建由浅入深、由易到难、岗位能力梯级递进的知识层阶，我们总结十余年教学及参加各类大赛积累的经验，形成了《老年人能力评估》《老年人生活照护理论》《老年人基础照护技术》《老年社会工作》《养老机构管理基础》等一系列按照职业功能工作内容组成的模块化教材。

本教材主要具备以下特点：

1. 对标实际养老康复服务工作场景，将行业标准移植于课堂

教材编写根据老年人康复相关理论教学的实际情况，以老年人康复服务所需岗位能力为主线，以全面、实用为主导，努力体现基础理论和基础知识，以为老年人康复服务过程为导向进行内容设计，为更好地进行老年人的康复预防、康复评定和康复治疗提供有力支撑。

2. 深化产教融合，将工作过程移植于课程

教材编写由来自职业院校、行业专家、养老机构行政管理人员、养老服务培训中心等人员协同开发，对接岗位能力，对康复评定内容、躯体功能障碍康复和认知功能障碍康复，按照实际工作过程进行系统描述，为进行老年人康复服务提供了理论基础，具有较强实用性和指导性。

3. 夯实工匠精神，树立精益专注品质

本教材的编写特色是在疾病前详细介绍系统的解剖结构及生理功能改变、常用的评估方法、系统疾病常见症状、体征及护理等内容，为学生掌握老年人常见疾病的康复方法奠定了基础。希望读者通过对本教材的学习，提高养老服务水平，提升岗位能力，为老年人提供高质量服务。

本教材可作为职业院校智慧健康养老服务与管理专业教材，也可供公办及民办养

老机构、老年公寓、养老社区、医养结合和居家养老护理人员使用。同时还可供从事老年人康复服务培训的教学人员学习和参考。

本教材由潍坊护理职业学院温暖、潍坊市社会福利院潘红、聊城职业技术学院张伟伟主编，潍坊卫恩医院邱斌、山东圣翰财贸职业学院王学屏、上海九如城企业（集团）有限公司汪晓稳、辽宁经济职业技术学院郑春梅副主编，上海研精会颐养院李晓雪、潍坊市中医院张婷婷、潍坊护理职业学院李发恩、淄博师范专科学校张云柯、潍坊护理职业学院张培哲、乌鲁木齐职业大学阿热依·贾尔肯、潍坊护理职业学院李文秀参与编写。全书共有三个模块，其中，模块一（康复评定）由温暖、邱斌、李晓雪、王学屏、张培哲编写，模块二（躯体功能障碍康复）由张云柯、张婷婷、郑春梅、李发恩、张伟伟、阿热依·贾尔肯编写，模块三（认知功能障碍康复）由潘红和汪晓稳编写。思政教学目标由李文秀编写。

尽管我们在教材编写过程中做出了许多努力，但是由于对接最新版的国家标准，加之编写团队水平有限，使本书在一些具体问题的处理上难免存在不尽如人意之处，敬请广大读者批评指正，以便我们不断完善！另外，请登录网址 http：//www. cfpress. com. cn/download 下载本教材配套电子资源。

本书编委

2023 年 6 月

目　录

康复与老年人康复

模块一　康复评定

模块二　躯体功能障碍康复

模块三　认知功能障碍康复

康复与老年人康复

随着社会经济的发展、医疗条件的改善及人民生活水平的提高，人们的寿命越来越长，人口老龄化带来了一系列社会和经济问题，伴随老年人各项功能的老化和衰退，亟须提升医疗保健和康复服务水平，以提高老年人的生活自理能力和生活质量，减轻家庭压力和社会负担，促进其重返社会。老年人康复服务理论是养老服务中的一门重要学科，它包含了康复评定、躯体功能障碍康复、认知功能障碍康复三个模块，同时包含神经系统和运动系统的解剖结构及生理功能改变、健康评估、常见的症状和体征以及相关疾病的护理等内容，对养老护理职业能力和职业素养的培养，尤其是相关理论知识的培养起到关键支撑和促进作用。

课程一　康复与康复医学

扫码查看课程资源

一、基本概念

（一）康复

2019 年 WHO 关于康复的定义：康复是指综合地、协调地应用医学的、教育的、社会的、职业的各种方法，使病、伤、残者（包括先天性残疾）已经丧失的功能尽快地、能尽最大可能得到恢复和重建，使他们在体格上、精神上、社会上和经济上的能力得到尽可能的恢复，使他们重新走向生活，重新走向工作，重新走向社会。康复不仅针对疾病而且着眼于整个人从生理上、心理上、社会上及经济能力上进行全面康复。

（二）康复医学

康复医学是具有理论基础、评定方法、治疗技术，以功能障碍的恢复为目标，以团队合作为基本工作模式的独特医学学科，是医学的一个重要分支，具有独立的医学体系，是促进伤、病、残患者康复的医学。主要研究有关功能障碍的预防、评定和处理（治疗、训练）等问题，与预防、保健、临床共同组成全面医学。

康复医学又称第三医学（临床医学为第一医学，预防医学为第二医学）。在现代医学体系中，已把预防、医疗、康复相互联系，组成一个统一体。康复医学起始于第二次世界大战之后，原以残疾人为主要服务对象。现代康复医学是经过近半个世纪蓬勃发展起来的，它的发展既是人类医学事业发展的必然趋势，也是现代科学技术进步的结果。

二、康复医学的服务对象

（一）各种原因引起的功能障碍者

由于各种原因导致机体不能正常发挥身体、心理和社会功能，如伤残者、病残者和先天性残疾者。

1. 伤残者 因外力或其他外在因素作用于人体引起损伤后发生功能障碍者，常见于跌打损伤、挤压伤、烧烫伤、冻伤等。

2. 病残者 因各种慢性病、老年病引起功能障碍者，常见于心脑血管疾病、恶性肿瘤、代谢性异常等。

3. 先天性残疾者 因遗传、妊娠期妇女子宫内发育环境与产科因素所致新生儿出生时异常或发育过程中出现异常者，常在一定程度上影响其正常生活、学习与工作。

（二）老年人群

2021 年 5 月 11 日，国家统计局发布第七次全国人口普查主要数据，我国 60 岁及以上人口为 26402 万人，占 18.70%；65 岁及以上人口为 19064 万人，占 13.50%。60%的老年人患有多种老年病或慢性病，迫切需要进行康复。因此，老年人群是康复医学的一个主要服务对象。

（三）亚健康状态者

如不明原因的疲劳和机体功能下降；不明原因的情感障碍、焦虑或神经质；对生活、学习和工作等环境难以适应，人际关系难以协调。亚健康状态如处理得当，则身体可向健康状态转化，否则易患各种疾病。

三、康复的服务与工作方式

（一）康复的服务方式

WHO 提出康复的服务方式有三种：康复机构的康复、上门康复服务和社区康复。

1. 康复机构的康复（institution-based rehabilitation，IBR） 康复机构包括综合医院的康复医学科（部）、专科医院（中心）、专科康复门诊及康复医院（中心）以及特殊的康复机构等。康复机构具有比较完善的康复设备，有较高专业水平且经过正规训练的各类专业人员，可以解决伤、病、残患者的各种康复问题，康复服务水平较高，康复效果较好。但患者必须到以上的康复机构才能接受康复服务。

2. 上门康复服务（out-reaching rehabilitation service，ORS） 上门康复服务指具有一定水平的康复工作人员上门到患者家或社区进行康复服务，服务的内容和数量均有一定的限制。

3. 社区康复（community-based rehabilitation，CBR） 社区康复指以医疗、教育、社会、职业的全面康复为目标，依靠社区的一切资源（包括人、财、物、技术等）为本社区伤、病、残患者提供就地康复服务，主要发动社区人员、家庭和患者参与，有固定的转诊系统，可以解决一些当地无法解决的康复问题。

（二）康复服务的工作方式

康复服务一般采用团队的工作方式（team work）进行，即由多种专业人员共同组成康复治疗组来实行康复服务，其成员有康复医师、物理治疗师、作业治疗师、言语治疗师、心理治疗师、文体治疗师、康复工程师、康复护士、职业咨询师、社会工作者和营养师等，其中康复医师是康复治疗组的组长。

四、康复医学的工作内容

康复医学的工作内容包括康复预防、康复评定和康复治疗三个方面。

1. 康复预防 主要是指与原发病没有直接关系的继发性功能障碍。如基底节区脑出血患者，因患病后没有及时活动，导致深静脉血栓形成和肺部感染。

2. 康复评定 在临床检查的基础上，对病、伤、残患者的功能状况及其水平进行评价并解释结果的过程，又被称为功能评定。

（1）躯体功能。人体发育、姿势、关节活动、肌张力、肌肉力量、平衡和协调、步行功能、心肺功能等。

（2）认知功能。注意力、记忆力、逻辑思维、计算能力、时间和空间的定向力等。

（3）言语（交流）功能。口语、手语、书面语、身体语言、书写功能等。

（4）心理功能。行为、智力、人格、情绪等。

（5）社会功能。社会交流、人际交流、组织和策划能力等。

3. 康复治疗 常用的治疗方法有以下几方面。

（1）物理治疗（physical therapy，PT）。通过主动和被动方式，利用个体自身的肌肉收缩和关节活动，并借助各种物理因子（如电、光、声、磁、冷、热、水、力等）来治疗疾病、恢复与重建功能的治疗方法，是康复治疗的主要手段之一。

（2）作业疗法（occupational therapy，OT）。通过特殊的作业活动（activity/task）治疗躯体和精神疾病，改善个体功能，使患者的功能和独立性在日常生活的各方面均达到最佳水平。

（3）言语治疗（speech therapy，ST）。通过各种训练，使患者借助口语、书面语、手势语传达其思想、感情、意见，实现个体间最大能力交流的治疗。

（4）心理辅导与治疗（psychological therapy，PST）。由专业人员运用心理治疗的有关理论和技术，帮助患者消除或缓解心理问题，促进其人格向健康、协调方向发展。

（5）中国传统治疗（traditional Chinese medicine，TCM）。包括针灸、中药、中医手法治疗、传统的保健方法和功能训练（如太极拳）等。

（6）康复护理（rehabilitation nursing，RN）。是随着康复医学的发展而逐渐发展起来的专科护理技术，是康复医学的重要组成部分。

（7）其他。如文体治疗（recreation therapy，RT）、康复工程（rehabilitation engineering，RE）、社会服务（social serviceing，SS）等。

思政课堂

扫码查看课程资源

课程二　老年人康复

一、老年人康复服务

为老年人进行康复服务，应考虑到他们各方面的特点。首先，老年人随着年龄的增长，机体各系统的生理功能会有不同程度的降低从而易导致疾病的发生。如循环系统功能低下容易出现动脉硬化、高血压、心功能不全等疾病；肺功能低下容易出现慢性阻塞性肺疾病；神经系统功能低下所致感知觉减退而对疾病症状不能及时反应；运动系统由于钙的摄取或吸收障碍，极易出现骨质疏松甚至骨折等。其次，老年人患病具有病程长、并发症多、恢复慢的特点。另外，还有老年人因各类负性事件导致心理上的影响和变化，如离退休后离开原来工作环境和打破原本生活规律，带来了自己在社会、家庭中角色和价值的变化，使老年人产生失落感，精神支持能力降低，甚至产生精神神经系统疾病。

因此，无论从疾病的预防、治疗，健康的促进，心理的支持，以及老年人生活自理能力的获得等，都离不开康复治疗与康复服务。

二、康复服务程序和内容

（一）康复服务程序

康复服务程序是一种有计划地、系统地实施康复服务的程序，是综合、动态、具有决策与反馈功能的过程，是以促进或恢复患者健康为目标的一系列服务活动。完整的康复服务程序分为收集患者资料、评定康复功能、制订康复服务计划、实施康复服务和评价康复服务效果五个步骤。

（二）康复服务内容

1. 评定患者情况　定期评估患者的功能情况，包括失去及残存的功能、治疗过程中功能障碍的变化，为制订康复服务计划提供客观依据。初期评定目的在于了解功能障碍的性质、部位、范围、严重程度、发展趋势、预后和结局；中期评定目的在于动态观察功能障碍的发展变化；后期评定目的在于评定康复服务的效果，为患者今后生活、工作及家庭活动提供依据。

2. 进行康复服务　用针对性的康复技术进行康复服务，如肌力训练、关节活动度训练、体位转移、吞咽功能训练、排泄训练、日常生活活动能力训练、各类康复体操等；用康复理论知识进行健康指导，如安全宣教、用药指导、心理疏导、日常生活方面指导及助行器使用等。

3. 疾病的分期护理　针对不同疾病不同时期，进行不同的康复服务。如脑卒中患者，在急性期应密切观察病情变化，待病情稳定后及早介入康复，以预防并发症和二次残疾的发生；在早期和恢复期主要进行残余功能的保持和强化、替代功能的开发和训练等。

三、康复服务原则

1. 预防继发性功能障碍 康复服务的首要原则。康复训练应贯穿于康复的始终，并与日常生活活动相结合，持之以恒、坚持不懈。

2. 掌握自我护理方法 康复护理的核心要素。加强自我护理，使康复护理从传统护理中的“替代”护理转变为康复护理中的“主动”护理。

3. 重视心理支持 康复服务发挥作用的保障。多鼓励病伤残者，使其能正确面对各种功能障碍，积极参与康复治疗，以确保并提高康复治疗的成效。

4. 提倡团队协作 康复服务正常运作的必要环节。康复科与临床其他专科最大区别在于由各种治疗师参与治疗，医生、护士、各治疗师组成治疗团队，相互之间的协调和合作是康复治疗的可靠保障。

思政课堂

模块一　康复评定

康复评定是康复工作的重要内容，对于老年人，通过评定可以掌握其全身状态和心理状态，以判断功能障碍的程度、残存的功能、恢复的潜力及影响恢复的因素，为制订康复计划提供依据。康复评定工作经过初期评定、中期评定，再到末期评定，始终贯穿于康复的全过程。与临床诊断不同，康复评定主要着眼于老年人的各种功能状态。只有掌握正确的康复评定方法，护理人员才能根据评定结果准确地为老年人确定康复目标和康复方案，确保康复工作顺利进行。

课程三　运动功能评定

扫码查看课程资源

单元 1　肌力评定

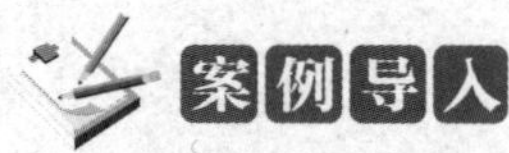

李奶奶，68 岁，2 个月前因缺血性脑卒中入院，目前已回到养老院，平日里需要为其进行康复训练，作为护理员小张，在协助李奶奶训练前如何对其进行肌力评定？在评定过程中需要注意什么？

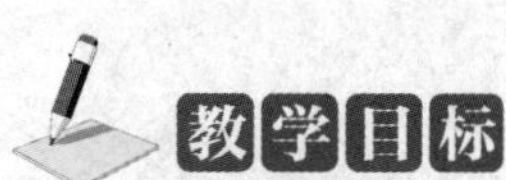

知识目标：

1. 掌握肌力的概念；徒手肌力检查的标准和方法。
2. 熟悉器械肌力测定的方法；肌力评定的注意事项。

能力目标：

1. 能向老年人解释肌力检查的目的和评定过程。
2. 能运用徒手肌力检查方法和器械肌力测定方法为老年人进行肌力评定。
3. 能把握为老年人进行肌力评定过程中的注意事项。

素质目标：

1. 具有严谨求实的工作态度和崇高的职业道德，操作规范、方法正确。
2. 对老年人的功能障碍具有同情心、耐心和细心。

思政目标：

培养精益专注、敬业奉献的精神。

肌力（muscle strength）是指肌肉主动收缩时产生的最大力量，表现为人体在主动运动时肌肉或肌群的力量。肌力评定是测定受试者在主动运动时肌肉或肌群产生的最大收缩力量，以评价肌力下降的范围和程度，主要适用于各种肌肉、骨骼和神经系统疾病的评定，为制订康复治疗计划提供依据，具有十分重要的临床意义。常用的评定方法有徒手肌力检查和器械肌力测定。

一、徒手肌力检查

（一）概念

徒手肌力检查（manual muscle testing，MMT）是指不借助任何器械，评定者凭借自身的技能和判断力，参照一定标准来判断肌力是否正常及其等级的一种评定方法。

（二）评定方法

检查时，根据受检肌肉或肌群的功能，嘱老年人采取合适的体位和姿势，结合肌力分级标准，分别运用重力检查、肌肉收缩检查、抗阻力检查和运动幅度检查进行评定。国际上普遍采用的肌力分级法是由美国哈佛大学 K. W. Lovett 教授于 1916 年提出的 6 级分级法（见表 3-1），此法虽然有分级较粗略、评定时也带有测试者的主观成分等缺点，但应用方便，可分别测定各组或各个肌肉的肌力，适用于不同肌力的肌肉测试（很多器械测试仅适用于 4 级以上的肌力测定），故广泛应用于临床医学及康复医学的实际工作中。1983 年，美国医学研究委员会在此分级基础上进一步细分，即当肌力比标准肌力稍强或稍弱时，根据肢体活动范围占整个活动范围的百分比，用“+”“-”表示，即 MRC 肌力分级法（见表 3-2）。

评定时一般先固定关节近端肢体，令受试者收缩待测肌肉使远端肢体对抗自身重力做全幅度运动（在垂直面上做由下向上的运动），如能完成，说明肌力在 3 级或 3 级以上。观察抗阻力情况，所做抗阻需以同一强度连续施加，并保持与运动相反方向。若能完成，依据其能克服的阻力大小判定肌力为 4 级或 5 级，不能承受外加阻力则为 3 级。当肢体不能克服重力做全幅度运动时，则说明肌力在 3 级以下，可在水平面上运动（也可用带子悬挂远端肢体或在光滑的平板上运动）以消除重力的作用，如能完成大幅度运动，肌力为 2 级，如仅在肌腹或肌腱上扪到收缩感，肌力为 1 级，扪不到为 0 级。四肢及躯干主要肌肉的常用徒手肌力评定方法见表 3-3、表 3-4。

表 3-1 Lovett 6 级分级法

级别	名称	标准	相当于正常肌力的百分比
0	零（Zero，O）	无可测知的肌肉收缩	0
1	微缩（Trace，T）	有轻微收缩，但不能产生关节运动	10%
2	差（Poor，P）	在减重状态下，能做关节全范围运动	25%
3	尚可（Fair，F）	能抗重力做关节全范围运动，但不能抗阻力	50%
4	良好（Good，G）	能抗重力、抗一定阻力做关节全范围运动	75%
5	正常（Normal，N）	能抗重力、抗充分阻力做关节全范围运动	100%

表 3-2　　MRC 肌力分级法

分级	评级标准
5	肌肉抗最大阻力时活动关节达到全范围
5^-	肌肉抗较大阻力时活动关节达到全范围
4^+	肌肉抗比中等度稍大的阻力时活动关节达到全范围
4	肌肉抗中等度阻力时活动关节达到全范围
4^-	肌肉抗比中度稍小的阻力时活动关节达到全范围
3^+	肌肉抗重力时活动关节达到全范围，抗较小阻力时活动关节达到部分范围
3	肌肉抗重力时活动关节达到全范围
3^-	肌肉抗重力时活动关节达到最大范围的 50% 以上
2^+	肌肉去除重力后活动关节达到全范围，肌肉抗重力活动关节在全范围的 50% 以内
2	肌肉去除重力后活动关节达到全范围
2^-	肌肉去除重力后活动关节达到最大范围的 50% 以上
1^+	肌肉去除重力后活动关节在全范围的 50% 以内
1	可触及肌肉收缩，但无关节运动
0	没有可以测到的肌肉收缩

表 3-3　　上肢及躯干主要肌肉徒手肌力检查

肌肉	检查方法		
	1 级	2 级	3 级、4 级、5 级
三角肌前部喙肱肌	仰卧，试图屈肩时可触及三角肌前部收缩	向对侧侧卧，上侧上肢放滑板上，肩可主动屈曲	坐位，肩内旋，屈肘，掌心向下，肩屈曲，阻力加于上臂远端
三角肌后部 大圆肌、背阔肌	俯卧，试图伸肩时可触及大圆肌、背阔肌收缩	向对侧侧卧、上侧上肢放滑板上，肩可主动伸展	侧卧，肩伸展 30° ~ 40°，阻力加于上臂远端背侧
三角肌中部 冈上肌	仰卧，试图肩外展时可触及三角肌收缩	仰卧，上肢放滑板上，肩可主动外展	坐位，屈肘，肩外展 90°，阻力加于上臂远端外侧
冈下肌 小圆肌	俯卧，上肢在床缘外下垂，试图肩外旋时在肩胛骨外缘可触及肌肉收缩	俯卧，上肢在床缘外下垂，肩可主动外旋	俯卧，肩外展至 90°，屈肘，前臂在床缘外下垂，肩外旋，阻力加于前臂远端背侧

续 表

肌肉	检查方法		
	1级	2级	3级、4级、5级
肩胛下肌 大圆肌 胸大肌 背阔肌	俯卧，上肢在床缘外下垂，试图肩内旋时在腋窝前、后壁可触及相应肌肉收缩	俯卧，上肢在床缘外下垂，肩可主动内旋	俯卧，肩外展至 90°，屈肘，前臂在床缘外下垂，肩内旋，阻力加于前臂远端掌侧
肱二头肌 肱肌 肱桡肌	坐位，肩外展，上肢放滑板上，试图屈肘时可触及相应肌肉收缩	坐位，肩外展，上肢放滑板上，肘可主动屈曲	坐位，上肢下垂，前臂旋后（测肱二头肌）或旋前（测肱肌）或中立位（测肱桡肌），肘屈曲，阻力加于前臂远端背侧
肱三头肌 肘肌	坐位，肩外展，上肢放滑板上，试图伸肘时可触及肱三头肌收缩	坐位，肩外展，上肢放滑板上，肘可主动伸展	俯卧，肩外展，屈肘，前臂在床缘外下垂，肘伸展，阻力加于前臂背侧
肱二头肌 旋后肌	俯卧，肩外展，前臂在床缘外下垂，试图前臂旋后时可于前臂上端桡侧触及肌收缩	俯卧，肩外展，前臂在床缘外下垂，前臂可主动旋后	坐位，屈肘 90°，前臂旋后，握住腕部施加反方向阻力
旋前圆肌 旋前方肌	俯卧，肩外展，前臂在床缘外下垂，试图前臂旋前时可于肘下、腕上侧触及肌收缩	俯卧，肩外展，前臂在床缘外下垂，前臂可主动旋前	坐位，屈肘 90°，前臂旋前，握住腕部施加反方向阻力

表 3–4　下肢主要肌肉徒手肌力检查

肌肉	检查方法		
	1级	2级	3级、4级、5级
髂腰肌	仰卧，试图屈髋时于腹股沟上缘可触及肌肉收缩	向同侧侧卧，托住对侧下肢，可主动屈髋	仰卧，小腿悬于床缘外，屈髋，阻力加于股骨远端前面
臀大肌	仰卧，试图伸髋时于臀部及坐骨结节可触及肌肉收缩	向同侧侧卧，托住对侧下肢，可主动伸髋	俯卧，屈膝（测臀大肌）或伸膝（测臀大肌和股后侧肌群），髋伸 10°~15°，阻力加于股骨远端后面

续 表

肌肉	检查方法		
	1级	2级	3级、4级、5级
大收肌、长收肌、短收肌、股薄肌、耻骨肌	仰卧，分腿 30°，试图内收时于股骨内侧部可触及肌肉收缩	仰卧，分腿 30°，下肢放滑板上，可主动内收髋	向同侧侧卧，两腿伸，髋内收，阻力加于股骨远端内侧
臀中肌、臀小肌、阔筋膜张肌	仰卧，试图髋外展时于大转子上方可触及肌肉收缩	仰卧，下肢放滑板上，可主动外展髋	向对侧侧卧，对侧下肢半屈，髋外展，阻力加于股骨远端外侧
股方肌 梨状肌 臀大肌	仰卧，腿伸直，试图髋内旋时于股骨大转子上方可触及肌肉收缩	仰卧，腿伸直，可主动外旋髋	仰卧，小腿在床缘外下垂，髋外旋，阻力加于小腿远端内侧
上、下孔肌，闭孔肌，内、外肌，臀小肌，阔筋膜张肌	仰卧，腿伸直，试图髋内旋时于大转子上方可触及肌肉收缩	仰卧，腿伸直，可主动内旋髋	仰卧，小腿在床缘外下垂，髋内旋，阻力加于小腿远端外侧
腘绳肌	俯卧，试图屈膝时于腘窝两侧可触及肌腱收缩	向同侧侧卧，托住对侧下肢，可主动屈膝	俯卧，膝从伸直位屈曲，阻力加于小腿远端后侧
股四头肌	俯卧，试图伸膝时可触及髌韧带收缩	向同侧侧卧，托住对侧下肢，可主动伸膝	仰卧，小腿在床缘外下垂，伸膝，阻力加于小腿下端前侧
腓肠肌 比目鱼肌	俯卧，试图踝跖屈时可触及跟腱活动	俯卧，踝可主动跖屈	仰卧，膝伸（测腓肠肌）或膝屈（测比目鱼肌），踝跖屈，阻力加于足跟
胫前肌	仰卧，试图踝背屈、足内翻时可触及跟腱活动	侧卧，可主动踝背屈及足内翻	坐位，小腿下垂，踝背伸并足内翻，阻力加于足背内侧缘

（三）特点

（1）方法简便，无须特殊的检查器械，不受地点、条件的限制，耗时少。

（2）以自身各肢体的重量作为肌力评定标准，能够反映出与个人体格相对应的力量，比器械肌力测定测得的数据更具有实用价值。

（3）应用面广，能对全身主要肌肉或肌群进行测试，并可适用于完全瘫痪至正常肌肉的测试及评定。

（4）定量分级标准较粗略。

（5）只能表明肌力的大小，不能表明肌肉的收缩耐力。

（四）注意事项

（1）检查前向老年人说明检查的目的、方法和步骤等，消除其紧张心理，取得充分理解和合作。

（2）室内温暖，光线明亮，适当脱去影响评定的衣物，并协助老年人采取正确的体位与姿势，充分固定关节近端，防止出现替代动作。

（3）对于肌力3级以下者，应将被测肢体置于减重体位；肌力3级以上者，在肢体远端施加阻力，阻力方向与肌肉用力方向相反，每次测试都要做左右对比，先检查健侧同名肌，后检查患侧，依据施加阻力大小与健侧对照判断。

（4）检查中被测肌肉如有疼痛、肿胀、痉挛或挛缩时，应在结果记录中注明。

（5）选择合适的时间，骨折未愈合、疲劳、饱餐后、中枢神经系统疾病和损伤所致的痉挛性瘫痪不宜运用手法肌力检查。有心血管疾病者，进行肌力测试时，应注意避免用力屏气。

二、器械肌力测定

（一）概念

在肌力超过3级时，为进一步进行准确细致的定量评定，可采用专门器械做作肌力测试。常用方法是在标准体位下用测力器测定一个肌肉或肌群的等长收缩。器械肌力测定可获得精确数据，但测定肌力时要注意安全，特别是等速肌力测试，旋转角度预先设定，运动以恒速进行，因此关节活动范围受限、严重的关节积液、骨关节急性扭伤等老年人应禁止应用，疼痛、慢性软组织损伤、骨质疏松、骨折术后的老年人应慎重使用。

（二）方法

1. 握力测试　用握力计测定，评定握力指数。嘱测试者上臂置于体侧，适度屈肘，前臂和腕呈中立位，手握住握力计的手柄，用最大的力量握3次，取最大值。握力指数=握力（kg）/体重（kg）×100%，大于50%为正常。握力主要反映手内肌和屈指肌群的肌力。

2. 捏力测试　用捏力计测定。测试者用拇指分别与其他手指相对，用最大力捏压捏力计3次，取最大值。捏力主要反映拇对掌肌和其他四指屈肌的肌力，包括指尖捏力、指侧捏力、三指捏力。正常值为握力的30%左右。

3. 背肌力测试　背肌力即拉力，用拉力计测定，评定拉力指数。嘱测试者双脚站在拉力计上，手柄高度平膝，双膝伸直，双手握住手柄两端，然后伸腰用力向上拉手柄。拉力指数=拉力（kg）/体重（kg）×100%，正常值：男性为150%~200%，女性为100%~150%。该测试不适合用于有腰部病变的老年人。

4. 四肢肌群肌力测试　用手提测力计即两端有手柄的测力计测试。借助牵引绳和滑轮装置，通过与肌力方向相反的重量来评定肌力。

5. 等速肌力测试　用等速肌力测试仪测定，目前应用的等速肌力测试装置型号有Cybex、Kincom等。等速运动是在整个运动过程中运动速度（角速度）保持不变的一种肌肉收缩的运动方式，即做关节全范围运动，仪器的杠杆绕其轴心做旋转运动时，肌肉进行的等速收缩活动。等速仪器内部有特制的结构使运动的角速度保持恒定，角速度确定后，受试者用力越大，机器提供的阻力也越大，受试者用力越小，机器提供的阻力也越小，使运动时的角速度保持不变。其功能是记录不同运动速度下的最大肌力矩、爆发力、耐力、功率和达到峰力矩的时间、角度等多种数据，并可分别测定向心收缩、离心收缩和等长收缩的数据。等速肌力测试是目前肌肉功能评定和肌肉力学特性研究的最佳方法。测定范围包括四肢大关节运动肌群及腰背肌的力量大小，可作为运动功能评定、运动系统伤病的辅助诊断及疗效评价的准确指标。

测试的速度有慢速和快速两种。速度在60°/s及以下时为慢速测试，主要测定肌肉力量；速度在180°/s及以上时为快速测试，主要测定肌肉耐力。慢速测试时，测试次数为4~6次；快速测试时，测试次数为20~30次。测试中每种测试速度之间通常间歇1分钟，使肌肉有短暂休息。耐力测试后需要间歇1.5分钟以上。两侧肢体的测试间应间歇3~5分钟。在正式测试前，根据测试要求协助老年人摆放合适体位，并进行妥善固定。同时，应先让其进行3~4次预测试，以熟悉测试方法和要领。评价康复治疗的疗效一般是每月测试1次。

（三）注意事项

（1）器械测试仪器在测试前需要先行校正，以保证测试结果的可靠。

（2）测试中应告诉老年人如何正确地按测试要求进行肌肉收缩，并给予适当的预测试，使老年人熟悉测试方法。

（3）测试中应给予适当鼓励的指令，提高老年人用力的兴奋性，以便获得最大肌力。

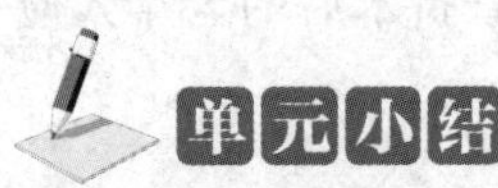

肌力评定既是老年人运动功能评定的重要组成部分，也是老年人进行各项训练的基础。客观准确的肌力评定可为康复计划的制订和实施提供依据。临床上常采用徒手肌力评定和器械肌力评定两种方法进行。作为养老护理人员，应亲切耐心地协助老年人采取合适体位，严谨认真地为老年人做好肌力评定工作，运用恰当的沟通方式及选择合适的训练方法促进其康复以提高老年人生活质量。

单元2　肌张力评定

案例导入

王爷爷，65岁，3个月前因出血性脑卒中入院，目前已回到养老院，平日里需要为其进行躯体功能康复训练，作为护理员小李，如何对王爷爷进行肌张力评定呢？在评定过程中需要注意什么？

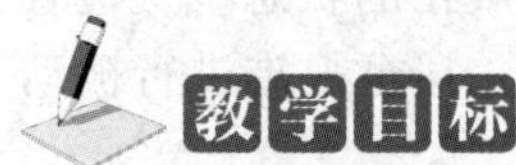

教学目标

知识目标：

1. 掌握肌张力的概念；肌张力评定的方法和评定标准。
2. 熟悉肌张力的分类；肌张力评定的注意事项。

能力目标：

1. 能向老年人解释肌张力评定的目的和步骤。
2. 能协助老年人采取恰当的体位并应用正确的方法为老年人进行肌张力评定。
3. 能把握为老年人进行肌张力评定过程中的注意事项。

素质目标：

1. 具有严谨求实的工作态度和崇高的职业素养，操作规范、方法准确。
2. 对老年人的功能障碍具有同情心、耐心和细心。

思政目标：

具有刻苦、勤奋的学习态度，严谨求实的工作作风。

一、概念

肌张力（muscle tone）是指肌肉组织在静息状态下的一种不随意的、持续的、微小的收缩，即在做被动运动时所显示的肌肉紧张度。正常的肌张力能够维持主动肌和拮抗肌的平衡运动，使关节有序固定，肢体保持一定的姿势，有利于肢体协调运动。

肌张力评定主要采用手法检查，首先观察并触摸受检肌肉在放松、静止状况下的紧张度，其次通过被动运动来判断。肌张力的评定对物理治疗师和作业治疗师了解病变部位、制订治疗计划、选择治疗方法具有重要的作用。

二、肌张力分类

肌张力是维持身体各种姿势和正常活动的基础，肌张力的异常降低或升高都会对老年人的形态姿势和运动功能产生影响。

（一）根据人体不同状态的表现分类

1. 静止性肌张力 是肢体静息状态下（如正常情况下的坐、站状态）表现出来的肌张力特征，可通过触摸肌肉的硬度、观察肌肉外观、感觉被动牵伸运动时肢体活动受限的程度及其阻力来判断。

2. 姿势性肌张力 是老年人在变换各种姿势的过程中，如正常情况下能协调地完成翻身、从坐到站等动作表现出来的肌张力特征，可通过观察肌肉的阻力和肌肉的调整状态来判断。

3. 运动性肌张力 是老年人在完成某一动作的过程中，如做上肢前臂的被动屈曲、伸展运动所感觉出来的一定弹性和轻度的抵抗感等肌张力特征，可通过评定相应关节的被动运动阻力来判断。

（二）根据现有肌张力与正常静息肌张力水平的比较分类

1. 正常肌张力 被动活动肢体时，没有阻力突然增高或降低的感觉。

2. 肌张力增高 肌腹紧张度增高，又称痉挛。老年人在肢体放松的状态下，检查者以不同的速度对老年人的关节做被动运动时，感觉有明显阻力，甚至很难进行被动运动。见于上运动神经元疾病，如脑卒中、脑外伤或帕金森病等。

3. 肌张力降低 又称弛缓。检查者被动活动老年人关节时，几乎感觉不到阻力；老年人自己不能抬起肢体，检查者松手时，肢体即向重力方向下落；肌张力显著降低时，肌肉不能保持正常的外形和弹性，表现为松弛无力。可见于下运动神经元疾病，如周围神经炎，同时可见于小脑病变、脑卒中早期或急性脊髓损伤的休克期等。

4. 肌张力障碍 肌肉张力紊乱，或高或低，无规律地交替出现。

三、评定方法

肌张力临床分级是一种定量评定方法，检查者根据被动活动肢体时所感觉到的肢体反应或阻力，将其分为0~4级（见表3-5）。

表3-5 肌张力临床分级

等级	肌张力	标准
0	软瘫	被动活动肢体无反应
1	低张力	被动活动肢体反应减弱
2	正常	被动活动肢体反应正常
3	轻、中度增高	被动活动肢体有阻力反应
4	重度增高	被动活动肢体有持续性阻力反应

在肌张力异常中，痉挛是常见和重要的损害之一。痉挛是由牵张反射高兴奋性所致的、以速度依赖的紧张性牵张反射增强伴腱反射亢进为特征的运动障碍。痉挛的速度依赖是指随着肌肉牵伸速度的增加，痉挛肌的阻力（痉挛的程度）也增高。在快速被动活动痉挛老年人的相关肢体时能够明显感受到肌肉的抵抗。目前多采用改良 Ashworth 痉挛量表进行评定，可评定老年人肌张力增高的程度。评定时，老年人宜采用仰卧位，检查者分别对其上、下肢关节被动运动，按所感受的阻力来分级评定。评定标准见表3-6。

表3-6 改良 Ashworth 痉挛量表

级别	评定标准
0级	肌张力不增加，被动活动患侧肢体在整个ROM内均无阻力
1级	肌张力稍微增加，被动活动患侧肢体到ROM之末时有轻微阻力
1^+级	肌张力轻度增加，被动活动患侧肢体时在ROM后的50%范围内突然出现卡住，并在此后的被动活动中均有较小的阻力
2级	肌张力较明显增加，被动活动患侧肢体在通过ROM的大部分时，阻力均明显增加，但仍可以活动
3级	肌张力严重增加，被动活动患侧肢体在整个ROM内均有阻力，活动比较困难
4级	僵直，患侧肢体僵硬，阻力很大，被动活动十分困难

四、注意事项

对清醒的受试老年人，评定前说明检查的目的、步骤、方法和感受，消除其紧张心理；评定时，协助老年人摆放好受检体位，并充分暴露被评定肢体；先检查健侧同名肌，再检查患侧，两侧对比；避免在运动后、疲劳及情绪激动时进行评定。

由于痉挛的神经性因素影响，临床上同一痉挛老年人每天的严重程度是高变异的；痉挛又是速度依赖的，所以涉及牵张反射的痉挛评定方法因被动而影响结果。此外，痉挛量化评定的信度还受老年人努力的程度、情感、环境温度、评定同时并存的感觉刺激的改变、老年人的体位等因素的影响。

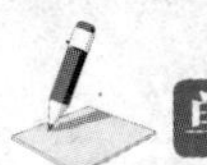

单元小结

肌张力评定是老年人运动功能评定的组成部分，是老年人维持身体各种姿势和正常活动的基础。为老年人进行客观准确的肌张力评定可以为康复计划制订及实施提供依据。作为养老护理人员，应亲切耐心地协助老年人采取合适体位，耐心细致地为老年人做好肌张力评定工作，并运用恰当的沟通交流方式及选择合适的训练方法促进其康复，提高老年人生活质量，使老年人尽早回归家庭和社会。

单元3 关节活动度评定

案例导入

王爷爷，67岁，跌倒致右腕疼痛伴活动受限1个月，受伤当日到医院行X线检查后诊断为“右桡骨远端骨折”，经夹板固定和口服药物治疗后有所好转，目前查体：神志清晰，右腕及手背无明显肿胀，局部轻压痛，右腕关节不能屈伸，翻书困难，皮肤感觉正常，指端血运良好。请问王爷爷存在什么功能障碍？如何判定该功能障碍的程度？

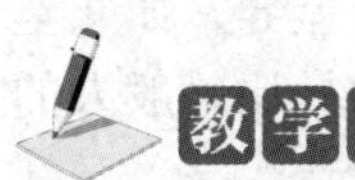

教学目标

知识目标：

1. 掌握关节活动度的概念和分类；关节活动度评定的方法。
2. 熟悉引起关节活动度异常的原因；关节活动度评定的适应证、禁忌证和注意事项。
3. 了解影响关节活动度的因素。

能力目标：

1. 能向老年人解释关节活动度评定的目的和步骤。
2. 能运用正确的测量方法为老年人进行各关节活动度评定。
3. 能把握老年人关节活动度评定过程中的注意事项。

素质目标：

1. 具有认真细致严谨的工作态度，操作规范准确。
2. 对老年人的功能障碍具有同理心。

思政目标：

培养实事求是、敬业奉献的精神。

一、概述

（一）概念

关节活动度（range of motion，ROM）又称关节活动范围，是指关节运动时所通过的弧度，具体而言是指关节的远端骨向近端移动，远端骨所达到的最终位置与起始位置之间的夹角，常以度数表示。

（二）分类

每一关节运动和它的形态结构密切相关，都可假设是围绕一定的轴进行的，关节的生理运动可分为屈曲伸展、内收外展、旋转和环转 4 种运动形式。根据关节运动的动力来源，可分为主动运动、助力运动和被动运动 3 类。

由于关节的活动包括主动活动和被动活动，故关节活动度可分为主动关节活动度（AROM）和被动关节活动度（PROM）。主动关节活动度是指作用于关节的肌肉随意收缩使关节运动时所通过的运动弧度；被动关节活动度是指在外力作用下使关节运动时所通过的运动弧度。

二、影响关节活动度的因素

1. 构成关节的两关节面面积大小差别

两关节面面积的大小相差越大，关节活动的幅度就越大。

2. 关节囊的厚薄与松紧度

关节囊薄而松弛，则关节活动度大；关节囊厚而紧，则关节活动度小。

3. 关节韧带的多少与强弱

关节韧带少而弱，则关节活动度大；关节韧带多而强，则关节活动度小。

4. 关节周围肌肉的伸展性和弹性状况

一般来说，肌肉的伸展性和弹性良好者，活动幅度就大，反之，活动幅度就小。

此外，关节活动范围还可因年龄、性别、职业等因素的不同而有所差异，如儿童和少年关节活动范围比成年人大，女性比男性的关节活动范围大，运动员比一般人的活动范围大。

三、引起关节活动度异常的原因

关节活动异常分为活动减少和活动过度两种，临床上以前者更常见，引起关节活动减少的主要原因有以下几个方面。

1. 关节及周围软组织疼痛

由于疼痛导致主动和被动活动均减少，如骨折、关节炎症、术后等。

2. 肌肉痉挛

中枢神经系统病变引起的痉挛，常为主动活动减少，被动活动基本正常或被动活动大于主动活动。如关节的主动肌进行收缩运动时，因拮抗肌不能放松而限制关节的运动范围。

3. 软组织挛缩

关节周围的肌肉、韧带、关节囊等软组织挛缩时，主动和被动活动均减少。如由于关节长期制动、卧床，或创伤、烫伤等造成肌肉皮肤短缩，形成瘢痕而导致挛缩。

4. 关节内异物 关节内渗出或有游离体时，主动活动和被动活动均减少。如关节外伤后，关节腔内纤维软骨撕裂，使关节内产生异物，造成关节活动受限。

5. 关节僵硬

主动和被动活动均丧失，如关节骨性强直、关节融合术后。

6. 肌肉无力和韧带断裂

无论是中枢神经系统引起的瘫痪，还是周围神经损伤，或肌腱断裂，通常是主动活动减少，被动活动正常或活动过度。如股神经损伤，股四头肌肌力下降，身体在抗重力、抗阻力的情况下无法完成伸膝动作，因此影响关节的主动运动。

四、评定目的

（1）评定关节活动障碍的程度。

（2）明确关节活动异常的原因。

（3）为制订康复计划、选择康复治疗和护理方法提供依据。

（4）评定康复治疗效果。

五、评定方法

（一）测量工具

测量的工具有多种，包括通用量角器、电子角度计、指关节量角器、脊柱活动量角器等。临床上最常用的是通用量角器。

1. 通用量角器

由一个带有圆形或半圆形刻度盘的固定臂、移动臂和轴心构成。固定臂与刻度盘相连，不能移动，移动臂的一端与刻度盘的中心相连，可以移动。固定臂和移动臂之间有足够的摩擦力，以防读数时两臂滑动，影响结果的精确性。通用量角器主要用于测量四肢关节的活动范围。

2. 电子角度计

固定臂和移动臂为 2 个电子压力传感器，刻度盘为液晶显示器。电子量角器测量准确程度优于通用量角器，且重复性好，使用方便。

3. 脊柱活动量角器

用专用的背部活动范围测量计或电子量角器来测量。也可通过测量直立位向前弯腰、向后伸腰及向两侧屈曲时中指指尖与地面的距离来评定脊柱的活动范围。主要用于测量脊柱屈、伸的活动度，也可用于脊柱侧弯的测量。

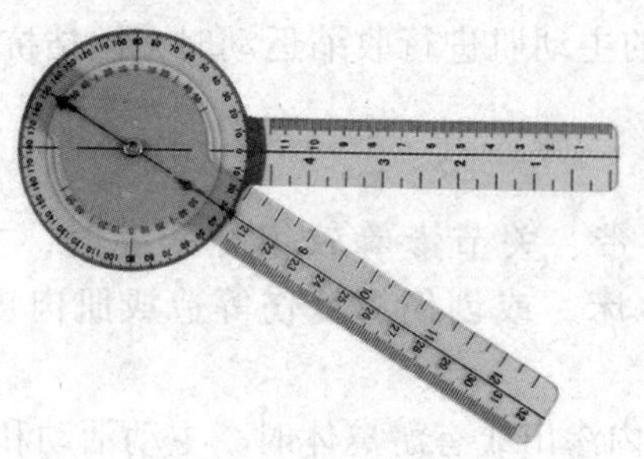

图3-1　通用量角器

（二）方法

采用不同的测量工具或不同的测量部位，其测量方法也不同。

1. 通用量角器

采用量角器测量，是通过对关节的近端和远端骨运动弧度的测量而所得量化的结果。使用量角器测量关节活动范围时关键是确定关节活动的起点，即0°位。对大多数运动来说，通常0°位是开始位置。全身所有的关节凡按解剖的姿位放置者则为0°，前臂的运动手掌面在呈矢状面上状态为0°，轴、面的概念与解剖学一致。在标准的测量体位下，将量角器的轴心放置在代表关节活动中心的骨性标志点，固定臂与构成关节的近端骨长轴平行，移动臂与关节远端骨长轴平行，量角器的刻度面与被测关节的运动平面一致。移动臂随着关节远端肢体的移动而移动，固定臂不动，移动臂移动终末所显示出的弧度即为该关节的活动范围。上肢和下肢主要关节活动范围的测量方法见表3-7。

表3-7　　四肢主要关节活动范围测量方法

关节	运动	受检者体位	量角器放置方法			正常活动范围
			轴心	固定臂	移动臂	
肩	屈、伸	坐或立位，臂置于体侧，肘伸直	肩峰	与腋中线平行	与肱骨纵轴平行	屈0°～180° 伸0°～50°
	外展	坐或立位，臂置于体侧，肘伸直	肩峰	与身体中线（脊柱）平行	与肱骨纵轴平行	0°～180°
	内、外旋	仰卧，肩外展90°，肘曲90°	鹰嘴	与腋中线平行	与桡骨纵轴平行	各0°～90°
肘	屈、伸	仰卧或坐或立位，臂取解剖位	肱骨外上髁	与肱骨纵轴平行	与桡骨纵轴平行	屈0°～150° 伸0°

续 表

关节	运动	受检者体位	量角器放置方法			正常活动范围
			轴心	固定臂	移动臂	
桡尺	旋前 旋后	坐位，上臂置于体测，肘屈 90°，前臂中立位	尺骨茎突	与地面垂直	腕关节背面（测旋前）或掌面（测旋后）	各 0°~90°
腕	屈、伸	坐或立位，前臂完全旋前	尺骨茎突	与前臂纵轴平行	与第二掌骨纵轴平行	屈 0°~90° 伸 0°~70°
	尺、桡偏或外展	坐位，屈肘，前臂旋前，腕中立位	腕背侧中点	前臂背侧中线	第三掌骨纵轴	桡偏 0°~25° 尺偏 0°~30°
髋	屈	仰卧或侧卧，被测下肢伸直	股骨大转子	与躯干纵轴平行	与股骨纵轴平行	0°~125°
	伸	侧卧，被测下肢在上	股骨大转子	与躯干纵轴平行	与股骨纵轴平行	0°~15°
	内收、外展	仰卧	髂前上棘	左右髂前上棘连线的垂直线	髂前上棘至髌骨	各 0°~45°
	内旋、外旋	仰卧，两小腿于床缘外下垂	髌骨下端	与地面垂直	与胫骨纵轴平行	各 0°~45°
膝	屈、伸	俯卧、侧卧或坐在椅子边缘	股骨外髁	与股骨纵轴平行	与胫骨纵轴平行	屈 0°~150° 伸 0°
踝	背屈 跖屈	仰卧，膝关节屈曲，踝处于中立位	腓骨纵轴线与足外缘交叉处	与腓骨纵轴平行	与胫骨纵轴平行	背屈 0°~20° 跖屈 0°~45°

2. 电子角度计

将固定臂和移动臂的电子压力传感器与肢体的长轴重叠，用双面胶将其固定在肢体表面，此时液晶显示器显示出的数字即为该关节的活动范围。

3. 脊柱活动度测量

可通过脊柱活动量角器测量背部活动度或用皮尺测量指尖与地面距离。

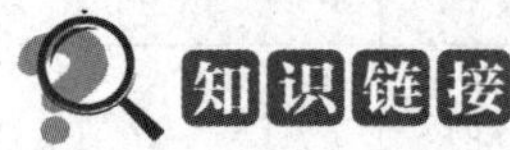

人体姿势

解剖位：身体直立，两眼向前平视，两脚跟靠拢，足尖向前，两上肢垂直于躯干两侧，手掌向前。

中立位：身体直立，两眼向前平视，两脚跟靠拢，足尖向前，两上肢垂直于躯干两侧，掌心贴于躯干两侧。

（三）测量结果的记录

记录 ROM 测量的结果应包括以下几个项目：①测量的时间、体位；②关节的名称与左右；③主动 ROM 和被动 ROM；④记录结果以 5°为单位；⑤测量过程中运动的方向以及有无误差；⑥记录是否存在关节强直挛缩、变形、疼痛、水肿、萎缩、肌紧张等。强直或挛缩时，记录其位置；疼痛时，记录疼痛的范围及程度。

治疗师在记录 ROM 的起始位和运动所能达到的最大角度的终末位的度数时，一般从 0°开始逐渐增加到 180°。如果起始位不是 0°说明存在某种受限的因素。如肘关节屈曲 30°～130°，提示肘关节伸展受限，当被测者某关节出现非正常过伸情况时，可采用“-”表示。如肘关节-20°～140°，表示肘关节 20°过伸。

（四）适应证和禁忌证

1. 适应证

骨关节伤病及手术后患者；肌肉伤病及手术后患者；神经系统疾病患者；其他原因导致关节运动障碍的患者。

2. 禁忌证

关节急性炎症期不做被动关节活动范围测量；关节脱位或关节内骨折未做处理时，不进行主动和被动关节活动范围测量。

（五）注意事项

（1）测量前向老年人解释测试的目的、方法和步骤等，消除其紧张心理，取得老年人的充分理解和合作。

（2）采取正确的测量体位，充分暴露待测关节，严格按操作规范进行测试，避免邻近关节代偿动作，以保证测量结果准确、可靠。

（3）根据所测关节位置和大小的不同，选择合适的量角器。

（4）先测量主动关节活动范围，后测被动关节活动范围，并分别记录，以分析关节活动受限的原因。

（5）在测量受累关节的活动范围前，应先测量对侧相应关节的活动范围。

（6）同一对象应由专人测量，每次测量应取相同位置，同一种量角器，肢体两侧均需对比。

（7）避免在按摩、运动及其他康复治疗后立即检查关节活动范围情况。被动运动关节时手法要柔和，速度缓慢均匀，尤其对伴有疼痛和痉挛的老年人不能做快速运动。

（8）测量时出现关节周围炎症或感染、关节存在过度活动、关节血肿、骨化性肌炎、怀疑存在骨折或脱位等情况时，测量时应特别谨慎。

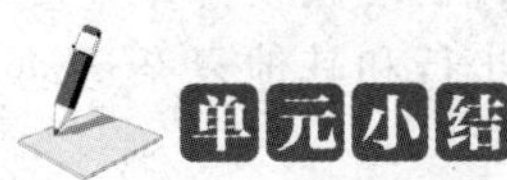

单元小结

关节活动度评定是老年人运动功能评定的重要组成部分。评定关节活动范围可以为判断病因、评估关节活动障碍的程度、制订康复治疗和护理计划、评价疗效提供依据。作为养老护理人员，应根据老年人的疾病情况，亲切耐心地协助老年人采取合适的测量体位，细致规范地为老年人做好关节活动度评定，为之后选择合适的康复和护理方法提供依据，从而促进其康复，提高老年人的生活质量。

单元4　平衡功能评定

案例导入

李爷爷，65岁，左侧脑梗死恢复期。平衡功能评定：坐位，能静态维持身体平衡，伴随上肢运动和在外力推动下不可维持平衡；站立位，Romberg 实验（-），重心转移不充分，在轻外力作用下不能站稳。请问李爷爷存在何种功能障碍？如何确定评定的结果？

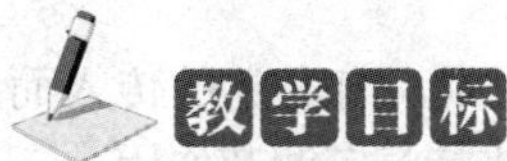

教学目标

知识目标：

1. 掌握平衡的概念、分类和评定的方法。
2. 熟悉平衡功能评定的目的、适应证和禁忌证。
3. 了解 Berg 平衡量表的评分标准。

能力目标：

1. 能向老年人解释平衡功能评定的目的和步骤。
2. 能运用各种方法为老年人进行评定，确定是否存在平衡功能障碍及障碍的程度。
3. 能指导老年人预防跌倒。

素质目标：

1. 具有认真细致严谨的工作态度，评定过程规范准确。
2. 对老年人的功能障碍具有同理心，关注老年人的情绪。

思政目标：

培养实事求是、敬业奉献的精神，具体问题具体分析。

一、概述

（一）概念

平衡（balance）是指人体维持各种姿势状态稳定的一种能力。也是指身体处于某一种静态姿势或稳定性运动的状态以及在运动或受到外力作用时，自动调整并维持姿势稳定性的一种能力。平衡功能是人体完成各种日常生活动作、步行和其他复杂运动的基础。

（二）分类

平衡可以分为静态平衡、自动态平衡和他动态平衡三种状态。

1. 静态平衡

静态平衡是指人体在无外力作用下保持某种特定姿势稳定状态的一种能力。如坐、站、单腿站位、足趾对足跟站立时的平衡，为Ⅰ级平衡。

2. 自动态平衡

自动态平衡是指人体在无外力作用下进行各种姿势间转换运动时，能重新获得稳定状态的一种能力。如坐位或站立位时进行各种活动，站起、坐下或行走等各种姿势间的转换，反映了人体随意运动控制的水平，为Ⅱ级平衡。

3. 他动态平衡

他动态平衡是指人体受到外力干扰时，产生的保护性调整反应，以重新恢复稳定状态的一种能力，如推、拉等产生的保护性伸展反应、迈步反应等，为Ⅲ级平衡。

（三）生理学机制

人体能够在各种情况下保持平衡，需要中枢神经系统控制下的感觉系统和运动系统的参与。躯体感觉系统、视觉系统、前庭系统、关节活动度、肌力和肌张力在人体平衡功能的维持上均起到重要的作用。

1. 感觉输入

人体站立时身体所处位置与周围环境间的关系通过躯体感觉、视觉、前庭觉的传入而被感知。适当的感觉输入，特别是躯体、视觉和前庭的信息对平衡的维持具有调节作用。

（1）躯体感觉系统　平衡的躯体感觉包括皮肤的触、压觉和本体感觉。正常人站立在固定的支持面上时，足底皮肤的触、压觉和踝关节的本体感觉输入起主导作用，当足底皮肤和下肢本体感觉输入完全消失时，人体失去感受支持面情况的能力，姿势的稳定性立刻受到严重影响，闭目站立时身体倾斜、摇晃，也容易跌倒。

（2）视觉系统　当身体的平衡因躯体感觉受到干扰或破坏时，视觉系统通过颈部肌肉收缩使头保持向上直立位和保持水平视线来使身体保持或恢复到原来的直立位，从而获得新的平衡。如果去除视觉输入，如闭眼或戴眼罩，姿势的稳定性将较睁眼站立时显著下降。这也是视觉障碍者或老年人平衡能力降低的原因之一。

（3）前庭系统　主要用来感觉头部在空间的位置，使身体各部随头做适当的调整，从而保持平衡。在躯体感觉系统和视觉系统正常输入的情况下，前庭系统在控制重心位置上的作用很小。只有当躯体感觉和视觉信息输入均不存在或出现错误时，前庭系统的感觉输入在维持平衡的过程中才变得至关重要。

2. 中枢整合

三种感觉信息在多级平衡觉神经中枢中进行整合加工，并形成运动的方案。中枢神经系统一旦作出正确的决定，相应的肌群就会协调参与以应对姿势变化，调整身体重心，重新建立新的平衡。

一般来说，在支持面稳定的情况下，主要通过躯体感觉输入维持直立姿势；如果支持面不稳定，视觉就成为主要感觉输入；如果支持面不稳定，视觉被干扰，前庭觉成为中枢神经系统判断感觉信息的主要来源。

3. 运动控制

中枢神经系统在对多种感觉信息进行分析整合后下达运动指令，运动系统以不同的协同运动模式控制姿势变化，将身体重心调整回到原来的范围内或重新建立新的平衡。当平衡发生变化时，人体主要通过以下三种对策来实现平衡的维持。

（1）踝关节对策。指人体站在一个比较坚固和较大的支持面上，受到一个较小的外力干扰时，身体重心以踝关节为轴进行前后摆动以调整重心，保持身体的稳定性。

（2）髋关节对策。指正常人站立在较小的支持面上，受到一个较大的外力干扰时，稳定性明显降低，身体前后摆动幅度增大。为了减少身体摆动使重心重新回到支持面内，人体通过髋关节的屈伸活动来调整身体重心和保持平衡。

（3）跨步对策。当外力干扰过大，使身体的摇动进一步增加，重心超出其稳定极限，调节机制不能应答平衡的变化时，人体启动跨步对策，自动地向用力方向快速跨出或跳跃一步，以建立新的平衡避免摔倒。下肢关节的三种对策见表 3-8。

表 3-8　　下肢关节的三种对策

支持面干扰	对策
坚固和较大支持面，较小的力	踝关节对策
较小支持面，较大的力	髋关节对策
过大的力	跨步对策

二、评定方法

（一）评定目的

（1）确定是否存在平衡功能障碍。

（2）确定平衡功能障碍的程度。

（3）明确引起平衡功能障碍的原因。

（4）为制订康复计划提供依据。

（5）监测康复疗效。

（6）跌倒风险的预测。

（二）评定方法

1. 观察法

通过观察老年人在不同条件下的平衡表现，进行平衡功能评定。观察法虽过于粗略和主观，缺乏量化，但由于其应用简便，可以对具有平衡功能障碍的老年人进行粗略的筛选，具有一定的敏感性和判断价值，至今在临床上仍广为应用。

（1）静态平衡试验。受检者取坐位或站立位，支持面保持不动，观察其在坐位、站立位（双足站、单足站）、足跟对足尖站时能否维持平衡。

①坐位平衡：静止状态下，观察受检者睁、闭眼坐能否维持平衡达 10 秒以上。

②Romberg 试验：嘱受检者双足并拢直立，维持 30 秒，观察其在睁、闭眼时身体摇摆的情况，又称“闭目直立检查法”。

③单腿直立试验：受检者单腿直立，双下肢交替进行，每一侧下肢必须重复 5 次，观察其在睁、闭眼情况下维持平衡的时间长短，单次能维持 30 秒为正常。注意在旁保护安全。

④Tandem Romberg 试验：受检者两足一前一后、足尖接足跟直立，双前臂交叉于胸前，观察其睁、闭眼时身体的摇摆，维持 60 秒为正常，需重复 4 次。注意在旁保护安全。

（2）自动态平衡试验。受检者取坐位或站立位，支持面不动，其躯体朝着前后左右不同的方向进行重心转移，前后方向摆动角度小于 12.5°，左右方向摆动角度小于 16°为正常。

（3）他动态平衡试验。受检者取站立位或坐位，保持身体中立位，评定人员对受检者的前后左右方向施加一定的推力，若其能维持身体的平衡为正常。评定人员需在推力的反方向给予老年人保护。

（4）步行平衡试验。受检者取站立位，在不同条件下行走（足跟碰脚趾走、直线走、环行走、绕障碍物走），重心能回到中立位，保持身体的平衡为正常。

（5）平衡反应。受检者取卧位、跪位、坐位或站立化位，或在平衡板上，评定人员破坏受检者原有姿势的稳定性，正常人对于破坏平衡的典型反应为调整姿势，使头部向上直立和保持水平视线以获得新的平衡。如果破坏过大，则会引起保护性跨步或上肢伸展反应。

2. 量表法

无须特殊设备，结果易于量化，评分简单方便。常用的量表如下。

（1）Berg 平衡量表，由加拿大的 Berg 等设计，于 1989 年正式发表。Berg 平衡量表将平衡功能从易到难分为 14 项内容进行检查，需耗时 20 分钟完成。测试时工具包括一块秒表、一根软尺、一个台阶和两把高度适中的椅子，非常简便，因此广泛应用于临床。评定内容及标准见表 3-9。

表 3-9　Berg 平衡量表评分方法及评分标准

检查项目	完成情况	评分
由坐到站	不用手扶持独立稳定地站起	4
	用手扶持独立地站起	3
	经过几次努力用手扶持站起	2
	需要较少的帮助站起	1
	需要中度或最大的帮助站起	0
独立站立	安全站立 2 分钟	4
	监护下站立 2 分钟	3
	无扶持下站立 30 秒	2

续 表

检查项目	完成情况	评分
独立站立	经过几次努力无扶持站立 30 秒	1
	无扶持不能站立 30 秒	0
无靠背独立坐，双足着地	安全坐 2 分钟	4
	监护下坐 2 分钟	3
	坐 30 秒	2
	坐 10 秒	1
	没有支撑不能坐 10 秒	0
从站立位坐下	少量用手帮助安全地坐下	4
	用手帮助控制身体下降	3
	后方的腿靠着椅子控制身体下降	2
	独立地坐但不能控制身体下降	1
	扶持下坐	0
转移	少量用手帮助下安全转移	4
	大量用手帮助下安全转移	3
	口头提示或监护下转移	2
	需要一人帮助下转移	1
	需要两人帮助下转移	0
无支持闭目站立	安全站立 10 秒	4
	监护下站立 10 秒	3
	站立 3 秒	2
	站立稳定但闭眼不超过 3 秒	1
	需要帮助以防摔倒	0
双脚并拢无支持站立	自己并拢双脚安全站立 1 分钟	4
	自己并拢双脚监护下站立 1 分钟	3
	自己并拢双脚站立不超过 30 秒	2
	帮助下并拢双脚站立 15 秒	1
	帮助下并拢双脚站立不超过 15 秒	0
站立时上肢向前伸展并向前移动	向前伸超过 25cm	4
	向前伸超过 12. 5cm	3
	向前伸超过 5cm	2
	监护下向前伸手	1
	尝试向前伸手时失去平衡	0

续 表

检查项目	完成情况	评分
站立位时从地面捡起东西	轻松安全地捡起物体	4
	监护下捡起物体	3
	离物体 3~5cm 不能捡起物体但能独自保持平衡	2
	不能捡起物体，尝试时需要监护	1
	不能尝试或需要帮助维持平衡以防摔倒	0
站立位转身向后看	看到双侧后方，重心转移良好	4
	看到一侧后方，另一侧缺乏重心转移	3
	只能轻微侧身，可维持平衡	2
	监护下尝试侧身	1
	帮助下尝试侧身	0
转身 360°	安全地 360°转身，4 秒内两个方向	4
	安全地 360°转身，4 秒内一个方向	3
	安全地 360°转身但速度较慢	2
	口头提示或监护下转身	1
	帮助下转身	0
无支持站立时将一只脚放在台阶或凳子上	独立安全地站立，20 秒内完成 8 步	4
	独立站立，超过 20 秒完成 8 步	3
	没有监护下完成 4 步	2
	少量帮助下完成 2 步或以上	1
	帮助下以防摔倒或不能尝试	0
双脚前后站立	双脚一前一后独立保持 30 秒	4
	一只脚在另一只脚稍前方独立保持 30 秒	3
	更小的步长独立保持 30 秒	2
	帮助下迈步保持 15 秒	1
	站立或迈步时失去平衡	0
单足站立	独立单脚站立超过 10 秒	4
	独立单脚站立 5~10 秒	3
	独立单脚站立 3 秒或以上	2
	尝试抬脚不能保持 3 秒但能独立站立	1
	不能尝试或帮助下防止摔倒	0

每个动作依据被测试者的完成质量分为 0~4 分五个级别予以记分，最高分 56 分，最低分 0 分，评分越低，表示平衡功能障碍越严重。评定结果分析如下。

①0~20 分：平衡能力差，只能坐轮椅。

②21~40 分：平衡能力尚可，能辅助步行。

③41~56 分：平衡能力好，能独立行走。

④<40 分：预示有跌倒的危险。

（2）Fugl-Meyer 平衡量表。常用于测试上运动神经元的偏瘫受试者。评定内容及标准见表 3-10。

表 3-10 Fugl-Meyer 平衡量表

评定内容	评分	评定标准
支持坐位	0	不能保持平衡
	1	能保持平衡，但时间短，不超过 5 分钟
	2	能保持平衡，超过 5 分钟
健侧展翅反应	0	被推动时，无肩外展及伸肘
	1	健肢有不完全反应
	2	健侧有正常反应
支持站立	0	不能站立
	1	完全在他人帮助下站立
	2	一人帮助站立 1 分钟
无支持站立	0	不能站立
	1	站立少于 1 分钟或身体摇摆
	2	站立平衡多于 1 分钟
健肢站立	0	站立平衡少于 1~2 秒
	1	维持平衡 4~9 秒
	2	维持平衡多于 9 秒
患肢站立	0	维持平衡少于 1~2 秒
	1	维持平衡 4~9 秒
	2	维持平衡多于 9 秒

3. 平衡测试仪评定法

平衡测试系统是近来发展起来的定量评定平衡能力的一种测试方法。这类测试仪器采用高精度的压力传感器和电子计算机技术，整个系统由受力平台、显示器、电子计算机、专用软件构成。通过系统控制和分离各种感觉信息的输入，来评定躯体感受、视觉、前庭系统对于平衡及姿势控制的作用与影响，其结果以数据及图的形式显示。

姿势图能精确地测量人体质心的位置、移动的面积和形态，可以评定平衡功能障碍或病变的部位和程度，评价康复治疗的效果，同时平衡测试仪本身也可以用做平衡训练。其主要性能包括以下几个方面。

（1）静态平衡仪测试。在睁眼、闭眼、外界视动光的刺激下，测定人体质心平衡状态，主要参数包括：质心位置，质心移动路径总长度和平均移动速度，左右向（X轴向）和前后向（Y轴向）质心位移平均速度，质心摆动功率谱，睁眼、闭眼质心参数比值等。

（2）动态平衡仪测试。被测试者以躯体运动反应跟踪计算机荧光屏上的视觉目标，保持质心平衡；或者在被测试者无意识的状态下，支撑面突然发生移动（如前后水平方向，前上、后上倾斜），了解机体感觉和运动器官对外界环境变化的反应以及大脑感知觉的综合能力。平衡测试仪不仅可以定量评定平衡功能，还可以明确平衡功能损害的程度和类型，有助于制定治疗和康复措施，评价治疗和康复效果，临床应用范围广泛。

（三）适应证和禁忌证

（1）适应证。中枢神经系统损害；前庭功能损害；肌肉骨骼系统疾病或损伤。

（2）禁忌证。严重的心肺疾患；下肢骨折未愈合；不能主动合作者。

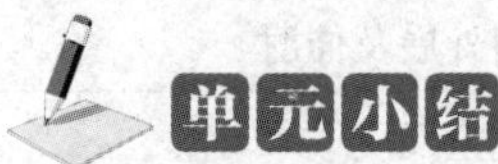

平衡是人体维持各种姿势状态稳定的一种能力，是进行各项功能活动的基础。平衡分为静态平衡、自动态平衡和他动态平衡，人体平衡的生理学机制包括感觉输入、中枢整合、运动控制。评定方法有观察法、量表法和平衡仪测试法，观察法虽然过于粗略和主观，缺乏量化，但由于其应用简便，可以对平衡功能者进行粗略的筛选；量表法不需要专门的设备，结果量化，评分简单，应用方便；信度和效度较好的量表有Berg平衡量表测试、Fugl-Meyer平衡反应测试等；平衡仪测试法是近来发展起来的定量评定平衡能力的一种测试方法。评定人员还应明确老年人平衡功能障碍的原因和程度，更好地为其制订康复治疗计划。

单元5　协调功能评定

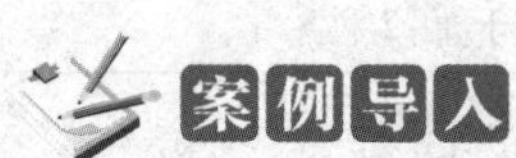

张奶奶，62岁，3个月前因车祸致脑外伤后入院，诊断为小脑共济失调，目前已转入当地医养结合养老院查体：神志清楚，行走不稳，步态蹒跚，动作不灵活，行走时两脚分开较宽，不能沿直线行走。请问张奶奶存在何种功能障碍？可采用哪些评定方法对其进行评定？

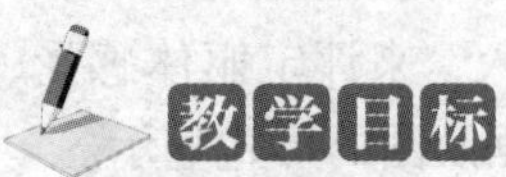

知识目标：

1. 掌握协调功能评定的目的和方法。
2. 熟悉协调、协调功能障碍的概念；协调功能障碍的分类及特征。
3. 了解协调功能评定的注意事项。

能力目标：

1. 能向老年人解释协调功能评定的目的和步骤。

2. 能运用各种评定方法为老年人进行协调功能评定，确定是否存在协调功能障碍及障碍的程度、类型和原因。

素质目标：

1. 具有敬业奉献、细致严谨的工作态度，评定过程规范准确。

2. 对老年人的功能障碍具有同理心，能够安抚老年人的情绪。

思政目标：

培养良好的职业道德，强化责任担当。

一、概述

（一）概念

协调（coordination）是指人体产生平稳、准确、有控制的运动能力，包括按照一定的方向和节奏，采用适当的力量、速度和距离，达到准确的目标等几个方面。协调运动是指在中枢神经系统的控制下，与特定运动或动作相关的肌群以一定的时空关系共同作用，从而产生平稳、准确、有控制的运动。完成这些运动的完整过程，需要健全的中枢神经系统及肌肉系统中肌群之间适宜的协同和拮抗作用。

协调运动的产生由小脑、基底节和脊髓后索三个神经支配区域参与和调控，主要用于维持肌张力、协调的运动和姿势平衡。协调功能障碍又称共济失调，是以笨拙的、不平衡的和不准确的运动为特点的异常运动。根据中枢神经系统的病变部位不同，将共济失调分为小脑共济失调、基底节共济失调和脊髓后索共济失调。

（二）协调的维持机制

保持人体协调与维持平衡一样，需要感觉输入、中枢整合和运动控制三个环节的参与。但与平衡不同的是，协调的感觉输入主要包括视觉和本体感觉，而前庭觉所起的作用不大；中枢整合作用依靠大脑反射调节和小脑共济协调系统，其中小脑的协调系统起了更为重要的作用，小脑的损伤除了出现平衡功能障碍外，还可出现共济失调；运动控制要依靠肌群的力量。以上三个环节协同作用，就可以保证协调功能的正常，因此无论哪一个出现问题，都会产生协调功能障碍。

（三）协调功能障碍的分类及特征

1. 小脑共济失调

病变主要特征以四肢和躯干缺乏精细协调及对距离的判断力，其步态常表现为两脚分开较宽，不规则，不稳定。

（1）辨距不良。对距高的判断力不好。

（2）姿势性震颤。站立时身体前后摇摆。

（3）意向性震颤。在随意运动时发生震颤。

（4）轮替运动障碍。又称快速运动不良，完成快速交替动作时困难。

（5）动作节律。完成动作时不是一个平滑的活动，而是一连串运动成分。

2. 基底节共济失调

病变特征主要是运动不正常和肌张力发生改变。

（1）震颤。多表现为四肢、头部、颚、嘴唇等部位以各种振幅和周期进行振动的现象。帕金森综合征常见静止性震颤现象，即随着有目的的运动震颤逐渐减轻或消失。

（2）抽搐。躯干和接近躯干的四肢肌肉急骤的大幅度运动，可见激烈的振臂运动，常发生在一侧肢体。

（3）手足徐动。主要见于四肢末端缓慢的、不规则的、弯曲的、扭转似的运动。

（4）舞蹈症。主要为一侧身体突然出现痉挛性的、无目的的、不规则的鞭打样运动。

（5）肌张力障碍症。躯干和接近躯干的四肢部分肌肉不断痉挛的状态，而且肌张力从高到低的变化无可预测，是一种畸形肌异常紧张症。

3. 脊髓后索共济失调

脊髓后索病变，本体觉和辨别性触觉的信息不能传入大脑皮质，患者闭眼时，不能确定各关节的位置。

（1）平衡紊乱。当受检者闭上眼或环境太暗时，由于视觉反馈的减弱，增加了平衡紊乱，站立时身体摇晃倾斜，容易跌倒。

（2）步态异常。两脚分开较宽，摇摆不定，步距不等，高抬脚，落地有声，走路看脚。

（3）辨距不良。不能准确摆放四肢位置或不能准确触及某一特定的物体，受检者不用眼看就不能说出检查者在他皮肤上写的文字。

二、功能评定方法

协调功能评定主要是观察受检者在完成指定动作中有无异常。评定时主要观察动作的完成是否直接、精确，时间是否正常，在动作的完成过程中有无辨距不良、震颤或僵硬，增加速度时、睁眼或闭眼时有无异常。

（一）评定目的

（1）了解和判断肌肉或肌群共同完成一种作业或功能活动的能力。

（2）判断协调功能障碍的程度、类型及引起协调功能障碍的原因。

（3）根据协调功能障碍的特点制订相应的康复计划和实施方案。

（4）评估康复训练的疗效。

（二）评定方法

协调功能评定时应采取先睁眼后闭眼分别测试的方式，判断有无协调功能障碍。常用的评定方法有非平衡性协调运动评定和平衡性协调运动评定两种。

1. 非平衡性协调运动评定

在非平衡性协调运动评定过程中，异常的反应包括在检查中逐渐偏离位置和闭眼时对测试的反应较差。

（1）检查方法。

①指鼻试验。老年人可取平卧位，肩外展90°，肘关节伸直，用示指指尖触碰自己的鼻尖，先慢后快，先睁眼后闭眼，反复上述运动。

②指-指试验。检查者与受检者相对而坐，检查者将示指放在受检者面前，受检者用示指触及检查者示指。检查者改变示指距离、方向，被检者再用示指触及。

③示指对指试验。受检者双肩外展 90°，肘关节伸直，然后双手靠近，用一手示指触及另一手示指。

④拇指对指试验。受检者坐位或卧位，拇指依次与其他四指相对，速度可由慢到快。

⑤指鼻和指-指试验。受检者坐位，用示指交替指鼻；用示指交替触碰检查者手指尖；检查者交换位置完成上述动作。

⑥抓握试验。受检者坐位，用力握拳；充分伸展各指；逐渐加快速度完成交替握拳和伸展动作。

⑦轮替试验（前臂旋转试验）。受检者坐位，上臂紧贴身体，肘屈曲 90°，双手张开，手掌朝上和手掌朝下，交替转动，速度逐渐加快。

⑧反跳测验。受检查坐位，肘关节屈曲，检查者施加足够的阻力产生肱二头肌的等长收缩，突然去掉阻力。正常时拮抗肌群（肱三头肌）将收缩和阻止肢体的运动。异常时肢体过度反弹，即前臂和拳反击受检者身体。

⑨拍膝试验。受检者坐位，一侧用手掌，对侧握拳拍膝；或一侧手掌在同侧膝盖上做前后移动，对侧握拳在膝盖上做上下运动，并两手交替做上述动作。

⑩拍地试验。受检者坐位，足跟触地，膝不能抬起，脚尖抬起做拍地动作，可以双脚同时或分别做。

⑪跟-膝-胫试验。受检者仰卧位，抬起一侧下肢，先将足跟放在对侧下肢的膝盖上，再沿着胫骨前缘向下推移。

⑫绘圆或横“8”字试验。受检者用上肢或下肢在空气中绘一圆或横“8”字；检查下肢时取仰卧位。

⑬肢体保持试验。受检者坐位，检查者将其上肢保持在前上方水平位，突然松手，观察肢体坠落情况。

（2）评分标准。

①4 分：正常完成活动。

②3 分：轻度障碍，能完成制定的活动但较正常速度及技巧稍有差异。

③2 分：中度障碍，能完成制定的运动，但动作慢、笨拙、不稳定，在增加运动速度时完成活动的节律更差。

④1 分：重度障碍，仅能发起运动而不能完成。

⑤0 分：不能完成活动。

2. 平衡性协调运动评定

平衡性协调运动评定是评估身体在直立位时姿势、平衡以及静态与动态的成分。

（1）检查方法。

①双足站立。受检者正常舒适位站立；双足并拢站立；一足在另一足前方站立；上肢交替地放在身旁、头上方或腰部；在保护下，出其不意地让被检者失去平衡；弯腰，返回直立位；睁眼和闭眼站立。

②单足站立。受检者单足站立；睁眼和闭眼站立。

③步行。受检者直线走，一足跟在另一足尖之前；侧方走和倒退走；变换速度走；突然停止后再走；环形走和变换方向走；足跟或足尖走。

（2）评分标准。

①4 分：能完成活动。

②3 分：能完成活动，需要较少的身体接触加以保护。

③2 分：能完成活动，需要大量的身体接触加以保护。

④1 分：不能完成活动。

（三）注意事项

（1）评定前老年人必须意识清醒，向老年人说明评定的目的和方法，以取得其配合，并保证安全。

（2）评定时注意观察运动是否可准确、直接、交替进行；完成运动的时间是否正常；进行运动时观察身体是否有无关运动，运动速度增加时，观察运动质量；评定时要注意两侧对比，注意睁眼和闭眼的比较，静止和运动的比较。

（3）应注意被测肢体的肌力，当肌力不足 4 级时，该项检查无意义。

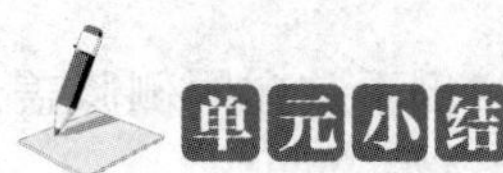

协调功能障碍又称共济失调，是指以笨拙的、不平衡的和不准确的运动为特点的异常运动。根据中枢神经系统病变部位不同，共济失调可分为小脑共济失调、基底节共济失调和脊髓后索共济失调。常用的协调功能评定方法有非平衡性和平衡性协调运动评定两种。非平衡性协调运动评定是评估身体不在直立位时静态或动态的运动的成分，其检查方法常用的有指鼻试验、指-指试验、示指对指试验、拇指对指试验、指鼻和指-指试验、抓握试验等。平衡性协调运动评定是评估身体在直立位时姿势、平衡以及静态与动态的成分，其检查方法常用的有双足站立、单足站立及步行。准确客观地评估老年人协调功能障碍的程度、类型及引起协调功能障碍的原因，可制订出相应的康复计划和实施方案。

单元 6　步态评定

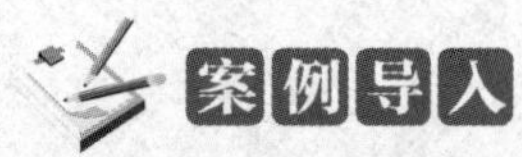

杨奶奶，75 岁，6 个月前诊断为脑卒中，现已入住当地医养结合养老院。步态分析：摆动相，骨盆代偿性抬高，足下垂，患肢向外侧划弧迈步；支撑相，患肢负重时间过短，重心未向前转移。请问杨奶奶的步态属于什么步态？对杨奶奶需进行哪些步行参数的分析？

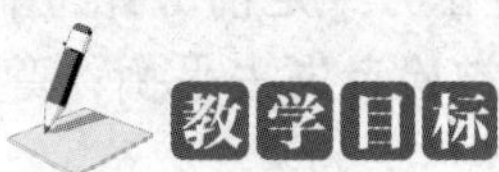

知识目标：

1. 掌握步态评定的方法；常见异常步态的模式。

2. 熟悉步态分析的概念、步行基本参数、步行周期；异常步态的常见影响因素。

能力目标：

1. 能向老年人解释步态评定的目的和步骤。
2. 能运用正确的方法为老年人进行步态评定，并分析异常步态的原因。

素质目标：

1. 具有认真严谨的工作态度，评定过程规范准确。
2. 对老年人的功能障碍具有同理心，关注老年人的情绪。

思政目标：

培养良好的职业道德，以及实事求是、认真负责的态度。

一、概述

（一）概念

步态是指人行走时的姿态。步态分析是利用力学原理和人体解剖学、生理学知识对人类行走状态进行对比分析的一种研究方法，包括定性分析和定量分析。在照护工作中，对患有神经系统或骨骼肌肉系统疾病而可能影响步行能力的老年人进行步态分析，可以评定老年人是否存在异常步态以及步态异常的性质和程度，为分析异常步态的原因和矫正异常步态、制订康复治疗方案提供必要的依据，还可作为指导老年人使用下肢矫形器和步行辅助器的依据。

（二）步行周期

步行周期是指行走时一侧下肢足跟着地到该侧下肢足跟再次着地的时间过程。通常用时间单位秒（s）表示。一般成年人的步行周期为 1～1.32 秒。根据下肢在步行时的位置分为支撑相和摆动相两个阶段。

1. 支撑相

支撑相是指在步行中足与地面始终有接触的阶段，包括单支撑相和双支撑相，占整个步行周期的 60%。

（1）单支撑相：指一侧足全部着地，对侧足腾空的阶段，为单足支撑全部重力的时相，占步行周期的 40%。

（2）双支撑相：指一侧下肢足跟着地至对侧下肢足尖离地前双足与地面接触的阶段，占步行周期的 20%。双支撑相是人体步行状态的最大特点，在一个步行周期中双撑相会出现两次。双支撑相的时间与步行速度成反比，速度越快，双支撑相就越短，当由走变为跑这种状态时，双支撑相消失。步行障碍时往往首先表现为双支撑相时间延长，以增加步行稳定性。

支撑相也可以分为支撑性早期、支撑相中期和支撑相末期。

（1）支撑相早期：指首次着地和承重反应期，正常步速时大约占步行周期的 10%，通常为一个步行周期中的第一个双支撑期。首次着地是指足跟接触地面的瞬间，使下肢前向运动减速，落实足在支撑相的位置的动作，因此是造成支撑相异常最常见的原因。承重反应是指首次着地之后重心由足跟向全足转移的过程。

（2）支撑相中期：通常指一个步行周期中的单支撑相时段。正常步速时大约为步行周期的 40%。主要功能是保持膝关节稳定，控制胫骨前向惯性运动，为下肢向前推进做准备。若下肢承重或身体不稳定时此期缩短，以将重心迅速转移到另一足，保持身体平衡。

（3）支撑相末期：指支撑腿主动加速蹬离的时段，开始于足跟抬起，结束于足尖离地，正常步速时大约为步行周期的 10%。此阶段身体重心向对侧下肢转移，又被称为摆动前期。此时对侧足处于支撑相早期，为第二个双支撑期。偏瘫老年人往往出现向下蹬踏的起始动作完成不充分。

2. 摆动相

摆动相指在步行中足始终与地面无接触的阶段，通常指从一侧下肢的足尖离地到该侧下肢的足跟着地间的阶段，占整个步行周期的 40%。一般包括以下三个时期。

（1）摆动早期：指支撑腿离地加速向前摆动，屈髋带动屈膝到最大位置的阶段，正常步速大约为步行周期的 15%。

（2）摆动中期：指膝关节从最大屈曲位继续向前摆动至该侧小腿与地面垂直时的时段。

（3）摆动末期：指与地面垂直的小腿位继续向前减速运动至该侧足跟再次着地之前的时段，正常步速时大约为步行周期的 15%。

（三）正常步态时空参数

1. 步长

步长指行走时，从一侧足跟着地至对侧足跟着地所行进的距离，通常用 cm 表示，健全人平地行走时，一般步长为 50~80cm。

2. 步宽

步宽指在行走中双侧足中线间的距离，用 cm 表示，健全人为（8±3.5）cm。

3. 步幅

步幅指行走时，从一侧足跟着地到该侧足跟再次着地所行进的距离，又称跨步长，用 cm 表示，通常是步长的两倍。

4. 步频

步频指单位时间内行走的步数，通常用步/分表示。一般健全人通常步频为 95~125 步/分。

5. 步速

步速指单位时间内行走的距离，通常用 m/min 表示。一般健全人通常行走的速度为 65~95 m/min。

6. 足偏角

足偏角指在行走中人体前进的方向与足底中心线所形成的夹角，健全人约为 6.75°。

二、步态分析评定

（一）评定目的

（1）判断有无步态改变及异常步态的性质、程度，为制订康复计划提供依据。

（2）确定老年人有无必要进行耐力和步行速度方面的训练。

（3）了解使用假肢和矫形器的情况，是否需要调整。

（4）对治疗前后的步态进行比较，评价康复疗效。

（二）评定方法

1. 观察法

观察法又称目测分析法，指不借用任何仪器，由检查者用肉眼观察受试者的行走过程，根据所得的印象或按照一定的观察项目逐项评定，并作出定性分析的结果。此方法操作简便，临床常用。但不足之处主要依靠检查者的观察技能，主观成分较多，临床多与定量的分析技术相结合，使步态分析更完善。具体的目测分析方法和步骤如下。

（1）病史回顾，病史是判断步态障碍的前提。步态分析前，应仔细询问老年人现病史、既往史、手术史、康复治疗措施等基本情况，同时要弄清诱发步态异常和改善步态的相关因素。

（2）体格检查，是判断步态障碍的基础，特别是神经系统和运动系统的检查。检查重点在生理反射和病理反射、肌力和肌张力、关节活动度、感觉（触觉、痛觉、本体感觉）、压痛、肿胀及皮肤状况（溃疡、颜色）等。

（3）步态观察，让老年人按习惯方式来回行走，检查者分别从前面、侧面和后面观察其全身姿势和步态，包括步行节律、稳定性、流畅性、对称性、重心偏移、手臂摆动、诸关节姿态与角度、老年人神态与表情、辅助装置（矫形器、助行器）的作用等。

观察法的观察要点见表 3-11。

表 3-11　观察法的观察要点

步态内容	观察要点
步行周期	时相是否合理，左右是否对称，行进是否稳定和流畅
步行节律	节奏是否匀称，速率是否合理，时相是否流畅
疼痛	是否干扰步行，部位、性质、程度与步行障碍的关系，发作时间与步行障碍的关系
肩、臂	塌陷或抬高，前后退缩，肩活动过度或不足
躯干	前屈或侧屈，扭转，摆动过度或不足
骨盆	前、后倾斜，左、右抬高，旋转或扭转
膝关节	摆动相是否可屈曲，支撑相是否可伸直，关节是否稳定
踝关节	摆动相是否可背屈和跖屈，是否足下垂、足内翻或足外翻，关节是否稳定
足	是否为足跟着地，是否为足趾离地，是否稳定
足接触面	足是否全部着地，两足间距是否合理，是否稳定

在自然步态观察的基础上，既可以要求老年人加快步速、减少足接触面（踮足或足跟步行）或步宽（两足沿中线步行），以凸显异常；也可以通过增大接触面或给予支撑（足矫形垫或矫形器）以改善异常，从而协助评估。

（4）目测分析法注意事项。

①老年人需充分暴露下肢，以便完整观察各个关节的活动。

②评定者选择的位置应能清楚地观察老年人的行走。

③老年人需来回行走若干次，以便从不同的角度进行观察。

④每次观察一条腿或一个关节，并与正常运动模式相比较。

⑤两侧腿需进行对比观察。

⑥老年人有支具的需穿戴支具后再观察老年人的步态，进行前后对比。

2. 足印法

足印法是一种简便、定量、客观而实用的临床研究方法。

（1）所需设施和器械：绘画颜料、1100cm×45cm 硬纸或地板胶、秒表、剪刀、卷尺、量角器。

（2）步态采集：选用走廊、操场等可留下足印的地面作为步道，宽 45cm，长 1100cm，在距离两端 250cm 处画一横线，中间 600cm 作为测量正式步态用。被检者赤脚，让足底粘上颜料。先在步道旁试走 2~3 次，然后两眼平视前方，以自然行走方式走过准备好的步道。当被检者走过起始端横线处时按动秒表，直到走到终端的横线外停止秒表，记录走过的步道中间 600cm 所需的时间。要求在上述 600cm 的步道中至少包括连续 6 个步印，以供测量使用。

（3）记录与分析：将测量的各项结果进行记录，并对步态进行分析。

3. 复杂的定量分析方法

足底压力系统、步态分析系统、动态肌电图、超声定位步态分析仪、电子测角器等，与足印法一样，也是通过获得的运动学参数、动力学参数等来分析步态特征。优点是设备测试的精准度高，缺点是设备价格昂贵，分析过程复杂，但随着科技的进步，相关分析技术将会越来越受到临床的重视和推广。

三、常见异常步态分析

老年人若患有神经、肌肉或骨关节疾病均有可能导致步行功能障碍，因此对异常步态的分析和评定，首先应采集病史和进行体格检查，在此基础上，进一步区分是上运动神经元疾病、下运动神经元疾病、小脑或基底神经节的紊乱，还是骨髓肌肉疾病或心理疾病等，继而分析异常步态模式的特征，以制订康复护理计划。

（一）异常步态的常见影响因素

1. 骨关节因素

常见运动损伤、骨关节疾病、先天畸形、截肢、手术等造成的躯干、骨盆、髋、膝、踝、足静态畸形和两下肢长度不等。关节疼痛和松弛也会对步态产生明显的影响。

2. 神经肌肉因素

中枢神经损伤，包括脑卒中、脑外伤、脊髓损伤、脑性瘫痪、帕金森病等造成的痉挛步态、偏瘫步态、剪刀步态、共济失调步态、蹒跚步态等。原发性原因主要是肌肉张力失衡和肌肉痉挛，继发性因素包括关节和肌腱挛缩畸形、肌肉萎缩、代偿性步态改变等。外周神经损伤，包括神经丛、神经干损伤、外周神经病变等，导致特定肌无力步态，如臀大肌步态、臀中肌步态、股四头肌步态等。主要因素为肌肉的失神经支配造成的肌无力或瘫痪。

（二）常见异常步态的模式

1. 中枢神经疾患所致的异常步态

（1）偏瘫步态。偏瘫患者常见股四头肌痉挛导致膝关节屈曲困难，小腿三头肌痉挛导致足下垂，胫后肌痉挛导致足内翻。多数患者摆动相时骨盆代偿性抬高、髋关节外展外旋，患侧下肢向外侧划弧迈步的姿态，称为划圈步态。在支撑相，由于足下垂，限制胫骨前向运动，因此往往采用膝过伸的姿态代偿。同时由于患肢的支撑力降低，患者一般通过缩短患肢的支撑时间来代偿。部分患者还采用侧身，健腿在前，患腿在后，患足在地面拖行的步态。

（2）脑瘫步态。脑瘫患者根据神经损害的特点，分为痉挛型和共济失调型。痉挛型患者常见小腿肌肉痉挛导致足下垂和足外翻或足内翻、股内收肌痉挛导致摆动相足偏向内侧、腘绳肌痉挛导致膝关节屈曲等，表现为踮足剪刀步态。而共济失调型的患者由于肌肉张力不稳，步行时通常通过增加足间距来增加支撑相稳定性，通过增加步频来控制躯干的前后稳定性，通过上身和上肢摆动的协助，来保持步行时的平衡。因此在整体上表现为快速而不稳定的步态，类似于醉汉的行走姿态。

（3）截瘫步态。截瘫患者如果损伤平面在 L_3 以下，有可能独立步行，但是由于小腿三头肌和胫前肌瘫痪，摆动相患者有显著的足下垂，依靠增加屈髋跨步来克服地面障碍，称为跨槛步态。足落地时缺乏踝关节控制，所以稳定性降低，患者通常采用膝过伸的姿态以增加膝关节和踝关节的稳定性。L_3 以上平面损伤的步态变化很大，与损伤的程度有关。

（4）帕金森步态。帕金森病以普遍性肌肉张力异常增高为特征，因此表现为步行启动困难、下肢摆动幅度减小、髋膝关节轻度屈曲、重心前移、步频加快以保持平衡，表现为慌张步态。

2. 外周神经疾患所致的异常步态

（1）臀中肌步态。患者在支撑相早期和中期骨盆向患侧下移超过 5°，髋关节向患侧凸，患者肩和腰出现代偿性侧弯，以增加骨盆稳定度。患侧下肢功能性相对过长，所以在摆动相膝关节和踝关节屈曲增加。如双侧臀中肌均无力，步行时左右摇摆，形如鸭子走步，故又称鸭步。

（2）臀大肌步态。臀大肌是主要的伸髋及脊柱稳定肌，在足触地时控制重心向前。肌力下降时其作用改由韧带支持及棘旁肌代偿，导致在支撑相早期臀部突然后退，中期腰部前凸，以保持重力线在髋关节之后。腘绳肌可以部分代偿臀大肌，但是外周神经损伤时，腘绳肌与臀大肌的神经支配往往同时损害。臀大肌步态表现出躯干前后摆动显著增加，形如鹅行走的姿态，故称鹅步。

（3）屈髋肌无力步态。屈髋肌是摆动相主要的加速肌，其肌力降低造成摆动相肢体行进缺乏动力，只有通过躯干在支撑相末期向后，摆动相早期突然向前摆动来进行代偿，患侧步长明显缩短。

（4）股四头肌无力步态。股四头肌无力使支撑相早期膝关节处于过伸位，用臀大肌保持股骨近端位置，用比目鱼肌保持股骨远端位置，从而保持膝关节稳定。膝关节过伸导致躯干前屈，产生额外的膝关节后向力矩。长期处于此状态将极大地增加膝关节韧带和关节囊负荷，导致损伤和疼痛。

（5）踝背屈肌无力步态。足触地后，由于踝关节不能控制跖屈，因此支撑相早期缩短，迅速进入支撑相中期。严重时患者在摆动相出现足下垂，导致下肢功能性过长，往往以过分屈髋屈膝代偿，同时支撑相早期由全脚掌或前脚掌先接触地面。

（6）腓肠肌/比目鱼肌无力状态。表现为膝塌陷步态。

3. 骨关节疾患所致的异常步态

（1）关节僵直步态。下肢各关节挛缩僵直，如髋关节屈曲挛缩时出现代偿性骨盆前倾，腰椎过伸，步长缩短；膝关节屈曲挛缩超过 30°可出现短腿步态；膝伸直挛缩时，摆动期患肢外展或同侧骨盆上提，以防足趾拖地；踝趾屈挛缩时足跟不能着地，摆动期常增加屈髋、屈膝来代偿。

（2）短腿步态。患肢缩短达 2.5cm 以上者，行走时患侧将出现骨盆下降，肩倾斜下沉，腿摇摆，称之为斜肩步；如缩短超过 4cm，则会出现患肢足尖着地以代偿的异常步态。

（3）疼痛步态。当各种原因引起患腿负重疼痛时，患者会尽量缩短患肢的支撑相，使对侧腿跳跃式摆动前行，步长缩短，又称短促步。

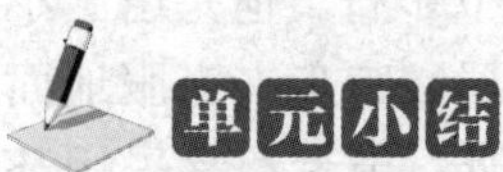

步行能力是老年人康复训练的一项重要内容，而步态分析是步行训练的前提。通过本单元的学习学生应充分掌握步态分析的目的、方法和异常步态模式，熟悉定性步态分析方法和正常步态的基本参数等。

思政课堂

思维导图

课程四　认知功能评定

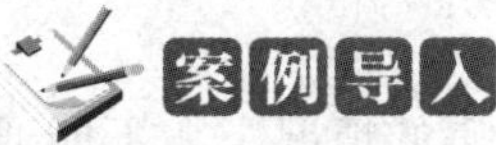

张爷爷，76 岁，从去年开始记忆力明显下降，总忘记吃药，出门忘记带钥匙，去超市买菜会重复买同一种东西，今年发现买东西时不会计算金额，出门坐公交不会使用公交卡。张爷爷一人在家生活家属不放心，打算入住养老机构。入住机构时需对张爷爷进行认知功能评定。请问应如何做认知功能评估？

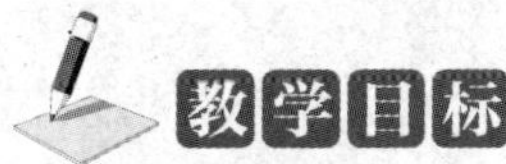

知识目标：

1. 掌握轻度认知功能障碍、认知症基础知识。
2. 掌握认知功能评定相关基础知识。

能力目标：

1. 能区别轻度认知功能障碍与普通健忘的不同。
2. 能熟练运用评估量表对认知障碍老年人进行认知功能评定。

素质目标：

1. 具有严谨求实的工作态度和崇高的职业道德，操作规范、方法正确。
2. 具备维护老年人及家属的尊严和权利的职业理念。

思政目标：

培养敬畏生命、尊重生命的观念。

一、概述

认知功能是人在对客观事物的认知过程中对感觉输入信息的获取、编码、操作、提取和使用的过程，是属于大脑半球皮层的高级神经活动，涉及记忆、注意、语言、执行、推理、计算和定向等多种活动。老年认知功能主要反映老年人对周围环境的人事和对自身所处状况的识别能力，是评估老年人晚年是否能独立生活以及生活质量高低的重要指标。

二、认知功能表现

（一）认知功能障碍表现

1. 学习、记忆障碍

从信息加工的角度来说，记忆是信息的输入、加工、储存和提取的过程，与学习和知觉相关，包括识记、保持、再现。记忆分为瞬时记忆、短时记忆和长时记忆。学习记忆障碍表现为阅读、书写、计算困难以及学习新事物困难。

2. 失语

失语是脑损害所致的语言交流能力障碍，表现为在意识清晰、无精神障碍及严重智能障碍的前提下，无视觉及听觉缺损，亦无口、咽、喉等发音器官肌肉瘫痪及共济运动障碍，却听不懂他人讲话，说不出要表达的意思，不理解亦写不出病前会读、会写的字句等。

3. 失认

失认是指脑损害时，在无视觉、听觉、触觉、智能及意识障碍的情况下，不能通过某一种感觉辨认以往熟悉的物体，但能通过其他感觉通道进行认识。

4. 失用

失用是指脑部疾患时在无任何运动瘫痪、共济失调、肌张力障碍和感觉障碍，也无意识及智能障碍的情况下，不能在全身动作的配合下，正确地使用一部分肢体功能去完成那些本来已经形成习惯的动作。

5. 其他精神行为的改变

其他精神行为的改变多表现为情绪多变、焦虑、抑郁、亢奋等。

（二）认知障碍与认知症

1. 轻度认知障碍

轻度认知功能障碍（MCI）是介于正常认知与认知症之间的一个中间状态，指满65岁以上老年人持续性的记忆受损，跟相同教育程度与年龄相仿的人比较，有记忆力的减退现象，不加干预进展为认知症的可能性很大。

在轻度认知障碍（MCI）阶段，老年人一般生活没有问题，但复杂的日常生活功能可能减退；主要表现有轻度记忆力损害、注意力和学习困难，一般通过客观认知功能测试即可发现异常。

目前，全球65岁以上老年人MCI的发病率为9.6%~21.6%，其中，16%~20%在1年内会转化为认知症，高于正常人群的1%~2%，因此轻度认知障碍可以说是认知症的高危人群。若能对MCI人群早期干预，约有15%的MCI人群可恢复至正常的认知水平。因此，MCI的早期筛查尤为重要。

2. 轻度认知障碍症状

（1）老年人（和家属）抱怨有记忆力衰退的现象。

（2）一般认知功能正常。

（3）记忆力测试结果较同年龄及相同教育程度者较差。

（4）日常生活可自理。

3. 认知症各阶段的主要表现

（1）轻度认知症。常见表现：短期记忆障碍，记不住近期发生的事情，忘记昨天吃了什么、忘记看过的电视新闻。多数老年人还有情绪问题，表现为焦虑或者抑郁。有老年人在发现自己记忆力下降时可能担心被他人瞧不起，所以故意隐藏，造成误会，明明是记错了或不记得了却不承认。

（2）中度认知症。记忆力进一步下降，思维能力、语言能力和定向能力出现障碍。表现为在熟悉的地方迷路，围着车周围转却找不到车门，怀疑东西被他人偷了。部分老年人还会出现幻觉或妄想，看见不存在的人或物品。此阶段日常生活需要有人协助。

（3）重度认知症。日常生活完全依赖他人，表述有障碍甚至完全失语；大小便失禁，长期卧床。

三、认知功能评定方法

认知功能评定能够客观地反映认知功能是否有损害，以及其损害的程度、特征和变化，以尽早发现认知功能问题，给予早期干预。

（一）记忆障碍自评表

通过 8 个与日常生活表现密切相关的问题筛查受试者是否存在认知障碍，可由受试者本人或知情者进行评估。每个问题回答“是，有变化”计 1 分。总分 0~1 分标识认知功能正常，大于等于 2 分标识可能存在认知障碍。该量表（见表 4-1）能敏感地检测出老年人的早期认知改变，但不能用于诊断疾病。如果分值在异常范围，则提示需要进行进一步的检查评估。

表 4-1　记忆障碍自评表

以下选项请选出在过去的几年中在认知能力方面（记忆或者思考）出现的问题	是，有变化	无，没变化	不知道
1. 判断力出现问题（例如，做决定存在困难、错误的财务决定和思考障碍等）			
2. 兴趣减退，爱好改变，活动减少			
3. 不断重复同一件事			
4. 学习使用某些简单的日常工具或家用电器、器械有困难			
5. 记不清当前月份或年份			
6. 处理复杂的个人经济事务有困难（忘了如何交付水、电、煤气账单等）			
7. 记不住和别人的约定			
8. 日常记忆和思考能力出现问题			

使用记忆障碍评表时的注意事项如下。

（1）记忆障碍自评表中的问题既可以张贴在布告栏中用于自检，也可以由测试者读给受试者听。

（2）如果可能，记忆障碍自评表上问题最好由了解受试者的知情者来回答。如果没有合适的知情者，也可由受试者自己回答。当知情者回答记忆障碍自评表上的问题时，需要特别向其说明的是评价受试者的变化。当受试者回答记忆障碍自评表上的问题时，需要特别向受试者说明的是只需要评价选项相关的自身能力的改变，不需要考虑病因。

（3）如果是念给受试者听，要仔细、逐字逐句地朗读，并强调变化是基于认知障碍，而非躯体障碍的。在每个单项间需要间隔 1 秒以上。

（二）简易智能精神状态检查表

简易智能精神状态检查表（MMSE）是国内外最普及、最常用的认知症筛查量表，敏感性好，易操作。该量表（见表 4-2）包括 7 个方面：时间定向力、地点定向力、即刻记忆、注意力和计算力、延迟记忆、语言、视空间，共 30 项。

每项回答正确计 1 分，回答错误或不知道计 0 分，总分范围为 0~30 分。总分 27~30 分为正常；小于 27 分为认知功能障碍，其中 21~26 分为轻度认知功能障碍，10~20 分为中度认知功能障碍，0~9 分为重度认知功能障碍。

表 4-2　简易智能精神状态检查表（MMSE）

姓名：______　房号：　评估日期：______

项目	情况描述	得分			
		月 日	月 日	月 日	月 日
定向力（共 10 分）	今年是哪一年				
	现在是什么季节				
	今天是几号				
	今天是星期几				
	现在是几月				
	现在在哪一个城市				
	这栋楼房建筑是做什么用的				
	这间机构的名称				
	你住在哪一个房间				
	现在在几楼				
记忆力（共 3 分）	树木、剪刀、火车　重复三个名称（第一个）				
	树木、剪刀、火车　重复三个名称（第二个）				
	树木、剪刀、火车　重复三个名称（第三个）				
注意力与计算能力（共 5 分）	请从 100 开始连续减 7　93				
	86				
	79				
	72				
	65				
回忆能力（共 3 分）	树木、剪刀、火车　重复三个名称（第一个）				
	树木、剪刀、火车　重复三个名称（第二个）				
	树木、剪刀、火车　重复三个名称（第三个）				

续 表

项目	情况描述	得分			
		月 日	月 日	月 日	月 日
语言能力（共 8 分）	（拿出手表） 这是什么？请说出名称				
	（拿出铅笔） 这是什么？请说出名称				
	请跟着我念「四十四只石狮子」				
	请老年人看「闭上你的眼睛」，念出并且照办				
	请老年人听指示做三个动作 请用左手或右手拿这张纸				
	把纸折一半				
	然后放在大腿上				
	请在纸上写一句语意完整的句子				
建构能力（共 1 分）	这里有一个图形，请在旁边画出一个相同的图形				
总分					

1. 操作指导语及计分方法

（1）定向力（最高 10 分）。

①首先询问日期，之后再针对性地询问其他部分，如“您能告诉我现在是什么季节吗”，每答对 1 题得 1 分。

②请依次提问：“您能告诉我现在在什么省份吗（区县？街道？什么地方？第几层楼？）”，每答对 1 题得 1 分。

（2）记忆力（最高 3 分）。

测试者告诉受试者将会问几个问题来检查其记忆力，然后清楚、缓慢地说出 3 个相互无关的物品名称（如皮球、国旗、树木），大约 1 秒说一个。测试者说完 3 个物品的名称之后，要求受试者重复一遍，答对 1 个得 1 分。如果受试者没能完全记住，测试者可以重复，但重复的次数不能超过 5 次。

（3）注意力与计算力（最高 5 分）。

要求受试者从 100 开始减 7，之后再减 7，一直减 5 次（即 93、86、79、72、65）。答对 1 题得 1 分，如果前一次错了，但下一个答案是对的，也得 1 分。

（4）回忆能力（最高 3 分）。

让受试者重复一遍“记忆力”检查时提到的 3 个物品的名称。正确重复 1 个得 1 分，最高 3 分。

（5）语言能力（最高 8 分）。

①命名能力（0~2 分） 拿出手表卡片或实物给受试者看，要求他们说出这是什么，之后拿出铅笔问他们同样的问题。

②复述能力（0~1 分） 要求受试者注意测试者说的话并重复一次，注意只允许重复一次。这句话是“四十四只石狮子”，只有复述正确、咬字清楚才能计 1 分。

③完成命令（0~3 分） 给受试者一张空白的纸，要求受试者按指令去做，注意不要重复或示范。只有按正确顺序做的动作才算正确，每个正确动作计 1 分。

④阅读能力（0~1 分） 拿出一张写有“闭上您的眼睛”的卡片给受试者看，要求受试者读出来，并按要求去做。只有确实闭上眼睛才能计 1 分。

⑤书写能力（0~1 分） 在一张白纸上画有交叉的两个五边形，要求受试者照样准确地画出来。评分标准：五边形需画出 5 个清楚的角和 5 个边。同时，两个五边形交叉处形成菱形。线条的抖动和图形的旋转可以忽略。

2. 评估时的注意事项

（1）测试者要经过专业培训。

（2）测试环境要安静，避免干扰，使老年受试者感到舒适。

（3）测试者需考虑到老年受试者的视力和听力，因为视力不良或听力缺损常会影响评估结果。测试场所应必备老花镜、放大镜、助听器等。

（4）测试者的语言应使老年受试者充分理解，尽量按照指导语进行，严格打分，保持一致性。

（5）测试过程中应不断鼓励表扬老年受试者，当其感到完成某项检查较困难时，测试者应避免给予过多压力。

（三）画钟测验

徒手画钟表是一项复杂的行为活动，除了空间构造技巧外，还涉及记忆、注意、抽象思维、设计、布局安排、运用、数字、计算、时间和空间定向等多种认知功能。画钟测试操作简单、省时，不受文化程度限制，易被老年人接受。该测试有多种评定方法，其中以 0~4 分法简单、敏感度高及易行。

1. 操作指导语

测试者指定一个时间，采用下列指导语：“请画出一个钟表表盘，把数字标在正确位置上，并用时针和分针把时间标在 8 点 20 分的位置。”

2. 评分方法

（1）画出封闭的圆，计 1 分。

（2）数字位置正确，计 1 分。

（3）12 个数字无遗漏，计 1 分。

（4）时针和分针位置正确，计 1 分。

总分 4 分为认知功能正常，3 分为轻度认知功能障碍，2 分为中度认知功能障碍，0~1 分为重度认知功能障碍。

（四）蒙特利尔认知评估量表

蒙特利尔认知评估量表是针对轻度认知障碍进行快速筛查的评定工具。评定的认知领域包括视空间与执行功能、命名、记忆、注意、语言、抽象、延迟回忆和定向。

完成蒙特利尔认知评估量表检查约需 10 分钟。总分 30 分，大于等于 26 分为认知功能正常。操作指导语及计分方法如下。

1. 视空间与执行功能（最高 5 分）

（1）交替连线测验（0~1 分）。“我们有时会用123……或汉语的‘甲乙丙……’来表示顺序。请您按照从数字到汉字并逐渐升高的顺序画一条连线。从这里开始（指向数字 1），从 1 连向甲，再连向 2，并一直连下去，到这里结束（指向汉字戊）”。

（2）复制立方体（0~1 分）。“请您照着这幅图在下方的空白处再画一遍，并尽可能精确”。

（3）画钟表（0~3 分）。“请画出一个钟表表盘，把数字标在正确位置上，并把指针标于 11 点 10 分的位置”，正确 1 步得 1 分，最高 3 分。

2. 命名（最高 3 分）

自左向右指着图片问受试者：“请您告诉我这个动物的名字”，每答对 1 个得 1 分。最高 3 分。

3. 记忆（不计分）

“这是一个记忆力测试。在下面的时间里我会给您读几个词，您要注意听，一定要记住。当我读完后，请把您记住的词告诉我。回答时想到哪个就说哪个，不必按照我读的顺序说。”把受试者回答正确的词在第一次的空栏中标出。当受试者回答出所有的词或再也回忆不起来时，把这 5 个词再读一遍，并向受试者说明：“我把这些词再读一遍，努力去记并把您记住的词告诉我，包括您在第一次已经说过的词。”把受试者回答正确的词在第二次的空栏中标出。第二次结束后，告诉受试者回忆“在检查结束后，我会让您把这些词再回忆一次”。

4. 注意（最高 6 分）

（1）数字顺背广度（0~1 分）。“下面我说一些数字，您仔细听，当我说完时您就跟着照样背出来。按照每秒钟 1 个数字的速度读出这 5 个数字”，回答正确得 1 分。

（2）数字倒背广度（0~1 分）。“下面我再说些数字，您仔细听，但是当我说完时您必须按照原数倒背出来。按照每秒钟 1 个数字的速度读出这 5 个数字”，回答正确得 1 分。

（3）警觉性测试（0~1 分）。“下面我要读出一系列数字，请注意听。每当我读到 1 的时候，您就拍一下手。当我读其他的数字时不要拍手”，错误数≥2 个不得分。

（4）连续减 7（0~3 分）。“现在请您做一道计算题，从 100 中减去一个 7，而后从所得数中再减去一个 7，一直往下减，直到我让您停下为止”，如果需要，可以再向受试者讲一遍。4~5 个正确得 3 分，2~3 个正确得 2 分，1 个正确得 1 分，全部错误为 0 分。

5. 语言（最高 3 分）

（1）句子复述（0~2 分）。“现在我要对您说一句话，我说完后请您把我说的话尽可能原原本本重复出来，‘我只知道今天张亮是来帮过忙的人’”“现在我再说另一句话，我说完后请您也尽可能原原本本重复出来，‘狗在房间的时候，猫总是躲在沙发下面’”，正确重复 1 句得 1 分，最高 2 分。

（2）词语流畅性（0~1 分）。“请您尽可能快、尽可能多地说出您所知道的动物名称，时间是 1 分钟。请您想一想，准备好了吗？开始”正确数≥11 个得 1 分。

6. 抽象（最高 2 分）

“请您说说橘子和香蕉在什么方面相类似？”如果受试者回答的是一种具体特征（如都有皮或都能吃等），那么只能再提示一次：“请再换一种说法，它们在什么方面相类似？”如果受试者仍未给出准确回答（水果），则说：“您说的没错，也可以说它们都是水果。”但不要给出其他任何解释或说明。在练习结束后，说：“您再说说火车和自行车在什么方面相类似？”当受试者回答完毕后，再进行下一组词：“您再说说手表和尺子在什么方面类似？”不要给出其他任何说明或启发。每答对 1 个得 1 分，最高 2 分。

7. 延迟回忆（最高 5 分）

“刚才我给您读了几个词让您记住，请您再尽量回忆一下，告诉我这些词都有什么”，正确回忆一个得 1 分，最高 5 分。对未回忆正确的词，给予充分提示；如果仍未回忆正确，给予多选提示：“我向您说出三个词语，其中有一个词是您读过的，请您指出来。”

8. 定向（最高 6 分）

请首先询问日期，再依次提问“您能告诉我现在在什么城市？在什么地方？”每答对一题得 1 分，最高 6 分。日期多一天或少一天都算错误，不得分。

Montreal Cognitive Assessment (MoCA) Beijing Version
蒙特利尔认知评估北京版

出生日期：
教育水平： 姓名：
性 别： 检查日期：

视空间与执行功能	戊 结束；甲；5；乙；2；1 开始；丁；4；3；丙 [ ]	复制立方体 [ ]	画钟表（11点10分）（3分） [ ] 轮廓 [ ] 数字 [ ] 指针				__/5
命名	[ ]	[ ]	[ ]				__/3
记忆	读出下列词语，而后由患者重复上述过程重复2次 5分钟后回忆		面孔	天鹅绒	教堂	菊花	红色	不计分
		第一次						
		第二次						
注意	读出下列数字，请患者重复（每秒1个）	顺背 [ ] 21854 倒背 [ ] 742					__/2
读出下列数字，每当数字1出现时，患者必须用手敲打一下桌面，错误数大于或等于2个不给分 [ ] 52139411806215194511141905112							__/1
100连续减7	[ ]93 [ ]86 [ ]79 [ ]72 [ ]65 4~5个正确给3分；2~3个正确给2分；1个正确给1分；全都错误为0分						__/3
语言	重复：我只知道今天张亮是来帮过忙的人 [ ] 狗在房间的时候，猫总是躲在沙发下面 [ ]						__/2
流畅性：在1分钟内尽可能多地说出动物的名字 [ ]____(N≥11 名称)							__/1
抽象	词语相似性：如香蕉-橘子=水果 [ ]火车-自行车 [ ]手表-尺子						__/2
延迟回忆	回忆时不能提示	面孔 [ ]	天鹅绒 [ ]	教堂 [ ]	菊花 [ ]	红色 [ ]	仅根据非提示回忆计分 __/5
选项	分类提示						
	多选提示						
定向	[ ]日期 [ ]月份 [ ]年代 [ ]星期几 [ ]地点 [ ]城市						__/6

总分 __/30

单元小结

认知功能评定有助于了解老年人认知功能是否存在异常，以及异常的类型、程度、性质和范围，为制订照护计划、判定照护疗效提供重要依据。根据老年人评估结果综合判定老年人认知功能状况和病因，给予相应的干预措施。对于轻度认知障碍者，重点进行健康指导；对于轻、中度认知症者，重点进行行为干预；对于重度认知症者，重点加强照护，防治并发症。

思政课堂

思维导图

扫码查看课程资源

课程五　言语评定

1. 基本概念

（1）言语：是指说话（口语）的能力，是一种通过口腔、咽喉结构和呼吸器官产生声音实现交流的运动活动和实际过程，是人类交流最基本的部分。

（2）语言：是指人类社会中约定俗成的符号系统。与个人的文化程度及认知功能关系密切，是口语、书面语、肢体语言等交流符号的集合系统，是一个自然发展起来的语音、词法、句法、语义及语用的规则体系。语言活动有四种形式，即口语表达、口语理解、阅读理解和书写表达。

（3）言语障碍：是指构成言语的各个环节受到损伤或发生功能障碍。包括构音障碍、口吃、发声障碍和听力障碍。

（4）语言障碍：是个体语言的产生、理解和应用等方面出现了困难。代表性的语言障碍是失语症、儿童语言发育迟缓等。

2. 言语障碍的评定和治疗原则

（1）言语障碍的评定目的：①评定患者有无言语功能障碍，判断性质、类型、程度及可能的原因；②预测言语障碍恢复的可能性；③确定是否需要给予言语治疗。

（2）言语障碍的评定方法：①与患者交谈；②让患者阅读、书写；③标准化量表；④仪器检查。

（3）言语障碍的治疗原则：①早发现，早治疗；②及时评定；③循序渐进；④及时反馈；⑤因人而异；⑥环境整洁。

单元 1　构音障碍

案例导入

张爷爷，57 岁，2021 年 9 月 11 日在某医院因左尺骨鹰嘴骨折术后延迟愈合，在臂丛加全麻下行植骨术，术中血压下降，出现昏迷，经抢救后转 ICU 救治，10 天后苏醒，9 月 24 日头颅 CT 检查未见异常。11 月 23 日头颅 MRI 检查显示小脑萎缩，四脑室略大，40 天后出现肢体不自主运动，2022 年 3 月入院，经过 PT、OT、ST 等治疗，症状有所好转，目前可独立行走，步态异常，言语费力，为进一步康复继续治疗。

检查：自发语费力，音量可，音调正常，韵律正常，MPT 约 4 秒，唇舌运动灵活，力量正常，软腭抬举无力，鼻漏气明显，咽反射减弱，饮水无呛咳。请问张爷爷可能出现哪些问题？

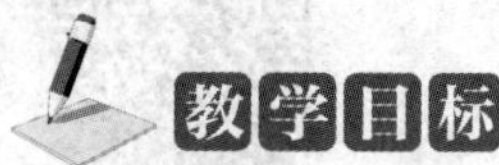

知识目标：

1. 掌握构音障碍的分类。

2. 熟悉构音障碍的基本概念。

能力目标：

能为构音障碍的老年人进行正确评定。

素质目标：

1. 树立“用心服务、用爱沟通”的理念，渗透仁爱精神。

2. 具备维护老年人及家属的尊严和权利的职业理念。

思政目标：

培养学生拥有“甘于奉献、大爱无疆”的情怀，锤炼劳动精神。

一、构音障碍的概念及流行病学

1. 概念

构音障碍是指因发音器官神经肌肉的器质性病变造成发音器官的肌肉无力、肌张力异常和运动不协调等而出现的发声、发音、共鸣、韵律等异常。

2. 流行病学

构音障碍的发病率随着老年人年龄增加而增加。而且随着我国人口老龄化和脑血管病发病年轻化的趋势，构音障碍患者越来越多。

凡能影响发音器官发挥正常功能的疾病，均能引起构音障碍，最常见的病因是脑血管疾病，其中脑卒中所致的构音障碍的发生率为30%~40%。

第二次全国残疾人普查显示，我国听力残疾者有2780万，基本存在语言交流与发音障碍，言语残疾总人数超过700万，其中脑卒中所致的言语残疾人数超过85万。

二、构音障碍的分类

1. 运动性构音障碍

运动性构音障碍又称运动性构音异常，是指由于神经病变，参与构音的所有器官（口唇、舌、软腭、声带、下颌、肺等）的肌肉系统的肌肉麻痹、收缩力减弱、运动不协调等引起的言语障碍。该类型强调呼吸运动、共鸣、发声、音调和韵律方面的变化，从脑到肌肉本身的病变都可引起言语症状。常见于脑血管意外、脑肿瘤、小脑损伤、重症肌无力、肌萎缩侧索硬化、帕金森病、多发性硬化等。包括痉挛型、弛缓型、运动失调型、运动过多型、运动过少型及混合型6种类型。

2. 器质性构音障碍

构音器官不存在运动障碍，是由于先天或后天原因造成构音器官形态、结构异常导致功能异常而出现的言语障碍。临床上最常见的是先天性唇腭裂，其次为舌系带短缩。

3. 功能性构音障碍

构音器官不存在任何运动障碍和形态异常，但发音存在异常，如语言环境不利造成的异常发音等。本型患者预后最好，训练后可治愈。多见于儿童，特别是学龄前儿童。

三、构音障碍的评定

1. 中国康复研究中心构音障碍评定法

目前我国构音障碍评定应用最广泛的方法是中康版构音障碍评定法，此评定法是李胜利老师依据日本构音障碍检查法和其他发达国家构音障碍评定方法的理论，按照汉语普通话语音的发音和我国的文化特点在 1991 年研制。

因构音障碍常涉及运动障碍和所有的言语水平（呼吸、发声、发音、共鸣、韵律等），故构音障碍的评定包括构音器官评定和构音评定，具体为呼吸、喉功能、面部、口部肌肉、硬腭、腭咽机制、舌、下颌（咀嚼肌）及反射活动的检查。通过构音器官检查，除可发现构音障碍的发病基础，还可发现先天性的构音异常（如腭裂等），可作为功能性构音障碍的必要检查；构音检查以普通话语音为标准音，进行音节复述、单词、文章水平检查及构音类似运动检查，在检查时需使用国际音标。

2. Frenchay 构音障碍评定法

我国学者依据汉语特点，对此评定法在内容上进行了修改，如表 5-1 所示 。

表 5-1　　Frenchay 构音障碍评定法

功能	项目	功能	项目
反射	咳嗽 吞咽 流涎	软腭	进流质食物 软腭抬高 言语时
呼吸	静止状态 言语时	喉	发音时间 音调 音量 言语时
唇	静止状态 唇角外展 闭唇鼓腮 交替发音 言语时	舌	静止状态 伸舌 上下运动 两侧运动 交替发音 言语时
颌	静止状态 言语时	言语	读字 读句子 会话 速度

其评定项目分为反射、呼吸、唇、颌、软腭、喉、舌、言语共 8 大项和 28 细项。

每一细项按损伤严重程度分为a至e五级，a为正常，e为严重损伤。速度项不用a至e评分，故28项中不包括此项。根据结果对构音障碍患者进行级别评定，如表5-2所示。

表5-2 Frenchay构音障碍评定级别

评定指标	评定级别				
	正常	轻度障碍	中度障碍	重度障碍	极重度障碍
a项数/总项数	27~28/28	26~18/28	17~14/28	13~7/28	6~0/28

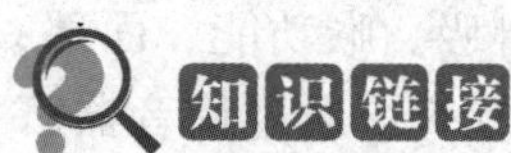

Frenchay构音障碍评定法（记录版）

功能	项目	损伤严重程度				
		a正常←			→严重损伤e	
		a	b	c	d	e
反射	咳嗽					
	吞咽					
	流涎					
呼吸	静止状态					
	言语时					
唇	静止状态					
	唇角外展					
	闭唇鼓腮					
	交替发音					
	言语时					
颌	静止状态					
	言语时					
软腭	进流质食物					
	软腭抬高					
	言语时					
喉	发音时间					
	音调					
	音量					
	言语时					

续 表

功能	项目	损伤严重程度				
		a 正常←			→严重损伤 e	
		a	b	c	d	e
舌	静止状态					
	伸舌					
	上下运动					
	两侧运动					
	交替发音					
	言语时					
言语	读字					
	读句子					
	会话					
	速度					

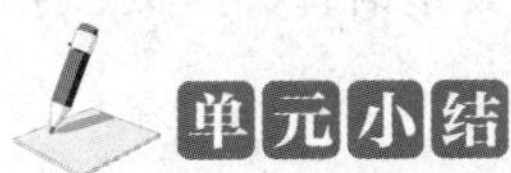

随着年龄的增长，言语障碍逐渐增多，尤以构音障碍较为典型。构音障碍是通过评定老年人言语障碍的特征以及借助相关的实验室检查，了解言语产生过程中某一构成部分的受损情况，以便根据评定结果确定治疗目标，制订治疗方案，以及评价治疗效果。整个过程中要渗透仁爱精神，用心为老年人服务，用爱沟通，维护老年人及家属的尊严。

单元 2　失语症

案例导入

患者，男，56 岁。退伍军人，职业为货车司机，发病前有段时间经常加班工作。患者 1 月余前睡醒后突然出现右侧肢体无力，入某医院救治，临床诊断：脑梗死恢复期（部位：左侧大脑半球及基底节区大范围脑梗死；桥脑腔隙性脑梗死）、高血压 3 级（很高危组）。患者病情稳定后转至医院康复科行康复治疗。现患者仍有右侧肢体偏瘫，言语不利，无吞咽困难、饮水呛咳。主诉（家属）：生病后就没有说过话，有时还听不懂他人在说什么。家属期望：希望能和家里人正常交流，更希望回归工作岗位。请问如果你是康复科工作人员该怎么办？

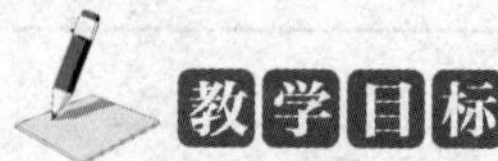

知识目标：

1. 熟悉失语症的基本概念。
2. 掌握失语症的分类。

能力目标：

能为失语症的老年人进行正确评定。

素质目标：

1. 具有严谨求实的工作态度和崇高的职业道德。
2. 具备维护老年人及家属的尊严和权利的职业理念。

思政目标：

培养学生具有团队协作、精益求精、安全第一、规范操作等方面的职业能力。

一、概述

（一）概念

失语症（aphasia）是获得性语言障碍，指与语言功能有关的脑组织的器质性损害造成患者对人类进行交际的符号系统的理解和表达能力受损，尤其是语音、语义、字形等语言符号的理解和表达障碍。

（二）病因

1. 病源性

因脑血管意外、感染、脑肿瘤等疾病引起的脑功能损伤。

2. 外伤

因车祸、高空坠落、剧烈撞击等原因导致的脑外伤。

3. 中毒性

因食物、药品等中毒所致的脑损伤。

脑血管疾病是导致失语症的最常见原因，我国 1/3 以上的脑血管病变患者可出现各种言语障碍。

（三）症状

1. 听理解障碍

包括语音辨识障碍；语义理解障碍；听觉记忆跨度和句法障碍。

2. 口语表达障碍

包括口语的流畅性障碍；发音障碍；说话费力；错语；杂乱语；找词困难和命名障碍；持续语言；刻板语言；语法障碍；复述障碍；模仿语言。

3. 阅读障碍

又称失读症，是指因脑功能受损而导致阅读能力受损或丧失。阅读包括朗读和文字的理解，两者可出现分离现象。包括形、音、义失读；形、音失读；形、义失读。

4. 书写障碍

包括书写不能；构字障碍；象形书写；镜像书写；惰性书写；书写过多；语法错

误性书写；视空间性书写障碍。

二、失语症的分类

（一）运动性失语

主要表现为表达障碍明显于精神障碍，预后较好。

1. 损伤定位

优势侧半球额下回后部（从前上额叶到前顶叶区域的皮质，包括岛叶和周围 sylvian 皮质上缘）。

2. 症状

（1）Broca 失语（主要为运动性失语）：对言语可理解，并非流利性障碍。说话中的连词、代词等减少或缺失（电报语式）。一般是脑卒中的晚期表现。

①受损的功能：流利性，命名、复述和书写。

②完好的功能：口语、书面理解。

（2）构音失用：参与构音的运动器官协调障碍，如呼吸（构音不清）、清晰度（构音障碍）、情感性语调（失韵症），随后失音缄默。

（3）缄默症：无任何语言，理解完好，书写相对保留，偏瘫多见。常见于脑卒中急性期。

（二）感觉性失语

不能理解词语的意义，特点是言语流利，但听不懂他人的话语，听觉是正常的，预后不佳。

1. 损伤定位

颞上回后部（颞叶、顶叶后部，枕叶侧面）。

2. 症状

（1）Wernick 失语（主要感觉性失语）：流利而荒谬的语言、对白（乱讲）。说话和书写（语法）形式相对保留，内容和意义（语意）错误。

①受损的功能：命名、复述、口语和书写理解。

②完好的功能：流利性。

③错语症：大量错语、新造词，混杂在一起，称为杂乱语、奇特语。命名和找词也有明显障碍。语言流畅，但缺乏表达的核心内容，评议空洞。

（2）纯字聋：听觉理解受损，而说话、阅读理解相对保留。多见于脑血管意外、脑肿瘤及感染，病变涉及单侧或双侧颞叶。

（3）失读伴失写：阅读理解、书写受损，而口语较少受影响，预后较好。

（三）传导性失语

在表达方面，自发言语流畅，但多伴音素性错语障碍为其特征。复述与自发言语命名，读词均表现为错语。对文字和声音理解都较好。一般预后较好。

1. 损伤部位

左侧颞叶或顶叶上部（可能是前后语言区域的联系纤维受损）。

2. 症状

复述障碍明显，语言和理解不同程度地相对保留。

（四）完全性失语

1. 损伤部位

在较大的损害伤及左侧半球多个脑回。

2. 症状

语言功能各个方面受到严重损害，无任何语言，理解力丧失。

（五）命名性失语

突出的特征是在自发言语中和视物命名时，有明显的找词困难，但言语是相对流利的。

1. 损伤部位

常见病变位于颞中回和角回，局限性损害，如阿尔茨海默病。

2. 症状

物体命名困难，字面错误或语意错误。

（六）丘脑性失语

患者说话中间流畅，声调低，音量小，但音尚清。

1. 损伤部位

和语言区域连接的后丘脑核，常见于脑出血、脑肿瘤。

2. 症状

一般能简单回答问题和叙述病史。复述正常或轻度障碍，有明显的命名障碍，语意性错词较多，对颜色命名较好，名词、动词、短语听理解好，执行口头指令较差。预后较好。

（七）混合性失语

1. 损伤部位

由于优势半球运动性及感觉性区域的广泛病变或皮质下病变致联系通路的中断，损害了 Marie 四边形区域所致。

2. 症状

感觉性失语和运动性失语同时存在。此时诵读和写字完全不可能。既听不懂也不能用言语表达自己的意思。轻者往往给人以精神失常的错觉。

三、失语症的评定

（一）国际常用的失语症评定法

1. 波士顿诊断性失语症检查法（boston diagnostic aphasia examination，BDAE）

波士顿诊断性失语症检查法是目前英语国家普遍应用的标准失语症检查方法，由 27 个分测验组成，分为会话和自发性言语、听觉理解、口语表达、书面语言理解、书写 5 项。此检查能详细、全面测出语言各种模式的能力，但检查所需时间较长。

2. 日本标准失语症检查法（standard language test of aphasia，SLTA）

由日本失语症研究会设计完成，检查包括听、说、读、写、计算 5 项，共 26 个分测验，按 6 阶段评分，在图册检查设计上采用多图选一的形式，避免患者对检查内容熟悉的情况，使检查更加客观。此方法易于操作，且对训练有明显指导作用。

3. 西方失语症成套测验（western aphasia battery，WAB）

是较短的波士顿诊断性失语症检查版本，检查时间约 60 分钟。该测验提供一个总分称失语商（AQ），可分辨出是否为正常语言；还对完全性失语、感觉性失语、传导性失语等提供解释标准误差和图形描记。

（二）国内常用的失语症评定法

1. 中国康复研究中心汉语标准失语症检查（China rehabilitation research center aphasia examination，CRRCAE）

此检查是中国康复研究中心听力语言科以日本的标准失语症检查为基础，同时借鉴国外有影响的失语症评价量表的优点，按照汉语的语言特点和中国人的文化习惯所编制。该检查由 30 个分测验组成，分为 9 个大项目，包括听、阅读理解、复述、说、朗读、抄写、描写、听写和计算。此检查只适合成年人失语症患者。

2. 汉语失语成套测验（aphasia battery of Chinese，ABC）

此测验是由北京大学医学部神经心理研究室参考西方失语症成套测验结合我国国情编制而成，由会话、理解、复述、命名、阅读、书写、结构与空间、运用、计算、失语症总结 10 大项目组成，于 1988 年开始用于临床。

单元小结

随着年龄增长，有很多疾病可能影响到语言中枢，出现多种类型的失语症。语言是与外界交流的重要方式，失去语言功能对老年人的影响是非常显著的，会影响老年人与他人的信息传递，容易产生焦虑、愤怒、沮丧、悲观等不良情绪，久而久之会导致社交减少，甚至生活自理能力受损。除了给患者带来痛苦，失语症势必增加亲友的负担。应该让老年人接受全面系统性检查，找到病因进行干预，及早进行语言康复治疗。通常情况下，即使老年人丧失了语言能力，但还是能够通过多种途径感知到善意和关爱，与亲人共享特殊但温暖的时光。

思政课堂

思维导图

课程六　吞咽功能评定

扫码查看课程资源

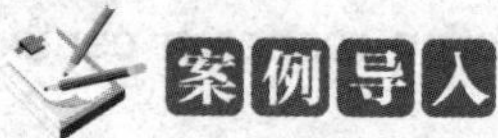

王奶奶，60 岁。无明显诱因突发头晕，伴饮水呛咳，进食困难，声音嘶哑，右侧上肢少许麻木，无头痛，无恶心呕吐。遂送医急诊治疗，拟“脑梗死”收入神经内科诊治，经半个月治疗，吞咽困难未见明显好转，为进一步改善吞咽功能，由神经内科转入康复科。发病以来精神欠佳，吃东西容易呛咳，饮水呛咳，鼻饲饮食，发病后性情改变，脾气大，烦躁易怒，近期体重下降近 10kg。请对该患者作出初步诊断。

教学目标

知识目标：

1. 掌握吞咽障碍的概念及分类。
2. 熟悉吞咽障碍的临床表现及并发症。

能力目标：

能为吞咽障碍的老年人进行正确评定。

素质目标：

1. 具有严谨求实的工作态度和崇高的职业道德，操作规范、方法正确。
2. 具备维护老年人及家属的尊严和权利的职业理念。

思政目标：

培养具有创新意识、医者仁心、生命至上等的职业能力。

一、吞咽功能的基本概念

1. 吞咽

吞咽是指食物进行咀嚼后形成食团，由口腔经咽喉送到胃的过程。吞咽也是人体最复杂的反射活动，必须由特定的刺激才能引起。人体每天正常的吞咽次数约 600 次。

2. 吞咽障碍

吞咽障碍是指由多种原因引起的、发生于不同部位的吞咽时咽下困难。吞咽障碍可影响摄食及营养吸收，还可导致食物误吸入气管引发吸入性肺炎，严重者可危及生命。应查找引起吞咽困难的原发疾病，针对病因治疗。康复训练是改善神经性吞咽障碍的必要措施。

二、吞咽障碍的临床表现

1. 常见的临床表现

食物从口角漏出，在低头时比较明显；饮水呛咳；咳嗽；进食后的哽咽感，感觉食物像黏着于咽喉壁上，同时可伴有胸骨的疼痛；吞咽延迟；进食费力，声音嘶哑，进食少；鼻咽、食物反流物留在口和咽部误吸及喉结构上抬幅度不足；进食时间延长、进食费力、进食量减少等。

2. 并发症

（1）吸入性肺炎：这是吞咽障碍最常见且最危险的并发症。食物残渣等误吸或反流入支气管和肺可引起肺部反复感染、发热，出现窒息，甚至危及生命。

（2）营养不良、脱水：由于吞咽障碍，机体所需能量和液体长期得不到满足，出现水电解质缺乏、体重下降。

（3）心理障碍：吞咽障碍可以通过多个方面来影响患者的生活，如引起患者误吸。正常人发生误吸后可通过咳嗽反射将异物排出，但是吞咽障碍患者的吞咽生理机制发生损伤，不能及时将异物排出，因此会频繁发生急慢性误吸，导致频繁的吸入性肺炎、反复长期发热。这种吸入性肺炎会导致患者住院时间延长、住院费用增加、致残率增高。另外，发生吞咽障碍后由于患者不能够享受进食的乐趣，不能够与家人共享进餐时的愉快，因此可引起患者的心理障碍。

三、吞咽障碍的分类

（一）按有无解剖结构异常分类

依据解剖功能结构的变化情况，吞咽障碍可分为功能性吞咽障碍和器质性吞咽障碍两类。

1. 功能性吞咽障碍

由中枢神经系统或周围神经系统损伤、肌病等引起运动功能异常，无器官解剖结构改变的吞咽障碍。

2. 器质性吞咽障碍

器质性吞咽障碍是口、咽、喉、食管等解剖结构异常引起的吞咽障碍。

（二）按发生部位分类

1. 口咽吞咽障碍　患者引发吞咽动作时较费力，通常认为颈部是存在问题的部位。

2. 食管吞咽障碍　可能的发生部位多在近端和远端食管，分别称为“高位”和“低位”吞咽障碍。

四、吞咽障碍的评定

（一）摄食前的一般评价

1. 基础疾病

把握不同基础疾病，如脑损伤、肿瘤、重症肌无力等的发生发展，有针对性地采取康复手段。

2. 全身状态

注意有无发热、有无脱水、有无低营养等问题，还要注意患者的呼吸状态、体力、疾病稳定性等方面，确认患者是否属于适合摄食的状态。

3. 意识水平

用 Glasgow Coma Scale 等来评价患者的意识状态，确认其意识水平是否可进行清醒进食，是否随着时间发生变化。

4. 高级脑功能

检查语言功能、认知、行为、注意力、记忆力、情感或智力水平有无问题。

（二）摄食—吞咽功能评价

1. 口腔功能的观察

仔细观察口部开合、口唇闭锁、舌部运动、有无流涎、软腭的上抬、吞咽反射、呕吐反射、牙齿状态、口腔内卫生状况、构音、发声（软腭麻痹；湿性嘶哑；声带上部有唾液等残留）、口腔内知觉、味觉等。

2. 吞咽功能的观察

不需要设备，在床边便可进行的测试有以下两种。

（1）反复唾液吞咽测试：被检查者采取坐位，卧床时采取放松体位。检查者将手指放在被检查者的喉结及舌骨处，让其尽量快速反复吞咽，观察 30 秒内喉结及舌骨随着吞咽运动越过手指，向前上方移动再复位的次数。高龄患者做 3 次即可。

（2）饮水试验：让患者喝下一茶匙水，如无问题，嘱患者取坐位，将 30mL 温水一口咽下，记录饮水情况：①可一次喝完，无噎呛；②分两次以上喝完，无噎呛；③能一次喝完，但有噎呛；④分两次以上喝完，且有噎呛；⑤常常呛住，难以全部喝完。情况①若 5 秒内喝完，为正常；情况①超过 5 秒，情况②则可疑有吞咽障碍；情况③④⑤则确定有吞咽障碍。

（三）摄食过程评价

1. 口腔前期

意识状态、有无高级脑功能障碍影响、食速、食欲。

2. 口腔准备期

开口、闭唇、摄食、食物从口中洒落、舌部运动（前后、上下、左右）、下颌（上下、旋转）及咀嚼运动、进食方式变化。

3. 口腔期

吞送（量、方式、所需时间）、口腔内残留。

4. 咽期

喉部运动、噎食、咽部不适感、咽部残留感、声音变化、痰量有无增加。

5. 食管期

胸口憋闷、吞入食物逆流。

此外，有必要留意食物内容、吞咽困难的食物性状、所需时间、一次摄食量、体位、帮助方法、残留物去除法的有效性、疲劳、环境、帮助者的问题等。

（四）辅助性检查

放射性核素扫描检查、测压检查、肌电图检查、脉冲血氧定量法等。

单元小结

我国社会老龄化问题严重，而吞咽障碍是严重威胁高龄患者生命的常见症状之一。数据显示，中老年人存在不同程度进食困难的比例占 87%，明确吞咽障碍的超过 50%，及时识别和治疗老年人吞咽障碍，对保障老年人营养及防治吸入性肺炎具有重要意义。

思政课堂

思维导图

课程七　疼痛评定

扫码查看课程资源

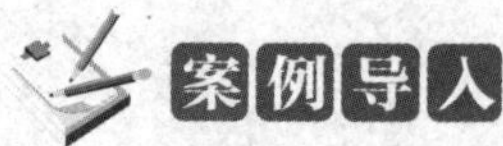

王爷爷，53岁，2020年11月4日就诊于某医院，行胸部CT示右肺门增大并右肺中叶阻塞性炎症，考虑右肺占位。2020年11月19日来院行支气管镜检查，细胞学查到癌细胞，考虑腺癌，ECT检查：左侧髂骨、右侧股骨中段代谢浓集灶。考虑转移，行5个周期GP方案化疗。既往有腰椎间盘突出病史10年。

2016年3月16日因肺腺癌5周期化疗后半月于14点收入院。神志清醒，精神饮食可，左侧髂腰部疼痛加重，大便干结，小便正常。入院后完善各项检查，拟行局部放疗10次止痛治疗。3月18日行MRI检查：①结合肺癌病史，左侧髂骨及骶骨右侧转移。②右侧臀大肌及左侧臀中肌内异常信号区，建议结合临床。目前王爷爷已入住当地医养结合养老院，请对他进行疼痛评定。

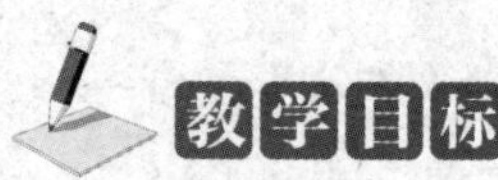

知识目标：

1. 掌握疼痛的概念及疼痛评定的目的。
2. 熟悉疼痛的分类。
3. 了解疼痛的病因。

能力目标：

能够运用疼痛评定量表对疼痛程度进行正确评定。

素质目标：

1. 具有严谨求实的工作态度和崇高的职业道德，操作规范、方法正确。
2. 具备维护老年人及家属的尊严和权利的职业理念。

思政目标：

培养具有以人为本、尊老爱老、吃苦耐劳的职业精神。

一、疼痛的概念

疼痛是由组织损伤或潜在组织损伤引起的不愉快感觉及情感体验，也是机体对有害刺激的一种保护性防御反应。痛觉是人类最原始、最普遍、最早体验到的主观感受，同时也是相当复杂的感觉，可发生于全身各部位，各系统器官和组织，出现异常疼痛时，应及时就医。

二、疼痛的分类

（一）根据持续时间和性质

1. 急性疼痛

属于身体的报警系统，机体可在组织损伤的即刻作出反应，避免进一步伤害，急性疼痛有明确的开始时间，持续时间短，疼痛程度随损伤部位、范围有所不同，常用的镇痛方法可以缓解疼痛。

2. 慢性疼痛

慢性疼痛是指反复发作持续超过 1 个月的疾痛，表现为痛阈下降、痛反应增强和自发性疾痛。

（二）根据起始部位及传导途径

1. 皮肤痛

疼痛刺激来自体表，多因皮肤黏膜受损引起。特点为“双重痛觉”，即受到刺激后立即出现定位明确的尖锐刺痛和 1~2 秒后出现的定位不明确的烧灼样痛。

2. 躯体痛

指肌肉、肌腱、筋膜和关节等深部组织的疼痛。由于神经分布的差异性，这些组织对疼痛刺激的敏感性不同，其中以骨膜痛觉最敏感。

3. 内脏痛

内脏痛的发生缓慢而持久，可为钝痛、烧灼痛或绞痛等，定位常不明确。

4. 牵涉痛

常由内脏痛牵涉引起，由于内脏疾病刺激感觉神经传入脊髓，引起内脏局部疼痛的同时，该脊道节段对应的体表感觉部位亦发生痛感，如心绞痛可牵涉左肩和左前臂内侧疼痛。

5. 假性痛

假性痛指去除病变部位后仍感到相应部位疼痛，如截肢患者仍可感到已不存在的肢体疼痛，可能是因为在病变部位去除前，疼痛刺激在大脑皮质已经形成强兴奋灶，去除后出现了后遗影响。

6. 神经痛

神经痛指神经受损所致的疼痛，可表现为剧烈灼痛或刺痛等。

三、疼痛的病因及发病机制

（一）原因

疼痛可发生于机体的任何部位，如头部、颌面部、颈部、肩及上肢、胸部、腹部、腰及骶部、下肢、盆部、肛门及会阴等，疼痛部位不同、病因不同，主要是由疾病因素引起。

（二）发病机制

机体受到一定程度的物理、化学、生物因素刺激时，受损部位的组织释放出乙酰胆碱、5-羟色胺、组胺、缓激肽、钾离子、氢离子及酸性代谢产物等致痛物质，刺激位于皮肤和其他组织内的游离神经末梢的痛觉感受器产生神经冲动，经脊髓后根沿脊髓丘脑侧束进入内囊并传至大脑皮质痛觉感觉区，引起痛觉。

四、疼痛的评定

（一）评定的目的

（1）确定疼痛的原因。

（2）判定疼痛的程度。

（3）确定疼痛对运动功能和 ADL 的影响。

（4）提供制订治疗措施的依据。

（5）评价治疗效果。

（二）常用的评定方法

1. 疼痛日记评分法

疼痛日记评分法是由评定者、评定者亲属或护士以日或小时为时间段，记录患者与疼痛有关的活动、使用止痛药的名称及剂量、疼痛强度等。通常情况下疼痛强度用 0~10 数字量级来表示，睡眠过程按无疼痛记为 0 分。该方法可对疼痛严重程度、发作频率、持续时间、药物使用和日常活动对疼痛的效应等方面进行连续记录，便于连续动态观察疼痛，但该法不宜过度频繁使用，以免被评定者发生过度焦虑和丧失自控能力（见表 7-1）。

表 7-1　　疼痛日记评分法（BRS-6）

时间间隔	坐位活动时间	行走活动时间	卧位活动时间	药物名称剂量	疼痛强度 0~10
上午					
6：00~					
7：00~					
8：00~					
9：00~					
10：00~					
11：00~					
12：00~					
下午					
13：00~					
14：00~					
15：00~					
16：00~					
17：00~					
18：00~					
19：00~					
20：00~					
21：00~					
22：00~					
23：00~					
24：00~					

续 表

时间间隔	坐位活动时间	行走活动时间	卧位活动时间	药物名称剂量	疼痛强度 0~10
上午					
1：00~					
2：00~					
3：00~					
4：00~					
5：00~					
总计					
备注					

注：0 为无痛，10 为最剧烈疼痛。

2. 疼痛行为记录评分法

疼痛行为记录评定为一种系统化的行为观察。通过观察被评定者疼痛时的行为，提供有关失能的量化数据，如六点行为评分法（BRS-6）将疼痛分为 6 级，每级定为 1 分，从 0 分（无疼痛）到 5 分（剧烈疼痛，无法从事正常的工作和生活），具体见表 7-2。

表 7-2　　六点行为评分法（BRS-6）

疼痛行为	评分
1 级　无疼痛	0
2 级　有疼痛但易被忽视	1
3 级　有疼痛无法忽视，但不干扰日常生活	2
4 级　有疼痛无法忽视，干扰注意力	3
5 级　有疼痛无法忽视，所有日常活动均受影响，但能完成基本生理需求，如进食、排便等	4
6 级　存在剧烈疼痛无法忽视，需休息或卧床休息	5

3. 视觉模拟评分法

视觉模拟评分法是目前临床上最常用的评定方法，采用一条长 10cm 的直尺，称为 VAS 尺。面向患者的一端有只有 0 和 10 的字样，面向医生的一端有 1~10 的完整数字刻度。适用于需要对疼痛的强度及强度变化进行评定的被评定者；不适用于对感知直线和准确标定能力差或对描述词理解力差的老年人（图 7-1）。

4. 数字评分法

数字评分法要求患者用 0~10 这 11 个点来描述疼痛程度。0 表示无疼痛，疼痛较强时增加点数，依次增强，10 表示最剧烈的疼痛。也是临床上经常使用的测量主观疼痛的方法，容易被患者理解，既可以口述，也可以记录（图 7-2）。

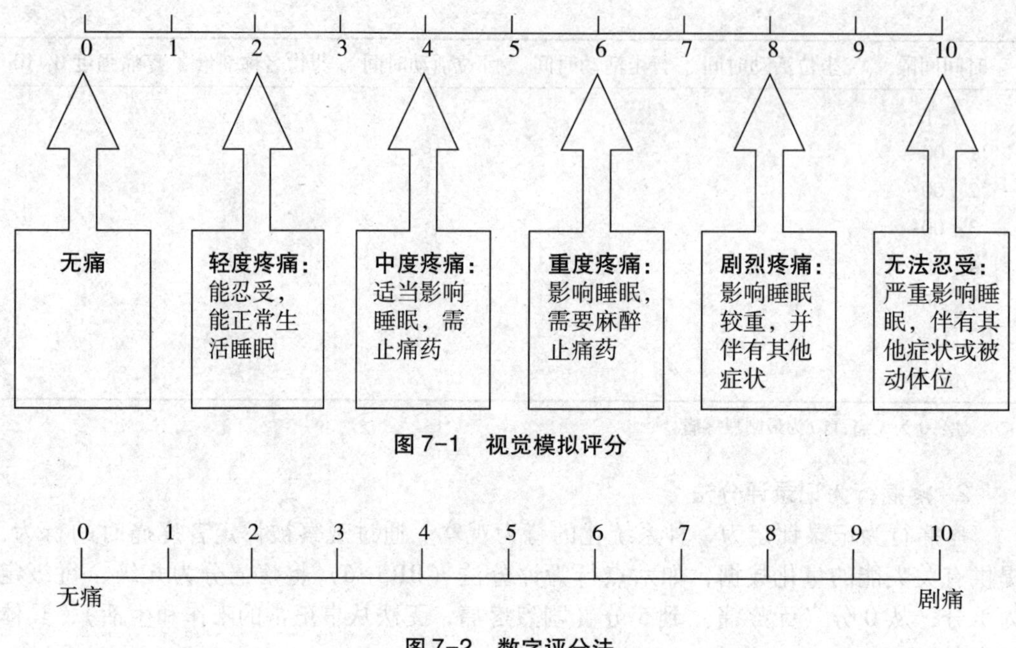

图 7-1　视觉模拟评分

图 7-2　数字评分法

5. 面部表情测量图

类似于 VAS，不用文字说明，而是以代表不同程度疼痛的面部表情顺序的排列在标尺上，其中一端为显露笑容的面孔表示无痛，另一端为流泪痛苦面容表示极度疼痛（图 7-3）。

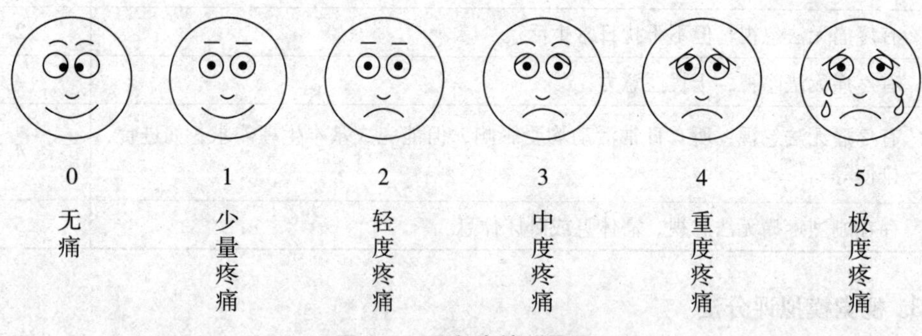

图 7-3　面部表情测量图

6. Oswestry 功能障碍指数

Oswestry 功能障碍指数（oswestry disability index，OD）是专门设计用于了解腰痛（或腿痛）对患者日常生活状况影响的问卷。问卷内容包含 9 项，每项有 6 个备选答案，分别对应分值是 0~5 分，0 分表示无任何功能障碍，5 分表示功能障碍最明显。评定结束后将九个项目的得分进行累加，计算其占九项最高分合计（45 分）的百分比，即为 Oswestry 功能障碍指数。（见表 7-3）。

表 7-3 Oswestry 功能障碍指数评定量表

患者知情说明：这个问卷专门设计帮助康复专业医务人员了解您的腰痛（或腿痛）对您日常活动的影响。请根据您最近一天的情况，在每个项目下选择一个最符合或与您最接近的答案，并在左侧的方框内打一个“√”。

1. 疼痛的程度（腰背痛或腿痛）

☐ 无任何疼痛
☐ 有很轻微的痛
☐ 较明显的痛（中度）
☐ 明显的痛（相当严重）
☐ 严重的痛（非常严重）
☐ 痛得什么事也不想做

2. 日常活动自理能力（洗漱、穿脱衣服等活动）

☐ 日常活动完全能自理，一点也不伴腰背痛或腿痛
☐ 日常活动完全能自理，但引起腰背痛或腿痛加重
☐ 日常活动虽然能自理，由于活动时腰背痛或腿痛加重，以至小心翼翼动作缓慢
☐ 多数日常活动能自理，有的需要他人帮助
☐ 绝大多数日常活动需要他人帮助
☐ 穿脱衣服、洗漱困难，只能躺在床上

3. 提物

☐ 提物时并不导致疼痛加重（腰背痛或腿痛）
☐ 能提重物但导致腰背痛或腿痛加重
☐ 由于腰背痛或腿痛以至不能将地面上的重物拿起来，但是能拿起放在合适位置上的重物，比如桌面上的重物
☐ 由于腰背痛或腿痛以至不能将地面上较轻的物体拿起来，但是能拿起放在合适位置上较轻的物品，比如放在桌面上的
☐ 只能拿一点轻东西
☐ 任何东西都提不起来或拿不动

4. 行走

☐ 腰背痛或腿痛，但一点也不妨碍走多远
☐ 由于腰背痛或腿痛，最多只能走 1000m
☐ 由于腰背痛或腿痛，最多只能走 500m
☐ 由于腰背痛或腿痛，最多只能走 100m
☐ 只能借助拐杖或手杖行走
☐ 不得不躺在床上，排便也只能用便盆

5. 坐

☐ 随便多高椅子，想坐多久就坐多久
☐ 只要椅子高矮合适，想坐多久就坐多久
☐ 由于疼痛加重，最多只能坐 1 小时
☐ 由于疼痛加重，最多只能坐 0.5 小时
☐ 由于疼痛加重，最多只能坐 10 分钟
☐ 由于疼痛加重，一点也不敢坐

续 表

6. 站立
□ 想站多久就站多久，疼痛不会加重 □ 想站多久就站多久，但疼痛有些加重 □ 由于疼痛加重，最多只能站 1 小时 □ 由于疼痛加重，最多只能站 0.5 小时 □ 由于疼痛加重，最多只能站 10 分钟 □ 由于疼痛加重，一点也不敢站
7. 睡眠
□ 半夜不会被痛醒 □ 用止痛药后仍睡得很好 □ 由于疼痛最多只能睡 6 小时 □ 由于疼痛最多只能睡 4 小时 □ 由于疼痛最多只能睡 2 小时 □ 由于疼痛根本无法入睡
8. 社会活动
□ 社会活动完全正常，绝不会因为这些活动导致疼痛加重 □ 社会活动完全正常，但是这些活动会加重疼痛 □ 疼痛限制剧烈活动，如运动，但对参加其他社会活动没有明显影响 □ 由于疼痛限制了正常的社会活动，以至不能参加某些经常性的活动 □ 由于疼痛限制了参加社会活动，只能在家从事一些社会活动 □ 由于疼痛根本无法从事任何社会活动
9. 旅行（郊游）
□ 能到任何地方去旅行，腰背或腿一点也不痛 □ 可以到任何地方去旅行，但会导致疼痛加重 □ 由于受疼痛限制，外出郊游超不过 2 小时 □ 由于受疼痛限制，外出郊游最多不超过 1 小时 □ 由于受疼痛限制，外出郊游最多不超过 30 分钟 □ 由于疼痛，除了到医院，根本就不能外出郊游

单元小结

衰老是人生不可避免的生理过程。步入老年，除了心智更加成熟外，长年工作生活积累下来的很多疾病，也会逐步加重，并会以疼痛的形式表现出来。因此，很多老年人常年经受疼痛的折磨，且除非忍无可忍，大多数老年人仍多会选择忍受或自我服用镇痛药的方法，而很少到医院就医。在不影响对病情的观察的条件下，照护人员有责任帮助老年人缓解或消除疼痛。因此，对于疼痛的评定非常重要，可以帮助医生了解老年人的疼痛程度，从而制订更加有效的治疗方案。

思政课堂

思维导图

课程八 日常生活活动能力评定

扫码查看课程资源

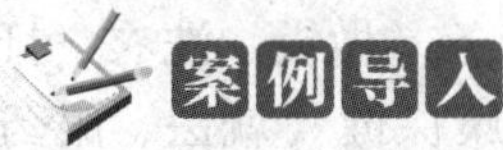

小李在社区卫生服务中心工作，根据要求要为社区 60 岁以上的居民及有身心残疾的居民进行整体全面评估，其中一项主要内容是日常生活活动（ADL）能力评定。请问进行评估工作前，小李需要准备哪些评定工具？评估时应该注意什么？怎样进行评估？

教学目标

知识目标：

1. 掌握日常生活活动能力的分类。
2. 熟悉常用评价量表。

能力目标：

1. 能为老年人进行日常生活活动能力评定。
2. 能熟知老年人生活活动能力评定相关内容。

素质目标：

1. 具有严谨求实的工作态度和崇高的职业道德，操作规范、方法正确。
2. 具备职业道德和责任心，注意对老年人的信息进行保密。

思政目标：

做到尊老、爱老、敬老，关注老年人情绪变化。

一、概述

日常生活活动（ADL）是人们为了维持生存及适应生存环境而每天必须反复进行的、最基本的、最具有共性的活动。狭义的 ADL 是人们在每日生活中，为了照顾自己的衣、食、住、行，保持个人卫生整洁和进行独立的社区活动所必需的一系列的基本活动。广义的 ADL 是一个人在家庭、工作机构及社区里自己管理自己的能力。

ADL 评定是康复护理中最基本、最常用的评估方法，通过评定可以确定患者在 ADL 方面是否能够独立、独立的程度，有助于制订和修改康复治疗计划、评价康复治疗效果、判断预后等，是康复护理的重要组成部分。

二、日常生活活动能力的分类

（一）躯体的或基本的 ADL

躯体的或基本的 ADL（physical or basic ADL，PADL or BADL）指患者在家或医院每日维持的基本运动和自理活动，包括自理活动，如进食、梳妆、洗漱、洗澡、如厕、穿衣等；生活活动，如翻身、坐起、站立、行走、驱动轮椅、上下楼梯等。此外，性生活也是日常生活活动及生存质量的重要方面。BADL 的恢复按发育顺序而排列，即进食首先恢复，如厕为最后恢复的项目。其评定结果可反映较粗大的运动功能，适用于较重的残疾患者，常应用于医疗机构。

（二）工具性 ADL

工具性 ADL（instrumental ADL，IADL）指人在社区中独立生活所需的关键性的、较高级的活动，一般需借助工具进行，故称为工具性 ADL，如家务（做饭、洗衣、打扫卫生等）、社会生活技巧（购物、使用交通工具等）、个人健康保健（就医、服药等）、安全意识（对环境中危险因素的意识、拨打报警电话等）、环境设施及工具（如冰箱、微波炉、煤气灶等）的使用，以及社会的交往沟通和休闲活动能力。其评定结果可反映较精细的运动功能，适用于较轻的残疾患者，多在社区中的残疾人和老年人中使用。PADL 与 IADL 对比见表 8-1。

表 8-1　　PADL 与 IADL 对比

项目	PADL	IADL
反应运动功能	粗大的运动功能	精细的运动功能
内容	以躯体功能为主	含躯体、言语、认知功能
适用对象	较重的残疾患者	较轻的残疾患者
应用范围	医疗机构	社区、常用于调查
敏感性	低	高

三、日常生活活动能力评定的方法

（一）直接评定法

直接评定法是最常用、最基本的评定方法。ADL 的评定可在患者的实际生活中进行，直接观察患者自己或在帮助下逐一完成具体的 ADL 活动，以评定其能力；也可在 ADL 专项评定中进行，评定活动地点在 ADL 功能评定训练室，在此环境中指令患者完成动作，取得结果更为准确，并在此环境中进行相应功能障碍的训练。在评定过程中可询问患者不能完成活动的理由、感觉，以及使用辅助器对活动的影响等。

ADL 评定及训练室的设施应尽量接近实际生活环境，具备卧室、盥洗室、浴室、卫生间、厨房及相应的家具、餐具、炊具、家用电器及通信设备等，并合理布局利于患者操作。

（二）间接评定法

通过询问患者本人、家属或以书信的方式，获取不便直接观察项目的信息情况，从而进行了解与评定，如大小便的控制、洗澡、穿脱内衣等。

四、常用评价工具

（一）PADL 标准化量表

1. Barthel 指数（Barthel index，BI）评定量表

Barthel 指数评定量表是目前临床使用最广泛、研究最多的一种 ADL 能力评定方法。该量表（8-2）的评定操作简单、可信度及灵敏度高，可用来评定治疗前后的功能状况，并可预测治疗效果、住院时间及预后。该量表包括大便控制、小便控制、修饰、上卫生间、穿衣、进食、转移、步行、上下楼梯及洗澡共 10 项内容。总分 100 分，评分越高，ADL 能力越强。

表 8-2　　Barthel 指数评定量表

项目	分数	内容
进食	10	□自己在合理的时间内（约 10 秒钟吃一口）可用筷子取食眼前的食物。若需辅具时，应会自行穿脱
	5	□需部分帮助（切面包、抹黄油、夹菜、盛饭等）
	0	□依赖
床椅转移	15	□自理
	10	□需少量帮助（1 人）或语言指导
	5	□需大量帮助（2 人），能坐
	0	□完全依赖别人
修饰	5	□可独立完成洗脸、洗手、刷牙及梳头
	0	□需要别人帮忙
上卫生间	10	□可自行进出卫生间，不会弄脏衣物，并能穿好衣服。使用便盆者，可自行清理便盆
	5	□需帮忙保持身体的平衡，整理衣物或使用卫生纸。使用便盆者，可自行取放便盆，但需依赖他人清理
	0	□需他人帮忙
洗澡	5	□可独立完成（无指导能自理洗澡，不论是盆浴或淋浴）
	0	□需别人帮忙
行走（平地 45m）	15	□使用或不使用辅具皆可独立行走
	10	□需要稍微地扶持或口头指导方可行走
	5	□虽无法行走，但可独立操纵轮椅（包括转弯、进门及接近桌子、床沿）
	0	□不能走
上下楼梯	10	□可自行上下楼梯（允许抓扶手、用拐杖）
	5	□需要稍微帮忙或口头指导
	0	□无法上下楼梯
穿脱衣服	10	□可自行穿脱衣服、鞋子及辅具
	5	□在别人帮忙下、可自行完成一半以上的动作
	0	□需别人帮忙

续 表

项目	分数	内容
大便控制	10	□能控制
	5	□偶尔失禁（每周<1 次）
	0	□失禁或昏迷
小便控制	10	□能控制
	5	□偶尔失禁（<1 次/24 小时，>1 次/周）或尿急（无法等待便盆或无法及时赶到卫生间）或需别人帮忙处理
	0	□失禁、昏迷或需要他人导尿
总 分		

评估结果评价：①总分 100 分，表示患者 ADL 活动较佳，但不意味患者可完全独立生活，仅为日常生活可以自理；②>60 分，轻度残疾，生活基本自理；③40～60 分，中度残疾，患者生活需要帮助；④20～40 分，重度残疾，患者生活需要很大帮助；⑤<20 分，完全残疾，生活完全依赖。

2. 改良 Barthel 指数（MBI）评定量表

Barthel 指数虽有较高的信度和效度，且操作简单易行，临床应用广泛，但存在一定缺陷，如评定等级较少，相邻等级间的分数值差别较大，评估不够精细。故有学者在 Barthel 指数的基础上进行改良，形成的新指数称为改良 Barthel 指数，评定项目与每项的满分值不变，将每一项的评定等级进行细化。

MBI 的评定标准：①完全依赖。完全依赖别人完成整项活动；②较大帮助。某种程度上能参与，但在整个活动中（一半以上）需别人提供协助才能完成；③中等帮助。能参与大部分的活动，但在某过程中（一半以下）需别人提供协助；④最小帮助。除在准备和收拾时需协助，患者可独立完成整项活动，或活动时需别人从旁监督或提示，以保证安全；⑤完全独立。可独立完成整项活动，且不需要别人的监督、提示或协助。

3. Katz 指数（Katz index）

Katz 指数又称 ADL 指数，由 Katz 提出并修订。该评定方法是按人体功能发育规律而制订的，Katz 认为最复杂的功能最先丧失、最晚恢复。将 ADL 按难易程度依次分为洗澡、穿着、用厕、转移、大小便控制和进食共 6 项，六项评定内容按照由难到易的顺序进行排列，不宜随意改变次序，并将功能状况分为 A、B、C、D、E、F、G 共 7 个等级。A 级为完全自理，G 级为完全依赖。

具体评定标准为 A 级：所有项目均能自理；B 级：只有一项依赖；C 级：只有洗澡和其余五项之一依赖；D 级：洗澡、穿着和其余四项之一依赖；E 级：洗澡、穿着、用厕和其余三项之一依赖；F 级：洗澡、穿着、用厕、转移和其余两项之一依赖；G 级：所有项目均依赖。

（二）IADL 标准化量表

1. 功能活动问卷（FAQ）

功能活动问卷（FAQ）主要用于研究社区老年人的独立性和轻度认知障碍。FAQ 评定分值越高，表示智障程度越重，正常标准为<5 分，≥5 分为异常。此问卷（见表 8-3）具有较高的效度，且评定项目均为 IADL 的内容，故在评定 IADL 时最为常用。

表 8-3 功能活动问卷（FAQ）

项目	正常或从未做过，但能做（0 分）	困难，但可单独完成或从未做过（1 分）	需要帮助（2 分）	完全依赖他人（3 分）
1. 每月平衡收支的能力，算账的能力				
2. 患者的工作能力				
3. 能否到商店买衣服、杂货和家庭用品				
4. 有无爱好？会不会下棋和打扑克				
5. 会不会做简单的事情，如点炉子、泡茶等				
6. 会不会准备饭菜				
7. 能否了解最近发生的事件（时事）				
8. 能否参加讨论和了解电视、书和杂志的内容				
9. 能否记住约会时间、家庭节日和吃药				
10. 能否拜访邻居、自己乘公共汽车				
总分				

注：<5 分为正常。≥5 分表示该患者在家庭和社区中不可能独立。

2. 功能独立性测量（FIM）

功能独立性测量表既可评价因运动功能损伤而致的 ADL 能力障碍，也可评价认知功能障碍对于日常生活的影响。该量表（见表 8-4）涵盖了 PADL 和 IADL 两方面的内容，包括认知和社会功能评定，可全面、客观地反映患者的 ADL 能力。此方法较 Barthel 指数等评定方法更敏感、精确，因此 FIM 应用范围广，可适用于所有残疾者的 ADL 评估。功能水平和评分标准如下。

（1）完全独立（7 分）：构成活动的所有作业均能规范、完全地完成，不需修改和辅助设备或用品，并在合理的时间内完成。

（2）有条件的独立（6 分）：具有下列一项或几项：活动中需要辅助设备；活动需要比正常长的时间；或有安全方面的考虑。

（3）监护和准备（5 分）：患者所需的帮助只限于备用、提示或劝告，帮助者和患者之间没有身体的接触或帮助者仅需要帮助准备必需用品；或帮助戴上矫形器。

表 8-4　　功能独立性评测（FIM）量表

<table>
<tr><th colspan="4">项目</th></tr>
<tr><td rowspan="14">运动功能</td><td rowspan="6">自理能力</td><td>1</td><td>进食</td></tr>
<tr><td>2</td><td>梳洗修饰</td></tr>
<tr><td>3</td><td>洗澡</td></tr>
<tr><td>4</td><td>穿裤子</td></tr>
<tr><td>5</td><td>穿上衣</td></tr>
<tr><td>6</td><td>如厕</td></tr>
<tr><td rowspan="2">括约肌控制</td><td>7</td><td>排尿管理</td></tr>
<tr><td>8</td><td>排便管理</td></tr>
<tr><td rowspan="3">转移</td><td>9</td><td>床—椅间转移</td></tr>
<tr><td>10</td><td>转移至卫生间</td></tr>
<tr><td>11</td><td>转移至盆浴或淋浴室</td></tr>
<tr><td rowspan="2">行走</td><td>12</td><td>步行/轮椅</td></tr>
<tr><td>13</td><td>上下楼梯</td></tr>
<tr><td colspan="3">运动功能评分</td></tr>
<tr><td rowspan="6">认知功能</td><td rowspan="2">交流</td><td>14</td><td>理解</td></tr>
<tr><td>15</td><td>表达</td></tr>
<tr><td rowspan="3">社会认知</td><td>16</td><td>社会交往</td></tr>
<tr><td>17</td><td>解决问题</td></tr>
<tr><td>18</td><td>记忆</td></tr>
<tr><td colspan="3">认知功能评分</td></tr>
<tr><td colspan="4">FIM 总分</td></tr>
<tr><td colspan="4">评定结果</td></tr>
</table>

（4）少量身体接触的帮助（4 分）：患者所需的帮助只限于轻轻接触，自己能付出 75%或以上的努力。

（5）中度身体接触的帮助（3 分）：患者需要中度的帮助，自己能付出 50%~75%的努力。

（6）大量身体接触的帮助（2 分）：患者付出的努力小于 50%，但大于 25%。

（7）完全依赖（1 分）：患者付出的努力小于 25%。

FIM 包括 6 个方面，共 18 项，其中包括 13 项运动性 ADL 和 5 项认知性 ADL。每项分为 7 个等级，计为 1~7 分，总分为 18~126 分。得分越高，独立水平越好。FIM 评定得分标准为：126 分，完全独立；108～125 分，基本独立；90～107 分，极轻度依赖或有条件的独立；72～89 分，轻度依赖；54～71 分，中度依赖；36～53 分，重度依赖；19～35 分，极重度依赖；18 分，完全依赖。

3. 快速残疾评定量表（RDRS）

快速残疾评定量表包括三部分内容。

（1）日常生活需要帮助程度　包括进食、行走、活动、洗澡、穿衣、如厕、整洁修饰、适应性项目（财产管理、用手机等）。

（2）残疾程度　包括言语交流、听力、视力、饮食不正常、二便失禁、白天卧床及用药等。

（3）特殊问题程度　包括精神错乱不合作（对医疗行为持他对态度）、抑郁等。

RDRS 共 18 项，每项得分为 0～3 分，最高总分为 54 分。正常分为 0，分值越高，表示残疾程度越重。

五、日常生活活动能力评定的注意事项

（1）应用 FIM 进行评定时，评定者应首先将每一项活动所指内容以及评定的动作要点搞清楚，只有遵循每一项活动所界定的特有内容进行评定，才有可能使结果客观、准确。

（2）在评定时注重观察患者的实际操作能力，而不能仅依赖其口述。

（3）对于有残疾者进行 ADL 评价时，不要评定其应当能做什么，或在某种条件下可能可以做什么，所考察的应是实际状态。

（4）患者在帮助下才可完成某种活动时，要对帮助的方法与帮助量予以详细记录。评定应在适当的时间和地点进行。通常应由作业治疗师在早上起床时到病房观察患者穿衣、洗漱、刮脸或化妆等各种自理活动，以求表现真实。如作业疗法科有 ADL 评定设置，必须尽量接近实际生活环境。为避免因疲劳而失实，必要时评定可分几次完成，但应在同一地点进行。

（5）再次评定 ADL 的目的是观察疗效、检验治疗方法、为及时调整治疗方案提供依据以及判断预后。因此，再次评定的时间应该安排在一个疗程结束时以及出院前，康复评定时应尽量在同一环境下进行。出现新的功能障碍时应随时进行评定。

（6）对于不能独立完成的项目，治疗师需进一步检查影响这些活动完成的因素，如关节活动度、肌力、平衡、协调性、感觉等。ADL 活动水平与认知功能密切相关。因此，对于有 ADL 障碍的患者，也应进一步评价认知和知觉功能。

（7）进行 ADL 评定前应了解患者的一般病情和肌力、肌张力关节活动范围、平衡能力、感觉、知觉及认知状况等整体情况。

（8）分析评定结果时应考虑有关因素，如患者的生活习惯文化素质、工作性质、所处的社会和家庭环境，所承担的社会角色以及患者残疾前的功能状况、评定时的心理状态和合作程度等，这些都可能对评定结果产生影响。

单元小结

日常生活活动能力对于患者来说有着十分重要的现实意义，要最大限度地恢复

和改善患者的日常生活活动能力，就必须先对其进行科学、客观地评估，日常生活活动能力的评定是康复综合评定中不可缺少的一个重要方面，评估中要理解、尊重患者。

思政课堂

思维导图

扫码查看课程资源

课程九　心理评定

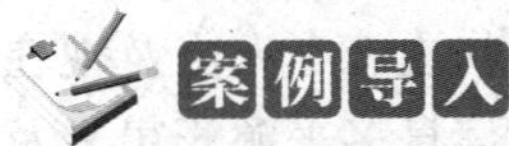

王奶奶，70岁，半个月前发生脑梗死造成左侧肢体活动不方便，日常生活不能自理，最近王奶奶深感痛苦且自卑，郁郁寡欢，不爱与人交流。请问王奶奶目前可能存在哪些心理问题？作为照护者，应该如何为该患者进行心理评估？

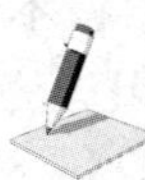
教学目标

知识目标：

1. 掌握心理评定的常用方法。
2. 熟悉心理评定的基本原理。
3. 了解心理评定的注意事项。

能力目标：

1. 能对老年人进行心理评定。
2. 能熟知心理评定的相关内容。

素质目标：

积极主动，专业负责。具备出色沟通能力，认真倾听并正确解读患者回答，作出准确判断。

思政目标：

培养实践能力、共情能力。

一、概述

（一）基本概念

心理评定是指运用心理学的理论和方法，测试和评估患者的心理行为变化和心理特征。对观察、调查、描述和评定等取得的信息作出综合判断，对人的各种心理特征进行量化和推断，为康复治疗提供依据。

（二）目的

1. 康复治疗初期

了解伤病引起的心理损害的范围、性质、程度及对其他功能的影响，为制订康复计划提供依据。

2. 康复治疗中期

康复过程中可根据心理评定的结果，及时调整康复治疗方案，有针对性地采取相应措施，提高康复效果；同时，心理评定也是客观评价康复效果及预后的重要指标。

3. 康复治疗终期

通过心理评定了解患者的潜在能力，为全面康复提供建议，帮助患者回归家庭、重返社会。

（三）类型

心理评定方法有多种，包括个案史法、观察法、调查法及心理测验等。为达到更好的效果，常采用多种方法结合的形式。

1. 个案史法

个案史法即资料收集，通过收集患者的家族史、疾病史、损伤史、个人史及现在的心理状态等信息，对患者的心理特征作出系统而全面的判断。信息多来源于患者及家属的回忆或由评定者查阅有关记录而获得。

2. 观察法

观察法包括自然观察和特定情境中观察。观察的内容包括仪表、体型、人际交往风格、言谈举止、注意力、应对方式等。对残疾适应心理过程阶段进行临床观察，不仅要求评定者掌握系统的观察知识和技能，还应对被观察者的情境具有充分的认识。

3. 调查法

调查法是指通过晤谈、访问、座谈或问卷等方式获得资料，并加以分析研究。

4. 心理测验

心理测验是运用标准化工具，由专门训练的人员严格按照测试规范，对被评定者进行客观分析和描述的一类方法，是心理评定中的主要方法。

根据患者伤残部位和性质的不同，心理评定分为智力测验、神经心理测验、人格测验、情绪测验、记忆力测验和心理症状测验等。临床应用中要结合具体情况，选择恰当的测试方法，按照程序和要求进行，使评定结果准确。

二、严重残疾后的心理反应

人们在严重创伤后，心理反应过程大致经过以下几个阶段。

1. 心理休克

心理休克是一种心理防御反应。患者对突然发生的伤病或残疾来不及应对，表现为麻木、惊呆，出乎意料的镇静与冷淡，表情淡漠，答语简短。

2. 焦虑和否认

患者的意识恢复后，往往陷入严重的恐惧和焦虑状态，他们无法面对这个残酷的现实，认为“这不会是我”“这不可能”，自觉或不自觉地否认伤病这个残酷现实，起到自我保护作用。

3. 愤怒

当患者意识到伤病已经不可避免，便会产生愤怒情绪，表现为焦虑烦躁，对自己或他人产生无名怨恨情绪，对亲人和医护人员冷漠、敌视，严重者发生毁物、打人或自伤、自残行为。

4. 抑郁

当患者了解到自己将终身残疾时，表现为抑郁，其程度从轻度悲观至自杀。

5. 自卑和自责

患者可能由于社会角色的改变，病损的长期折磨以及各种生理功能障碍等因素的影响产生自卑心理；同时，他们感到自己给亲人和家庭带来了不幸和累赘而自责，敏感、多疑而对生活失去热情。

6. 退化

这是正常的适应性防御反应。成年人表现为以自我为中心，要求多，不配合治疗；儿童表现类似婴儿的行为，不合作、遗尿等。

7. 适应

大部分患者经过心理变化和抗争，最终能接受躯体功能受损的现实，能重新评价自我，积极主动配合治疗。

三、心理评定的方法

（一）智力评定

1. 定义

智力又称智能，是指人认识、理解客观事物并运用知识、经验等解决问题的能力，包括学习能力、推理能力、记忆力、观察力、注意力、想象力、思维能力、语言表达能力和社会适应能力等。智力测验是通过客观的方式来衡量个体智力水平高低的一种方法，是康复医学心理评定中常见的方法之一。医护人员可根据评定结果指导患者进行康复训练。常用于脑卒中、脑外伤、缺氧性脑损害、脑性瘫痪、中毒性脑病及老年变性脑病等疾患的智力评估，可根据检测结果指导患者进行康复训练以及指导学习困难儿童的训练。

2. 韦克斯勒智力量表

智力的高低常用智商（IQ）来表示。智商在90~109，为正常智力；高于109者为超常智力；80~89为低于平常智力（愚蠢）；70~79为边界水平（缺陷）；69以下为智力缺损（低能）。目前，使用最广泛的智力测验量表是韦克斯勒智力量表。我国学者结合我国的文化背景对韦氏智力量表进行修订，形成了中国韦氏成人智力量表（WAIS-RC）、中国韦氏幼儿智力量表（C-WYCSI）和中国韦氏儿童智力量表（WISC-CR）。

中国韦氏成人智力量表（见表9-1）是对学习能力的测验。此测验的优点是可以比较所测验的各种能力，以研究各能力的损害情况，测验结果比较准确和客观。方法：使用语言量表（VS）和操作量表（PS），共11项分测验。

表9-1 韦氏成人智力测试表

测试名称	试题数量	测试题目	测试评分
一、语言测试			
1. 知识	29个题目	包括历史、地理、天文、文学、自然等知识	答对1题得1分，最高分为29分
2. 领悟	14个题目	涉及社会风俗、价值观、成语等	根据回答的概括水平和质量每题得2分、1分或0分，最高为28分
3. 算数	14个心算题	要计时，时限内答对1题得1分，后面4题提前完成且正确者另加分	最高分为18分

续 表

测试名称	试题数量	测试题目	测试评分
4. 相似性	有13对词	表示物、方向、行为等词语的组成，要求找出两者的共同性，主要测量抽象、概括能力	根据回答的概括水平每题得2分、1分或0分，最高分为26分
5. 数字广度		念给受试者听一组的数字，要求顺背3~12位数、倒背2~10位数。以背出的最高位数为计分的分数	最高顺背为12分，倒背为10分
6. 词汇	40个词汇	词汇如疲劳、丰收、准绳、笑柄等，念给受试者听，要求在词汇表上指出并说明其含义	在时限内回答的根据质量每词得2分、1分或0分，最高分为80分

二、操作测验

测试名称	测试题目	测试评分
1. 数字符号	阿拉伯数字1~9各配一个符号，要求受试者给测验表上90个无顺序的阿拉伯数字配上相应的符号，限时90秒	每1个正确符号得1分，符号倒转得半分，最高分为90分
2. 图画填充	21个图画都缺失一个重要部分，要求说出缺失什么并指出缺失部分	限时，正确回答1题得1分，最高为21分
3. 木块图案	要求受试者用9块红白两色的立方体木块，按照木块测验图卡组合成图案	共7个图案，限时内完成1个得4分，提前完成另加分，最高分为48分
4. 图片排列	把说明一个故事的一组图片打乱顺序后给受试者看，要求摆成应有的顺序	共8组图片，限时内完成，一组得2分，后面3组提前完成另加分，最高分为38分
5. 图形拼凑	把人体、头像的图形的碎片展示给受试者，要求拼成完整的图形	共4个图形，限时内完成按各图形标准计分，提前完成另加分，最高分为44分

3. 其他智力测验量表

斯坦福-比内量表，测试对象为2~18岁的儿童和青少年，可明确受试者在同龄儿童或青少年中的相对智力水平，学龄儿童最为适用。贝利婴儿量表适用于1~30月龄的孩子，包括运动量表、心智量表和社会行为量表。此外，还有丹佛发展筛选测验（DDST）、格赛尔发展量表、绘人测验、图片词汇测验、新生儿行为量表等。

（二）神经心理测验

神经心理测验主要研究脑与行为的关系，通过测评患者脑损伤所引起的心理变化，有利于脑部病变早期诊断中的定性和定位，对制订和调整康复计划及判断预后具有重要意义。

神经心理测验根据测验的形式分为单项测验和成套测验。单项测验重点突出、简捷，如 Kohs 的积木图案测验、Seguin 的形板测验、Benton 的视觉保持测验等。成套测验由多个分测验组成，形式多样，测评范围广泛，可以较全面地反映脑功能状况，如我国学者修订的 Halstead-Reitan 成套神经心理测验（HRB-RC），有成年人、少年、幼儿用 3 套测验形式，包括 6 项分测验和 4 项检查。

（三）人格测验

人格是指个体具有的全部品质、特征和行为等个别差异的总和，包括气质、性格、认知风格、自我调控等方面。人格测验测试个体在一定情境下表现出来的典型行为和情感反应，包括气质或性格类型的特点、情绪状态、人际关系、动机、兴趣和态度等内容，是对人格特点的揭示和描述。

测验方法：常用人格测验方法有问卷法和投射法。问卷法指通过问卷调查的形式，受试者根据自己的经验、态度对调查问题作出有选择的回答，将测验结果的评分与标准化常模对照，进行定性或定量的描述。投射法由若干个模棱两可的刺激组成，受试者可任意解释，这样受试者的动机、态度感情及性格在不知不觉中反映出来，然后分析推论其内心活动和人格特点，如洛夏墨渍测验、主题统觉测验等。

1. 艾森克人格问卷（EPQ）

由 4 个分量表组成，分别是精神质（P）、内向与外向（E）、神经质（N）、测谎分值（L）。目前 EPQ 有儿童和成年人两式，将各量表分数与该年龄组均数比较，可测出其人格倾向，是测定气质类型的良好问卷，有助于选择合适的职业。我国修订的 EPQ 共 88 个问题，被测回答“是”或“否”，由评定者对其评分（见表 9-2）。

表 9-2 EPQ 的 4 个分量表

量表名称	说明
E 量表：内外向（21 条） introversion- extroversion	高分：外向性格，爱交际，易兴奋 低分：内向性格，安静离群，不喜欢冒险
N 量表：神经质（24 条） neuroticism	高分：焦虑、紧张，常抑郁，情绪反应强烈 低分：情绪反应慢、弱、平静，不紧张
P 量表：精神质（23 条） psychotic	高分：倾向于独身，不关心他人，难以适应环境 低分：友善，合作，适应环境
L 量表：测谎分值（20 条） lie	高分：有掩饰或较老练成熟 低分：掩饰倾向低，有淳朴性

2. 新版明尼苏达多相人格问卷（MMPI-2）

共有 567 个项目，是在 MMPI 的基础上重新加以标准化。MMPI-2 的应用范围广泛，从医学、社会学、心理学视角描述一个人长期稳定的人格特征，同时为各种心理评估提供了有效工具。

（四）情绪测验

1. 定义

情绪是人对于客观事物是否符合人的需要而产生的一种反应，有快乐、悲伤、恐惧、焦虑、忧郁等。残疾可使人的情绪发生很大变化，常出现焦虑、抑郁甚至悲观失望等。

情绪功能障碍不仅影响其他功能障碍的康复、影响各项康复治疗方法的实施和治疗效果，也影响其重返社会的目标。对于躯体残疾伴随情感问题而影响康复进程的患者均可进行情绪测验。针对焦虑、抑郁情绪，常采用汉密尔顿焦虑量表（HAMA）、汉密尔顿抑郁量表（HAMD）、焦虑自评量表、抑郁自评量表等予以测验。

2. 焦虑评定量表

常用的他评量表为汉密尔顿焦虑评定量表，自评量表为Zung焦虑自评量表。

（1）汉密尔顿焦虑评定量表（HAMA）：是英国学者汉密尔顿于1959年编制的一种医生常用的焦虑测验量表，能很好地衡量治疗效果，一致性好，简便易行，用于测量焦虑症及患者的焦虑程度，是目前使用较广泛的焦虑量表之一。该量表（见表9-3）共14个项目，分为躯体性焦虑和精神性焦虑两个因子。

表9-3　汉密尔顿焦虑量表

编号	项目	评估标准	无	轻	中	重	极重
1	焦虑心境	担心、担忧，感到有最坏的事将要发生，容易激惹	0	1	2	3	4
2	紧张	紧张感、易疲劳、不能放松，情绪反应，易哭、颤抖、感到不安	0	1	2	3	4
3	害怕	怕黑暗、陌生人、一人独处、动物、乘车或旅行及人多的场合	0	1	2	3	4
4	失眠	难以入睡、易醒、睡得不深、多梦、夜惊、醒后感疲倦	0	1	2	3	4
5	认知功能	或称记忆、注意障碍，注意力不能集中，记忆力差	0	1	2	3	4
6	抑郁心境	丧失兴趣、对以往爱好缺乏快感、抑郁、早醒、昼重夜轻	0	1	2	3	4
7	躯体性焦虑（肌肉系统）	肌肉酸痛、活动不灵活、肌肉抽动、肢体抽动、牙齿打颤、声音发抖	0	1	2	3	4
8	躯体性焦虑（感觉系统）	视物模糊、发冷发热、软弱无力感、浑身刺痛	0	1	2	3	4
9	心血管系统症状	心动过速、心悸、胸痛、血管跳动感、昏倒感、心搏脱漏	0	1	2	3	4
10	呼吸系统症状	胸闷、窒息感、叹息、呼吸困难	0	1	2	3	4
11	胃肠道症状	吞咽困难、嗳气、消化不良（进食后腹痛、腹胀、恶心、胃部饱感）、肠动感、肠鸣、腹泻、体重减轻、便秘	0	1	2	3	4
12	生殖泌尿系统症状	尿意频数、尿急、停经、性冷淡、早泄、阳痿	0	1	2	3	4

续 表

编号	项目	评估标准	无	轻	中	重	极重
13	自主神经系统症状	口干、潮红、苍白、易出汗、起鸡皮疙瘩、紧张性头痛、毛发竖立	0	1	2	3	4
14	会谈时行为表现	一般表现：紧张、不能松弛、忐忑不安、咬手、紧紧握拳、摸弄手帕、面肌抽搐、不停顿足、手发抖、皱眉、表情僵硬、肌张力高、叹息样呼吸、面色苍白 生理表现：吞咽、呃逆、安静时心率快、呼吸（20次/分以上）、腱反射亢进、震颤、瞳孔放大、眼睑跳动、易出汗、眼球突出	0	1	2	3	4

注：总分超过 29 分，提示严重焦虑；超过 21 分，提示有明显焦虑；超过 14 分，提示肯定有焦虑；超过 7 分，提示可能有焦虑；小于 7 分则提示无焦虑。

将第 1~6 项以及第 14 项分数相加，除以 7，得到精神性焦虑因子分；将第 7~13 项分数相加，除以 7，得到躯体性焦虑因子分。因子分提示患者焦虑症状的特点。

（2）Zung 焦虑自评量表（SAS）：由美国医生 Zung WK 于 1965 年编制，用于评估焦虑状态的严重程度。SAS 的各项得分相加得粗分，用粗分乘以 1. 25 的积取其整数部分即得标准分。中国常模结果标准分的分界值为 50 分，<50 分为正常；50~59 分为轻度焦虑；60~69 分为中度焦虑；>69 分为重度焦虑。标准分越高，焦虑症状越重。

3. 抑郁评定量表

常用他评量表为汉密尔顿抑郁评定量表，自评量表为 Zung 抑郁自评量表。

（1）汉密尔顿抑郁评定量表（HAMD）：由汉密尔顿于 1960 年首次发表，是常用的标准抑郁量表之一（见表 9-4）。其内容包括抑郁心境、罪恶感、自杀、睡眠障碍、疑病、体重减轻、自制力等 24 个项目。多数项目采用 0~4 分 5 级计分，少数采用 0~2 分 3 级计分。总分为各项目得分总和，总分越高，病情越重。总分<8 分为无抑郁状态；8~20 分可能有抑郁症；20~35 分肯定有抑郁症；总分>35 分可能为重度抑郁（见表 9-5）。

表 9-4　汉密尔顿抑郁量表（HAMD）

项目	分值	分数
1. 抑郁情绪	0 分＝没有 1 分＝只在问到时才诉述 2 分＝在访谈中自发地表达 3 分＝不用言语也可以从表情、姿势、声音或欲哭中流露出这种情绪 4 分＝患者的自发言语和非语言表达（表情，动作）几乎完全表现为这种情绪	

续 表

项目	分值	分数
2. 有罪感	0 分=没有 1 分=责备自己，感到自己已连累他人 2 分=认为自己犯了罪，或反复思考以往的过失和错误 3 分=认为目前的疾病是对自己错误的惩罚，或有罪恶妄想 4 分=罪恶妄想伴有指责或威胁性幻觉	
3. 自杀	0 分=没有 1 分=觉得活着没有意义 2 分=希望自己已经死去，或常想与死亡有关的事 3 分=消极观念（自杀念头） 4 分=有严重自杀行为	
4. 入睡困难（初段失眠）	0 分=没有 1 分=主诉入睡困难，上床半小时后仍不能入睡（要注意平时患者入睡的时间） 2 分=主诉每晚均有入睡困难	
5. 睡眠不深（中段失眠）	0 分=没有 1 分=睡眠浅，多噩梦 2 分=半夜（晚 12 点钟以前）曾醒来（不包括上卫生间）	
6. 早醒（末段失眠）	0 分=没有 1 分=有早醒，比平时早醒 1 小时，但能重新入睡，应排除平时习惯 2 分=早醒后无法重新入睡	
7. 工作和兴趣	0 分=没有 1 分=提问时才诉述 2 分=自发地直接或间接表达对活动、工作或学习失去兴趣，如感到没精打采，犹豫不决，不能坚持或需强迫自己去工作或劳动 3 分=活动时间减少或成效下降，住院患者每天参加病房劳动或娱乐不满 3 小时 4 分=因目前的疾病而停止工作，住院者不参加任何活动或者没有他人帮助便不能完成病室日常事务（注意不能住院就打 4 分）	
8. 阻滞（指思维和言语缓慢，注意力难以集中，主动性减退）	0 分=没有 1 分=精神检查中发现轻度阻滞 2 分=精神检查中发现明显阻滞 3 分=精神检查进行困难 4 分=完全不能回答问题（木僵）	
9. 激越	0 分=没有 1 分=检查时有些心神不定 2 分=明显心神不定或小动作多 3 分=不能静坐，检查中曾起立 4 分=搓手、咬手指、头发、咬嘴唇	

续 表

项目	分值		分数
10. 精神性焦虑	0 分 = 没有 1 分 = 问及时诉述 2 分 = 自发的表达 3 分 = 表情和言谈流露出明显忧虑 4 分 = 明显惊恐		
11. 躯体性焦虑（指焦虑的生理症状，包括口干、腹胀、腹泻、打呃、腹绞痛、心悸、头痛、过度换气和叹气，以及尿频和出汗）	0 分 = 没有 1 分 = 轻度 2 分 = 中度，有肯定的上述症状 3 分 = 重度，上述症状严重，影响生活或需要处理 4 分 = 严重影响生活和活动		
12. 胃肠道症状	0 分 = 没有 1 分 = 食欲减退，但不需他人鼓励便自行进食 2 分 = 进食需他人催促或请求和需要应用泻药或助消化药		
13. 全身症状	0 分 = 没有 1 分 = 四肢，背部或颈部沉重感，背痛、头痛、肌肉疼痛、全身乏力或疲倦 2 分 = 症状明显		
14. 性症状（指性欲减退、月经紊乱等）	0 分 = 没有 1 分 = 轻度 2 分 = 重度 3 分 = 不能肯定，或该项对被评者不适合（不计入总分）		
15. 疑病	0 分 = 没有 1 分 = 对身体过分关注 2 分 = 反复考虑健康问题 3 分 = 有疑病妄想 4 分 = 伴幻觉的疑病妄想		
16. 体重减轻	（1）按病史评定 0 分 = 没有 1 分 = 患者诉说可能有体重减轻 2 分 = 肯定体重减轻	（2）按体重记录评定 0 分 = 1 周内体重减轻 0.5kg 以内 1 分 = 1 周内体重减轻超过 0.5kg 2 分 = 1 周内体重减轻超过 1kg	

续 表

项目	分值	分数
17. 自知力	0 分 = 知道自己有病，表现为忧郁 1 分 = 知道自己有病，但归咎伙食太差、环境问题、工作过忙、病毒感染或需要休息 2 分 = 完全否认有病	
18. 日夜变化（如果症状在早晨或傍晚加重，先指出哪一种，然后按其变化程度评分）	0 分 = 早晚情绪无区别 1 分 = 早晨或傍晚轻度加重 2 分 = 早晨或傍晚严重	
19. 人格解体或现实解体（指非真实感或虚无妄想）	0 分 = 没有 1 分 = 提问时才诉述 2 分 = 自发诉述 3 分 = 有虚无妄想 4 分 = 伴幻觉的虚无妄想	
20. 偏执症状	0 分 = 没有 1 分 = 有猜疑 2 分 = 有牵连观念 3 分 = 有关系妄想或被害妄想 4 分 = 伴有幻觉的关系妄想或被害妄想	
21. 强迫症状（指强迫思维和强迫行为）	0 分 = 没有 1 分 = 提问时才诉述 2 分 = 自发诉述	
22. 能力减退感	0 分 = 没有 1 分 = 仅于提问时方引出主观体验 2 分 = 患者主动表示有能力减退感 3 分 = 需鼓励、指导和安慰才能完成病室日常事务或个人卫生 4 分 = 穿衣、梳洗、进食、铺床或个人卫生均需要他人协助	
23. 绝望感	0 分 = 没有 1 分 = 有时怀疑“情况是否会好转”，但解释后能接受 2 分 = 持续感到“没有希望”，但解释后能接受 3 分 = 对未来感到灰心、悲观和绝望，解释后不能排除 4 分 = 自动反复诉述“我的病不会好了”或诸如此类的情况	
24. 自卑感	0 分 = 没有 1 分 = 仅在询问时诉述有自卑感不如他人 2 分 = 自动诉述有自卑感 3 分 = 患者主动诉说自己一无是处或低人一等（与评 2 分者只是程度的差别） 4 分 = 自卑感达妄想的程度，例如“我是废物”或类似情况	
总分		

表 9-5　汉密尔顿抑郁量表（HAMD）结果判定

总分	诊断
<8 分	正常
8～20 分	可能有抑郁症
21～35 分	可确诊抑郁症
>35 分	严重抑郁症

（2）Zung 抑郁自评量表（SDS）：用于评估患者抑郁状态的严重程度（见表 9-6）。

表 9-6　Zung 抑郁自评量表（SDS）

内容	没有或很少时间	少部分时间	相当多时间	大部分或全部时间
1. 我觉得闷闷不乐，情绪低沉	1	2	3	4
2. 我觉得一天之中早晨最好	4	3	2	1
3. 我一阵阵地哭出来或觉得想哭	1	2	3	4
4. 我晚上睡眠不好	1	2	3	4
5. 我吃得和平常一样多	4	3	2	1
6. 我与异性亲密接触时和以往一样感觉愉快	4	3	2	1
7. 我发觉我的体重在下降	1	2	3	4
8. 我有便秘的苦恼	1	2	3	4
9. 我心跳比平时快	1	2	3	4
10. 我无缘无故地感到疲乏	1	2	3	4
11. 我的头脑跟平常一样清楚	4	3	2	1
12. 我觉得经常做的事情并没有困难	4	3	2	1
13. 我觉得不安而平静不下来	1	2	3	4
14. 我对将来抱有希望	4	3	2	1
15. 我比平常容易生气激动	1	2	3	4
16. 我觉得作出决定是容易的	4	3	2	1
17. 我觉得自己是个有用的人，有人需要我	4	3	2	1
18. 我的生活过得很有意思	4	3	2	1
19. 我认为如果我死了别人会生活得好些	1	2	3	4
20. 平常感兴趣的事我照样感兴趣	4	3	2	1

SDS 的各项得分相加得粗分，粗分乘 1. 25 的积取其整数部分既得标准分。标准分的分界值为 50 分，<50 分为正常；50～59 分为轻度抑郁状态；60～69 分为中度抑郁状态；>69 分为重度抑郁状态。

（五）心理应激评定

1. 定义

应激是个体面临或察觉（认知、评价）到环境变化（应激源）对机体有威胁或挑战时作出的适应和应对过程。患者因各种应激原所致的生物、心理、社会、行为方面的变化，即应激反应，包括应激心理反应和应激生理反应。

伤病状态下，患者的心理应激反应多为消极，促使其诱发过度焦虑、紧张的情绪，出现认知能力下降、自我概念不清等问题，不同程度地影响康复治疗的进程和效果。因此，心理应激评定是康复护理心理评定中的重要环节。

2. 心理变化分期

患者因各自的文化背景、心理特征、认知程度不同，对伤病应激产生不同的心理反应。根据患者不同阶段形成的心理应激反应，应当有针对性地进行心理疏导，从而消除负性情绪影响。康复患者心理变化可分为 5 期，即否认期、愤怒期、磋商期、抑郁期和接受期。以上心理变化可同时或反复发生，且不同心理特征者在心理变化分期方面存在很大差异，故照护人员应随时注意观察，给予适当的心理干预。

3. 生活事件量表（LES）

生活事件量表由张明园于 1987 年编制，是评估心理应激常用量表之一。该量表共 48 个条目，涵盖我国较常见的生活应激事件，包括家庭生活方面（28 条）、工作学习方面（13 条）、社交及其他方面（7 条）共三个维度。被测者通过对量表中应激事件的回忆，作出相应的选择，包括事件发生的时间（一过性的事件如流产、失窃记录发生次数；长期性事件如住房拥挤、夫妻分居等不到半年记为 1 次，超过半年记为 2 次）、性质（好事、坏事，依次计 0～1 分）、精神影响程度（无影响、轻度、中度、重度、极重度，依次计 0～4 分）、影响持续时间（3 个月、6 个月、1 年、1 年以上，依次计 1～4 分）。总分越大反映个体承受的精神压力越大，心理应激反应越强烈。

四、心理评定的注意事项

心理评定是一项科学性很强的工作，对测验内容必须保证有较高的信度、效度以及标准化的过程。在康复临床应用中，应注意以下几点。

（1）评定应选择在安静的房间进行，避免干扰，由专业人员担任评定工作。

（2）应事先了解患者的背景资料，进行评定内容和顺序的准备。

（3）应对患者和家属作好解释说明工作，取得同意后方可进行。

（4）严格遵守评定规则，要有固定的实施方法和标准化的指导语。

（5）评定中应记录患者反映的正误和原始反应。评定中不要随意纠正患者的错误反应。

（6）对评定结果的分析和解释必须符合严格的科学原则，要有代表性的可比较的常模。

（7）心理评定仅是一种取样方法，并不能反映丰富多彩的心理、行为方式的全部。心理评定结果不能解释过去、将来所有的心理、行为特征。

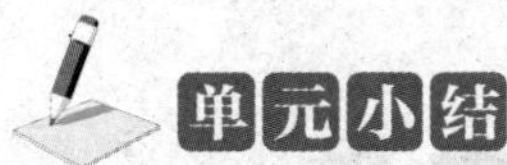

单元小结

伤病不仅引起肢体功能的障碍，而且常常伴随情绪异常、认知障碍等心理功能的变化。心理评定是通过各种心理测验方法对患者的心理特征进行量化概括和推断，可以为制订、修改康复治疗计划提供依据；对康复效果进行评定，为回归社会作好准备。

思政课堂

思维导图

模块二　躯体功能障碍康复

课程十　老年人神经系统的变化和常见疾病的康复服务

扫码查看课程资源

单元 1　神经系统解剖结构及生理功能的改变

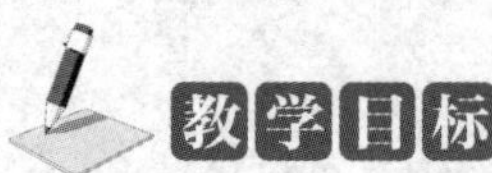

刘爷爷，75 岁，有明显的语言障碍及记忆力减退，表现为语言琐碎、重复，词不达意，记忆力减退，想不起熟悉人的姓名，常常遗失物品。一周前，刘爷爷出门买菜忘记回家的路，被邻居送回家中。子女为其安全考虑，将刘爷爷送去了社区养老院。请问刘爷爷脑部可能出现哪些结构和功能的改变？

教学目标

知识目标：

1. 掌握大脑功能分区；大脑半球主要结构。
2. 熟悉大脑的功能定位。
3. 了解老年人神经系统的解剖特点。

能力目标：

能够根据老年人神经功能特点提供健康宣教和心理护理。

素质目标：

1. 具有严谨求实的工作态度和崇高的职业道德，操作规范、方法正确。
2. 具备维护老年人及家属的尊严和权利的职业理念。

思政目标：

培养敬畏生命、尊重生命的观念。

一、大脑的功能解剖

神经系统在进化中，各个功能体系的控制中枢是自低移向高的阶段，各个功能体系的最高中枢最后在大脑皮质上建立并达到高度的分化。基本的功能体系如运动、一般感觉、视觉和听觉等，在大脑皮质上各有其投射区。

人类大脑皮质的功能极为复杂，涉及意识、思维、记忆和信号运用（语言、文字）等方面，大脑是神经系统的最高级部位，所有的行为都是脑功能的结果。这些行为不仅仅是简单的运动行为，如行走和饮食，还包括复杂的认知行为，如思维、语言、艺术的创造等。大脑皮质约有 140 亿个神经元。

（一）大脑半球的外形、分叶

由于大脑半球皮质各部分发育不平衡，在半球表面出现许多隆起的脑回和深陷的脑沟，脑回和脑沟是对大脑半球进行分叶和定位的重要标志。每侧半球以 3 条恒定的沟分为 5 叶，即外侧沟、中央沟和顶枕沟；额叶、顶叶、枕叶、颞叶和岛叶。

大脑半球背外侧面观：中央前沟，中央前回，额上、下沟，额上、中、下回；中央后沟，中央后回，顶上小叶，顶下小叶（包括缘上回和角回）；颞上、下沟，颞上、中、下回，颞横回。

大脑半球内侧面观：中央旁小叶，距状沟，楔叶，胼胝体沟，胼胝体，扣带沟，扣带回。

大脑半球底面观：嗅球，嗅束，海马旁回，海马沟，海马结构（海马+齿状回）。

在半球内侧面可见位于胼胝体周围和侧脑室下角底壁的一圈弧形结构：隔区（胼胝体下区+终板旁回），扣带回，海马旁回，海马结构等，它们属于原皮质和旧皮质，共同构成边缘叶。

额叶的功能与躯体运动、发音、语言及高级思维活动有关；顶叶与躯体感觉、味觉、语言等有关；枕叶与视觉信息的整合有关；颞叶与听觉、语言和记忆功能有关；岛叶与内脏感觉有关；边缘叶与情绪、行为和内脏活动等有关。

（二）大脑半球的主要内部结构

1. 基底核

纹状体（尾状核+豆状核，新、旧纹状体），是锥体外系的重要组成部分，比锥体系出现早，在哺乳类以下的动物，纹状体是控制运动的最高中枢，在人类，由于大脑皮质的高度发展，纹状体退居从属地位；杏仁体，其功能与行为、内分泌和内脏活动有关；屏状核，与大脑皮质之间存在往返联系，但功能尚不明了。

2. 大脑皮质

既是覆盖在大脑半球表面的灰质部分，也是中枢神经系发育最为复杂和完善的部位。据估计，人类大脑皮质约有 26 亿个神经细胞，它们依照一定的规律排列并组成一个整体。

3. 大脑半球的髓质（白质）

连合系（胼胝体，联系新皮质；前连合，联系旧皮质；穹隆及穹隆连合，联系原皮质）、联络系（同侧半球各皮质部分之间的相互联系）和投射系（内囊，皮质与皮质下各脑部的联系）。

（三）大脑的功能定位

大量的实验和临床资料表明，随着大脑的发育和分化，不同的区域具有不同的功能。一般将这些具有一定功能的脑区称为“中枢”。这些中枢只是管理某种功能的核心部分，其相邻或其他部分也可有类似的功能。当某一中枢损伤后，其他有关脑区可在一定程度上进行代偿。因此，大脑的功能定位是相对的。另外，除了一些具有特定功能的中枢，大量的脑区并不局限于某种功能，而是对各种信息进行加工和整合，完成更高级的神经活动，称为联络区。

Brodmann（1909）将大脑皮质分为52个区，这是大家比较公认的经典分区。

额叶皮质在人类高度发达，尤以前额区最明显。额叶的功能与躯体运动、头眼运动、发音和语言以及高级思维活动有关。从进化上讲，前额叶是最晚发展的皮质结构之一。它与人的抽象思维和高级智力活动有关。额叶最大，约占半球表面的1/3，一般把额叶分为两大区域，即中央前区和前额区。临床上，前额区病变多表现为第二信号系统和高级神经活动症状。

顶叶分为三大区域，即中央后区、顶上区和顶下区。中央后区是浅、深躯体感觉的中枢，顶上区对来自皮肤、肌腱、关节和内感受器的刺激进行高级的分析综合，顶上小叶与对侧上下肢的精巧技能运动有关，它辨别肌肉主动收缩的程度，分辨触觉，区分所感受的压觉，辨别运动方向和肢体在空间的位置。在顶上区损伤时，较复杂的进化上较晚的感觉受破坏，如定位感觉、运动方向感觉和肢体在空间的位置等。与中央后区不同，在顶上区没有局部定位感觉。顶下区包括缘上回和角回，临床上，顶下区的病变可影响与语言有关的大脑高级神经活动，因而表明它具有高度分析综合功能。

躯体运动中枢：第一躯体运动区，位于中央前回和中央旁小叶前部（Brodmann4、6区）。身体各部在此区的投影特点如下。

（1）上下颠倒，但头部是正的。中央前回最上部和中央旁小叶前部与下肢运动有关，中部与躯干和上肢的运动有关，下部与头颈部运动有关。

（2）左右交叉，即一侧运动区支配对侧肢体的运动。但一些与联合运动有关的肌则受两侧运动区的支配，如面上部肌、眼球外肌、咽喉肌、咀嚼肌、呼吸肌和躯干、会阴肌，故在一侧运动区受损后这些肌不出现瘫痪。

（3）身体各部投影区的大小与各部形体大小无关，而取决于功能的重要性和复杂程度。例如，手的代表区比足的大得多。第一躯体运动区接受中央后回、背侧丘脑腹前核、腹中间核和腹后外侧核的纤维，发出纤维组成锥体束，至脑干运动核和脊髓前角。

人类还有第二躯体运动区和补充运动区。第二躯体运动区位于中央前、后回下面的岛盖皮质，管理上下肢运动，但没有头部代表区。补充运动区位于半球内侧面中央旁小叶的前方，额上回的内侧面。第二躯体运动区和补充运动区主要在协调和计划复杂的运动中起重要作用。损伤初级运动区引起肌肉瘫痪或轻瘫，而损伤次级运动区则只引起较不显著和较特殊的运动障碍。

运动的控制和动机、学习、记忆等脑的高级功能和感觉功能都有密切的关系。运动是维持个体生存和种族繁衍的基本功能之一。运动一般可以分为三大类，即反射运动、随意运动和节律性运动（如呼吸、咀嚼和行走等）。

躯体感觉中枢：第一躯体感觉区，位于中央后回和中央旁小叶后部（3、1、2区）。接受背侧丘脑腹后核传来的对侧半身痛、温、触、压觉以及位置觉和运动觉。身体各部在此区的投影特点同第一躯体运动区。人脑的第二躯体感觉区位于中央前、后回下面的岛盖皮质，隐藏在大脑外侧裂中，且形成裂的上壁，与第二躯体运动区相重叠，与双侧感觉有关。

视区：位于枕叶内侧面距状沟两侧的皮质（17 区）。一侧视区接受同侧视网膜颞侧半和对侧视网膜鼻侧半的纤维经外侧膝状体中继传来的视觉信息。损伤一侧视区，可引起双眼视野同向性偏盲。在视传导通路上损伤，诊断上最有价值的是视野缺损。

二、老年神经系统解剖学特点

随着年龄的增长，老年人神经系统的结构和功能随之发生改变，包括形态结构、神经生理、神经生化和神经心理学等方面的改变。

（一）脑的解剖学特点

随着年龄的增长，老年人脑重量逐渐减轻，脑组织逐渐萎缩，主要见于大脑皮质，以额、颞叶明显。由于脑萎缩，引起蛛网膜下隙增宽，脑室扩大，脑沟增宽、变深，脑回变窄，联系左右脑半球的胼胝体变薄。根据资料记载，男性脑重量 20~40 岁时最大，为 1300~1400 克，女性脑重量最大值在 20 岁之前，为 1200~1300 克。男性和女性脑重量于 60 岁开始逐渐减少，平均减轻 50~150 克，女性与男性相比更为明显。据影像学资料显示，脑从 30~40 岁开始出现萎缩，随着年龄的增长，脑萎缩不断加重，小脑也相应缩小，老年期更加明显。

1. 脑脊髓膜的解剖学特点

老年人硬脑膜大多有肥厚现象，蛛网膜颗粒增殖，可见到钙化斑，或产生骨化。软脑膜大多肥厚，内层常见淀粉样体，有色素沉着。软脊膜的钙化斑比脑的要多，也可产生骨化。

2. 神经组织学特点

人的神经细胞约有 140 亿个，随着年龄的增长，数量随之减少，老年人的脑神经细胞一般减少 10%~17%，最多可减少 20%~30%。不同部位神经细胞数减少的数量是不同的，大脑皮质中，颞上回减少最明显，其次为中央前回和视中枢纹状区，中央后回减少最不明显。小脑浦肯野细胞数也随着年龄增长而减少，约减少 20%。

3. 神经细胞老化

细胞体萎缩明显，大多失去原形，胞体周围的淋巴腔扩大，这一现象在延脑下橄榄核和齿状核处较明显。在细胞核的变化中，核小体不清楚，并可见到核的空泡状变性，核偏位，可推移于细胞的一侧。对于细胞质的变化，老年人脑中脂褐质沉着，这是脑组织老化最常见的特征，当数量累积到一定程度时可导致脑细胞萎缩与死亡；常可见到脂肪颗粒，脑皮质的表层、海马等处较明显，枕叶则少见到。同时，神经元变性，突起减少，轴索萎缩，使运动和感觉神经纤维传导速度减慢。脑血管会发生不同程度的动脉粥样硬化，脑血液循环阻力增大，血流量减少，脑供血不足，影响了脑代谢。血-脑屏障功能减弱，易发生中枢神经系统感染性疾病。

（二）老年神经生理学特点

老年人记忆力减退、思维判断能力降低；运动功能减退，精细动作变慢，步态不稳，肌力减退；感觉功能减退，关节位置觉下降；内脏感觉减退，痛觉阈值升高；反射功能改变，腹壁反射迟钝或消失，膝、踝反射减退；自主神经功能减退，血压不稳定，对温度变化适应性差。

（三）生物化学特点

在生物化学改变方面，老年人脑内蛋白质、核酸、脂质物质逐渐减少，合成神经递质的能力下降，递质间失去原有平衡，引起神经系统的衰老甚至疾病。乙酰胆碱减少可引起记忆力下降，多巴胺含量减少导致肌肉运动障碍、动作缓慢及运动震颤等。

（四）神经心理学特点

常常出现明显的语言障碍及记忆力减退，表现为语言琐碎、重复，词不达意。随年龄增加而出现渐进性智能衰退与痴呆。智能分语言智能和操作智能，高龄者以操作智能衰退更为明显，早期表现思维的敏捷和创造性差，对复杂环境适应能力减退，不能保持良好的工作能力，晚期不能做复杂的结构性操作，重者导致严重痴呆，生活不能自理。

老年期常有明显的人格和情感改变，出现不安、孤独、猜疑、嫉妒、顽固、保守、不洁以及不活泼等倾向，也可表现重人情、重情面和兴趣减退等特征，由此造成社会活动范围缩小。性格改变表现有浮夸、吝啬。情感障碍表现为忧郁、呆滞、退缩、易激怒和冲动行为等。

知识链接

12对脑神经，第Ⅰ对是嗅神经，传导嗅觉；第Ⅱ对视神经，传导视觉；第Ⅲ对是动眼神经，参与瞳孔大小调节及眼球活动，第Ⅳ对是滑车神经，支配上斜肌；第Ⅴ对是三叉神经，支配面部感觉及咀嚼；第Ⅵ对是外展神经，支配眼外直肌；第Ⅶ对是面神经，支配面部肌肉、颌下腺、舌下腺及舌前2/3感觉；第Ⅷ对是位听神经，传导听力及位置感觉；第Ⅸ对是舌咽神经，传导舌后1/3及咽部、扁桃体感觉；第Ⅹ对是迷走神经，传导会厌、舌后感觉，支配咽喉和软腭肌肉；第Ⅺ对是副神经，支配胸锁乳突肌和斜方肌；第Ⅻ对是舌下神经，支配舌的运动。在这12对脑神经中，第Ⅰ、第Ⅱ、第Ⅷ对是感觉神经；第Ⅲ、第Ⅳ、第Ⅵ、第Ⅺ、第Ⅻ对是运动神经；第Ⅴ、第Ⅶ、第Ⅸ、第Ⅹ对是混合神经。

单元小结

本单元主要介绍了神经系统的解剖结构和老年人神经系统的生理功能改变。照护者要掌握大脑功能分区，大脑半球主要结构，大脑的功能定位，老年人神经系统的解剖特点，并且能够根据老年人神经功能特点提供健康宣教和心理护理。

单元2　神经系统常见疾病的评估方法

案例导入

冯爷爷，81岁，患有外周血管疾病、持续性跛行、高脂血症、高血压、轻度认知障碍、痛风等。每天的治疗药物包括阿司匹林肠溶片100mg，赖诺普利片10mg，阿托伐他汀钙片20mg。之前从未出现过神经系统的症状。目前出现了急性的自我表述困难和右侧上肢无力，120 急诊入院。血压 172/98mmHg，脉搏 88 次/分，律齐。神经系统检查：失语，右侧面颊、右上肢肌力减退。冯爷爷现已入住当地医养结合养老院。请问如何对冯爷爷进行疾病的评估?

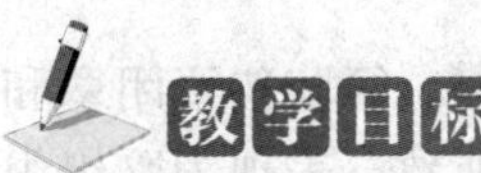

知识目标：

1. 掌握老年人常见神经系统疾病及老年人神经系统疾病的评估内容、评估工具。
2. 熟悉老年人常见神经系统疾病的临床表现。

能力目标：

能选择合适的老年人神经系统疾病评估工具进行神经系统疾病评估。

素质目标：

1. 具有严谨求实的工作态度和崇高的职业道德，操作规范、方法正确。
2. 具备维护老年人及家属的尊严和权利的职业理念。
3. 具备尊老、助老意识和较强的人际沟通能力。

思政目标：

培养学生敬畏生命、尊重生命的观念。

一、中枢神经系统疾病评估

在人体的器官系统中，随着年龄的增长，中枢神经系统也有改变，包括形态结构、神经生理、神经生化和神经心理学等方面的改变，使老年人容易出现脑血管病变、外周神经疾病等。了解这些改变，熟悉这些疾病的特点，对正确作出与老年人年龄相关的神经病学评估很重要。

（一）短暂性脑缺血发作

短暂性脑缺血发作（ transient ischemic attack，TIA）是由于颅内外血管及视网膜血管病变造成的短暂的脑、脊髓及视网膜的缺血症状。在相关的神经影像上未见到任何相关病灶，通常在 30 分钟内完全恢复，超过 2 小时常遗留轻微神经功能缺损表现或者 CT 和 MRI 显示脑组织缺血征象，多与动脉粥样硬化有关，也可以是脑梗死的前驱症状。

1. 临床表现评估

TIA 的临床表现因受累的血管及其供血不同可表现出多种症状和体征。

（1）短暂性单眼盲：又称发作性黑矇，短暂的单眼失明是颈内动脉分支，眼动脉缺血的特征性症状。

（2）颈动脉系统 TIA：以偏侧肢体或单肢的发作性轻瘫最常见，通常以上肢和面部较重；主侧半球的颈动脉缺血可表现失语、偏瘫、偏身感觉障碍，偏盲亦可见于颈动脉系统缺血。

（3）椎基底动脉系统 TIA：常见症状有眩晕和共济失调、复视、构音障碍、吞咽困难、交叉性或双侧肢体瘫痪或感觉障碍，皮质性盲和视野缺损，还可以出现猝倒症。

2. 辅助检查评估

头颅 CT 可用于鉴别是否有脑出血，磁共振是确诊 TIA 的主要手段，血管检查可用于评价颅内外血管的狭窄程度、血流动力学相关情况、动脉粥样硬化斑块的稳定性等。心电图等检查用于判断TIA发病机制是否为心源性。其他检查可见到全血细胞计数升高、血糖升高、凝血酶原时间延长。

（二）脑梗死

脑梗死是由于脑动脉主干或皮质支动脉粥样硬化导致血管增厚、管腔狭窄闭塞和血栓形成，或者各种栓子随血流引起脑局部血流减少或供血中断所致，表现为脑组织缺血缺氧和脑组织的软化坏死，出现局灶性神经系统症状和体征。

1. 临床表现评估

临床表现与受累血管的部位、大小，次数、原发疾病、血管血供应的范围和侧支循环的情况，以及老年人的年龄和伴发疾病和血管危险因素的有无和多少有关。颈动脉系统脑梗死主要表现为病变对侧肢体瘫痪或感觉障碍；椎-基底动脉系统脑梗死可出现皮质盲、偏盲，近期记忆力下降，眩晕、复视及运动障碍、共济失调。腔隙性脑梗死主要见于高血压老年人，常见以下4种类型。

（1）运动性轻偏瘫：多是由于内矇、放射冠或脑桥基底部腔隙性脑梗死所致，临床表现为单侧的轻偏瘫或偏瘫，主要累及面部及上肢，可伴有轻度构音障碍，缺血性皮质梗死也可造成纯运动性轻偏瘫。

（2）纯感觉脑卒中：多是由于丘脑腹后外侧核腔隙性梗死所致，临床表现为偏身麻木、感觉异常，累及面部、上肢、躯干和下肢。

（3）偏轻瘫共济失调：又称同侧共济失调和足轻瘫，是由于内囊后肢或脑桥基底部的腔隙性脑梗死所致，表现为病变对侧下肢为主的轻瘫，并伴有瘫痪同侧上下肢的共济失调。

（4）构音障碍-手笨拙综合征：多是由于脑桥上1/3和下2/3之间的基底深部的腔隙性脑梗死所致，临床特征是核上性面肌无力、伸舌偏斜、构音障碍、吞咽困难、手精细运动控制障碍和足趾反射伸性。内囊部位的腔隙性脑梗死也可造成这种综合征。壳核和内囊膝部的腔隙性脑梗死和小的出血除了可造成构音障碍-手笨拙综合征外尚伴有写小字征。

2. 辅助检查评估

平扫CT在发病1周内常难以显示缺血性病灶，1~2个月后形成边界清楚的低密度囊腔。磁共振对脑梗死发现早，敏感性高。血管检查用于评价颅内外血管的狭窄程度、血流动力学相关情况和动脉粥样硬化斑块的稳定性。发病后应尽快行心电图检查，可以提示是否存在心脏相关疾病。

（三）脑出血

脑出血指非外伤性脑实质和脑室内出血，也称自发性脑出血。其中大多由高血压引起，称为高血压性脑出血。

1. 临床表现评估

大多数急性起病，病前常有情绪激动、体力活动等使血压升高的因素发生。由于颅内压升高，常有头痛、恶心、呕吐、不同程度的意识障碍，可伴有癫痫发作，出血进入蛛网膜下隙或脑室系统可出现颈项强直和凯尔尼格征；大量出血及周围水肿可出现颅内压增高表现，包括深沉鼾声呼吸或潮式呼吸，脉搏慢而有力，收缩压高，大小便失禁，重症者迅速昏迷，呼吸不规则，心率快、体温高，可在数天内死亡。

2. 辅助检查评估

CT 检查对急性出血高度敏感，可以作为“金标准”，磁共振对慢性期和陈旧性出血敏感性高于 CT 检查，经颅多普勒超声检查是监测脑血流动力学的重要方法。脑脊液检查可见压力增高，为均匀血性脑脊液。

（四）蛛网膜下腔出血

蛛网膜下腔出血（subarachnoid hemorrhage，SAH）是指脑和脊髓血管破裂血液流入蛛网膜下隙所致的急性脑血管病。由于颅脑外伤引起的称为外伤性蛛网膜下隙出血，非外伤性蛛网膜下隙出血称为原发性蛛网膜下隙出血。蛛网膜下隙出血占急性脑血管病的5%~10%，远低于其他类型的卒中，但其致残率、死亡率却很高，尤其在老年人中更甚，是神经系统的急危重症之一。

1. 临床表现评估

典型症状表现为三主征：剧烈头痛、呕吐、脑膜刺激征。通常突然于活动中起病，情绪激动、剧烈体力活动是常见的诱因。头痛进行性加重，伴恶心、呕吐、项背部或下肢疼痛、眩晕、畏光，严重者出现短暂性或持续性意识障碍。60 岁以上老年人的临床表现不典型，起病相对缓慢，有时无明显头痛或头痛很轻微，脑膜刺激征不显著，常常以意识障碍和精神症状为突出表现。神经系统并发症如脑积水等发生率高；心脏损害如心肌缺血、心律失常和心力衰竭常见，其他脏器并发症亦较年轻者多见。

2. 辅助检查评估

头颅 CT 扫描可早期显示是否出血、出血量和血液分布情况，对于判断动脉瘤出血部位提供线索，动态检查还有助于观察出血吸收情况以及脑室大小变化，及时发现脑积水和再出血以及血管痉挛并发的脑梗死。MRI 扫描可清楚地显示高信号出血征象。脑脊液呈均匀一致的血性，压力增高。脑血管造影是明确蛛网膜下隙出血病因特别是确诊动脉瘤的“金标准”。

（五）意识障碍

意识（consciousness）在医学中指大脑的觉醒程度，是中枢神经系统对内外环境刺激作出应答反应的能力，或机体对自身及周围环境的感知和理解能力。意识内容包括定向力、感知力、注意力、记忆力、思维、情感和行为等，是人类的高级神经活动，可通过由于语言、躯体运动和行为等表达出来。意识障碍是对外界环境刺激缺乏反应的一种精神状态。临床上根据意识障碍的严重程度分为以下类型。

（1）嗜睡：是最轻的意识障碍，是一种病理性嗜睡，患者陷入持续的睡眠状态，可被唤醒，并能正确回答和做出各种反应，但当刺激去除后很快又再入睡。常见于颅内压增高的患者。

（2）意识模糊：是意识水平轻度下降，较嗜睡为深的一种意识障碍。患者能保持简单的精神活动，但对时间、地点、人物的定向能力发生障碍。

（3）昏睡：是接近于不省人事的意识状态。患者处于熟睡状态，不易唤醒。虽在强烈刺激下可被唤醒，但很快又再入睡。醒时答话含糊或答非所问。

（4）昏迷：是严重的意识障碍，表现为意识持续的中断或完全丧失。按其程度可区分 3 个阶段。①轻度昏迷：意识大部分丧失，无自主运动，对声、光刺激无反应，对疼痛刺激尚可出现痛苦的表情或肢体退缩等防御反应。角膜反射、瞳孔对光反射、眼球运动、吞咽反射等可存在。②中度昏迷：对周围事物及各种刺激均无反应，对剧烈刺激可出现防御反射。角膜反射减弱，瞳孔对光反射迟钝，眼球无转动。③深度昏迷：全身肌肉松弛，对各种刺激全无反应。深、浅反射均消失。突然起病的昏迷常提示为血管源性，特别是脑卒中或蛛网膜下隙出血；数分钟至数小时内，由半球体征如偏瘫、偏身感觉障碍或失语等迅速进展至昏迷是颅内出血的特征；较缓慢（数日至1周或更长）出现的昏迷可见于肿瘤、脓肿、脑炎或慢性硬膜下血肿等；先有意识模糊状态或激越性谵妄、无局灶性体征的昏迷可能由于代谢紊乱或中毒所致（见表10-1）。

表10-1　　意识障碍的分级及鉴别要点

分级	对疼痛反应	唤醒反应	无意识自发动作	腱反射	光反射	生命体征
嗜睡	（+，明显）	（+，呼唤）	+	+	+	稳定
昏睡	（+，迟钝）	（+，大声呼唤）	+	+	+	稳定
浅昏迷	+	—	可有	+	+	无变化
中昏迷	重刺激可有	—	很少	—	迟钝	轻度变化
深昏迷	—	—	—	—	—	显著变化

平常我们还看得到一些特殊类型的意识障碍，如去皮质综合征、无动性缄默症及闭锁综合征。

二、外周神经功能评估

（一）老年人周围神经系统的特点

老年人周围神经的改变表现为有髓及无髓神经纤维数量减少，轴索肿胀或萎缩，节段性脱髓鞘，亦可见有神经纤维再生和髓鞘化，50岁以后可见神经营养血管狭窄，神经鞘内膜肥厚，结缔组织增生胶原纤维增加并侵入神经束内。

（二）外周神经疾病评估

1. 特发性面神经麻痹

特发性面神经麻痹又被称为面神经炎，是指茎乳突孔内急性非化脓性炎症引起的周围性面瘫。面神经麻痹表现以一侧面部表情肌突然瘫痪，同侧前额皱纹消失，睑裂扩大，鼻唇沟变浅，面部被牵向健侧为主要特征。

2. 原发性三叉神经痛

三叉神经痛是最常见的脑神经疾病，以一侧面部三叉神经分布区内发作的阵发性剧烈痛为主要表现。三叉神经痛多发生于中老年人，右侧多于左侧。该病的特点：在头面部三叉神经分布区域内，发病骤发、骤停，呈闪电样、刀割样、烧灼样、顽固性、难以忍受的剧烈性疼痛。说话、洗脸、刷牙或微风拂面，甚至走路时都会导致阵发性的剧烈疼痛。疼痛历时数秒或数分钟，疼痛呈周期性发作，发作间歇期同正常人一样。

3. 老年人糖尿病周围神经病

周围神经病变是糖尿病较常见的并发症之一，是糖尿病老年人致残、致死的重要原因。糖尿病周围神经病变常呈对称性疼痛和感觉异常，下肢症状较上肢多见。感觉异常，如有麻木、蚁走、虫爬、发热、触电样感觉，从远端脚趾上行可达膝上，有穿袜子与戴手套样感觉。感觉障碍严重的老年人可出现下肢关节病及溃疡。疼痛呈刺痛、灼痛、钻凿痛，有时剧痛如截肢痛呈昼轻夜重。有时有触觉过敏，甚则不忍棉被之压，须把被子支撑起来。当运动神经受累时，肌力常有不同程度的减退，晚期有营养不良性肌萎缩。周围神经病变可双侧，也可单侧，以双侧对称性者多见。

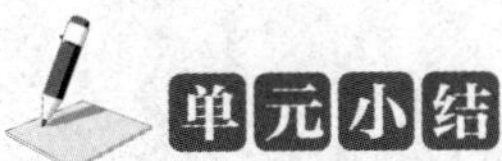

单元小结

本单元学习了老年人神经系统常见疾病的评估，学生应掌握老年人常见神经系统疾病及老年人神经系统疾病的评估内容、评估工具。了解老年人常见神经系统疾病的临床表现。能选择合适的老年人神经系统疾病评估工具进行神经系统疾病评估。

单元3　神经系统疾病常见症状体征及护理

案例导入

李奶奶，72岁，4个月前起床30分钟后突然歪倒在家里，神志逐渐不清，口角歪斜，右侧肢体不能活动加重被家人送进医院。现李奶奶病程4月余，神志清楚，精神差，右侧肢体活动不灵，大部分时间卧床，仅可靠坐轮椅30分钟，言语表达不清，不愿饮水。请问如何对李奶奶进行护理？

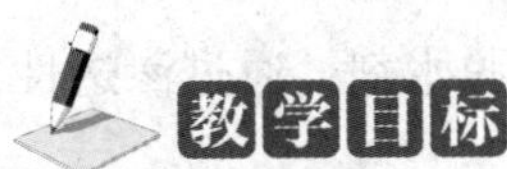

教学目标

知识目标：

掌握头痛、意识障碍、言语障碍、感觉障碍、运动障碍的常见护理问题及护理措施。

能力目标：

能对老年人常见神经系统症状进行护理。

素质目标：

1. 具有严谨求实的工作态度和崇高的职业道德，操作规范、方法正确。
2. 具备维护老年人及家属的尊严和权利的职业理念。
3. 具备尊老、助老意识和较强的人际沟通能力。

思政目标：

培养敬畏生命、尊重生命的观念。

神经系统是人体中枢系统，在受损时常出现一些局部或全身性的症状及体征。常见的有头痛、意识障碍、失语症、瘫痪、步态异常、不自主运动、共济失调等。

一、头痛

头痛是指从眉以上至下枕部之间（包括额部、顶部、颞部和枕部）的疼痛。颅内的血管、神经和脑膜以及颅外的骨膜、血管、头皮、颈肌、韧带等结构受挤压、牵拉、移位、炎症，血管的扩张与痉挛、肌肉的紧张性收缩等均可引起头痛。此外，全身性疾病和神经症也可以引起头痛。

（一）常见护理诊断/问题

1. 疼痛

头痛，与颅内外血管舒缩功能障碍或脑部器质性病变等因素有关。

2. 焦虑

与反复头痛有关。

（二）护理措施

1. 观察病情变化

注意头痛情况及有无神志、瞳孔的改变，有无伴随喷射性呕吐。

2. 避免刺激

避免刺激性光线、饮食，避免情绪激动，避免用力排便等诱发头痛的因素。对器质性病变所致的头痛应积极检查，尽早治疗。

3. 减轻头痛的方法

（1）血管扩张性头痛：采用头部冷敷以收缩血管。

（2）脑出血患者：头部降温以减少脑组织耗氧、减轻脑水肿，保护脑细胞；脑梗死患者：头部禁用冷敷以免影响脑的血液供应。

（3）肌肉紧张性头痛：进行热敷及按摩以缓解肌肉痉挛。

（4）血管性头痛：压迫颞额部动脉或颈总动脉，可减轻。

（5）低颅压性头痛：采取去枕平卧位，可减轻。

（6）高颅压性头痛：患者应卧床休息，遵医嘱快速静脉滴注脱水剂，通过渗透性利尿降低颅内压。

（7）注意避免头痛诱因，保持环境安静，器质性病变导致头痛要密切观察病情，与医生及时联系，配合治疗。

4. 用药护理

指导患者遵医嘱正确服药。告知止痛药物的作用与不良反应，让患者了解药物依赖性或成瘾性的特点，如大量使用止痛剂，滥用麦角胺、咖啡因可致药物依赖。

5. 心理护理

指导患者转移注意力、缓慢深呼吸，听轻音乐、引导式想象。告知尽量避免情绪紧张、用力动作、失眠、噪声等，以免诱发或加重头痛。

二、意识障碍

意识障碍是指人对外界环境刺激反应减弱、缺乏反应或反应异常的一种精神状态。

（一）常见护理诊断/问题

1. 急性意识障碍/慢性意识障碍

与脑组织受损、功能障碍有关。

2. 潜在并发症

压疮、吸入性肺炎、坠积性肺炎、尿路感染、营养失调。

3. 有受伤的危险

与昏迷患者长期卧床或谵妄有关。

（二）护理措施

1. 病情监测

严密监测并记录生命体征及意识、瞳孔变化；观察有无恶心、呕吐及呕吐物的性状与量，观察有无消化道出血和脑疝发生，观察有无呼吸道及泌尿道感染的表现。

2. 保持呼吸道通畅

昏迷患者平卧时头偏向一侧，取下活动性义齿；及时清除口鼻分泌物和吸痰；肩下垫高，使颈部伸展，防止舌根后坠阻塞呼吸道；备好吸痰器，以便及时吸痰，必要时做好气管切开和使用呼吸机的准备工作，防止痰液淤滞呼吸道。

3. 生活护理

（1）饮食：给予高维生素、高蛋白、高热量饮食，补充足够的水分，防止便秘。鼻饲流质者应喂食前后抬高床头防止食物反流。

（2）大小便护理：保持会阴部的干燥与清洁。

（3）预防并发症：①对昏迷患者要保持呼吸道通畅，仰卧位时头偏向一侧，预防窒息；每2~3小时翻一次身，同时给患者叩击背部，做好口腔护理，预防压疮及肺部感染；做好大小便护理，导尿患者要做好留置尿管的护理，预防尿路感染；昏迷患者慎用热水袋，防止烫伤。②谵妄躁动者加床栏，防止坠床和自伤、伤人；有幻觉的患者，要防止走失和伤人毁物。

（4）心理护理：及时给予心理疏导，通过心理辅导等调节患者情绪，避免心理压力，鼓励其多参加社会活动。

（5）意识恢复训练：协助患者进行记忆训练、定向力训练、注意力训练等，记忆障碍患者可采用联想法、背诵法及提示法等方法进行记忆训练；定向力障碍患者可利用日历、名片、钟表、黑板等日常工具进行训练。注意力障碍的患者可采用猜测游戏、删除作业、数目顺序、时间感练习等方法进行训练，还可使用计算机辅助认知康复训练来作为有效的辅助手段。

三、言语障碍

言语障碍可分为失语症和构音障碍。失语症是指由于脑损害所致的语言交流能力障碍。构音障碍是指由于神经肌肉的器质性病变造成发音器官的肌无力及运动不协调所致语言障碍。

（一）常见护理诊断/问题

语言沟通障碍：与大脑语言中枢病变或发音器官的神经肌肉受损有关。

（二）护理措施

1. 指导有效沟通

鼓励患者大声说话并可以采取任何辅助方式表达自己的需要，可借助卡片、笔、本、图片、表情或手势等提供简单而有效的双向沟通方式。

2. 语言康复训练

脑卒中所致失语症的患者，制订个体化的全面语言康复计划，可以在专业语言治疗师指导下，协助患者进行床旁训练，遵循由易到难的原则。

3. 心理护理

关心、体贴、尊重患者，避免挫伤其自尊心的言行。鼓励家属、朋友多与患者交谈，营造和谐的亲情氛围和轻松、安静的语言交流环境。

四、感觉障碍

感觉障碍是指机体对各种形式刺激（痛、温度、触、压、位置、振动等）的感知缺失、减退或异常的综合征。

（一）常见护理诊断/问题

1. 感知觉紊乱

与脑、脊髓病变及周围神经受损有关。

2. 有受伤的危险

与患者浅感觉障碍所致的对机械性或温度性伤害缺乏保护反应，或者与患者有深感觉功能障碍致平衡能力下降、有可能意外摔伤有关。

（二）护理措施

1. 避免感觉障碍导致的意外伤害

（1）对有浅感觉障碍的患者避免因感觉障碍导致的伤害：衣服、床褥宜轻软、床上不可有锐器；肢体保暖需用热水袋时，水温不宜超过50℃，且每30分钟查看和更换部位；对卧床患者排除压疮的危险因素，预防压疮形成。

（2）对感觉过敏的患者尽量避免不必要的刺激。

（3）对有深感觉障碍的患者，要提供安全的活动环境，强调不要在黑暗处行走，活动过程中要注意保护，预防跌伤。

2. 康复锻炼

（1）可进行肢体的拍打、按摩、理疗、针灸、被动运动和各种冷、热、电的刺激。

（2）每日3次用棉絮丝、毛线等刺激触觉；用热水、冷水刺激温度觉；用大头针刺激痛觉。

（3）重视患侧刺激。

（4）让患者注视患肢并认真体会其位置、方向及运动感觉；让患者闭目寻找停滞在不同位置的患肢的不同部位，多次重复直至找准，可促进患者本体感觉的恢复。

3. 观察病情变化

注意感觉障碍的部位、表现、程度。

4. 心理护理

同情、关爱患者，多沟通、多解释。

五、运动障碍

运动系统由下运动神经元、上运动神经元（锥体系统）、锥体外系和小脑系统组成。要完成精细而协调的复杂运动，需要整个运动系统的互相配合、互相协调。运动障碍包括瘫痪、不随意运动和共济失调。

（一）瘫痪

1. 瘫痪的类型

（1）单瘫：一个肢体或肌群的瘫痪。病变部位在大脑皮质运动区、脊髓前角细胞、周围神经和肌肉等。

（2）偏瘫：一侧上、下肢及面部瘫痪。病变多在对侧大脑半球。

（3）交叉瘫：病变同侧面部周围性瘫痪和对侧上、下肢的中枢性瘫痪，称为交叉瘫。由一侧脑干损害引起。

（4）截瘫：双下肢瘫痪，常伴有传导束型感觉障碍及尿便障碍。多由脊髓的胸、腰段横贯性病变引起，如病变在胸段呈痉挛性截瘫，如病变在腰段呈弛缓性截瘫。

（5）四肢瘫：四肢均瘫痪。可见于双侧大脑及脑干病变、颈髓病变及多发性周围神经病变。

2. 肌力

肌力常用来判断瘫痪的程度。临床上常用六级肌力评分法对肌力进行分级。

0 级：肌肉无任何收缩（完全瘫痪）。

1 级：肌肉可轻微收缩，但不能产生动作。

2 级：肌肉收缩可引起关节活动，但不能抵抗地心引力，即不能抬起。

3 级：肢体能抵抗重力离开床面，但不能抵抗阻力。

4 级：肢体能做抗阻力动作，但未达到正常。

5 级：肌力正常。

3. 肌张力

肌张力是指静息状态下肌肉的紧张度。肌张力减低表现为肌肉松弛，肢体被动运动阻力小，关节运动范围大。常见于下运动神经元病变。肌张力增高表现为肌肉变硬，肢体被动运动时阻力增高。见于：①锥体束损害；②锥体外系统损害，多见于帕金森病。

4. 不随意运动

不随意运动是不受主观意志支配的、无目的的面、舌、肢体、躯干等骨骼肌的运动。主要见于锥体外系病变，包括震颤、舞蹈样动作、手足徐动、扭转痉挛、投掷运动等。

（二）共济失调

共济失调是指由本体感觉、前庭迷路、小脑系统损害所引起的机体维持平衡和协调不良所产生的临床综合征。临床常见的共济失调可分为 3 种类型：小脑性共济失调、大脑性共济失调及脊髓性共济失调。

（三）常见护理诊断/问题

1. 躯体活动障碍　与大脑、小脑、脊髓病变及神经肌肉受损、肢体瘫痪或协调能力异常有关。

2. 有受伤的危险　与共济失调所致躯体平衡功能障碍有关。

3. 有废用综合征的危险　与肢体瘫痪、长期卧床有关。

（四）护理措施

1. 生活护理

为患者提供生活照顾。

2. 安全指导

预防受伤，包括摔伤、烫伤、刺伤等。

3. 体位变换

偏瘫、截瘫患者一般每 2~3 小时翻身一次。保持瘫痪肢体于功能位。偏瘫患者体位：尽量采取健侧和患侧交替卧位，少用仰卧位。

4. 功能锻炼

及早进行功能锻炼。一般认为，缺血性脑卒中患者只要意识清楚，生命体征平稳，病情不再发展后 48 小时即可进行；多数脑出血康复可在病后 10~14 天开始；其他疾病所致运动障碍的康复应尽早进行。

5. 心理护理

关心、尊重患者，避免任何伤害患者自尊的言行。正确对待康复训练过程中患者所出现的畏难情绪、悲观情绪。帮助患者摆脱对照顾者的依赖心理，增强自我照顾能力与自信心，获得自尊、自强的心态。

6. 病情观察

观察患者运动障碍的动态变化；评估患者生活自理能力缺陷的程度；观察有无皮肤受损、发热等并发症的发生。

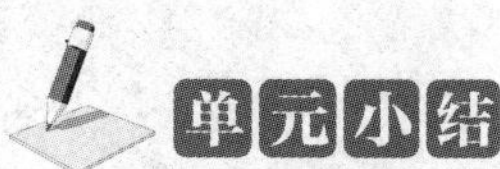

神经系统疾病的常见症状体征有头痛、意识障碍、言语障碍、感觉障碍和运动障碍，掌握神经系统疾病患者常见症状体征正确的评估方法，明确护理诊断，解决护理问题，评价护理结果。

单元 4　脑卒中的护理

案例导入

李爷爷，2022 年 1 月 25 日晚间 23 时突然跌坐地上，不能自行爬起，无恶心呕吐，无意识障碍，无口角歪斜，言语不清。急查头颅 CT 示：左侧额颞顶叶脑出血。给予脱水降颅压等对症处理，此过程中李爷爷逐渐出现意识不清。第二日凌晨李爷爷颅内出血继续增多，全麻下行去骨瓣血肿清除术。术后 3 天李爷爷出现自主睁眼，因肺部感染给予抗感染化痰治疗，目前感染稍控制。目前已入住某医养结合养老院。请思考：1. 需要对李爷爷进行哪些功能评估？怎样评估？2. 如何协助李爷爷进行康复？

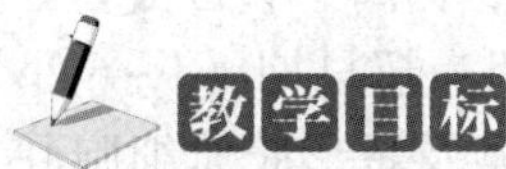

知识目标：

1. 掌握脑卒中概念和康复护理措施；
2. 熟悉脑卒中的主要功能障碍。

能力目标：

1. 能够对脑卒中患者进行良肢位摆放和被动训练。
2. 能够对脑卒中患者并发症进行护理。

素质目标：

1. 具有严谨求实的工作态度和崇高的职业道德，操作规范、方法正确。
2. 具备维护老年人及家属的尊严和权利的职业理念。
3. 具备尊老、助老意识和较强的人际沟通能力，操作规范、关爱老年人。

思政目标：

培养学生敬畏生命、尊重生命的观念。

一、概述

脑卒中又称“中风”“脑血管意外”，是一种急性脑血管疾病，是由于脑部血管突然破裂或因血管阻塞导致血液不能流入大脑而引起脑组织损伤的一组疾病，包括缺血性和出血性卒中。缺血性卒中的发病率高于出血性卒中，占脑卒中总数的60%~70%。脑卒中具有发病率高、死亡率高和致残率高的特点。中国每年新发脑卒中患者约200万人，其中70%~80%的脑卒中患者因残疾而不能独立生活。在所有致残原因中，脑卒中位列第二（第一位的是关节炎）并且是导致严重残疾的首要原因，约75%的患者在发病最初3周内生活不能完全自理，到6个月时仍有约25%的患者生活不能自理。但同时也应看到，约85%的生存者最终可以步行。现代康复理论和实践证明，有效地康复训练能够减轻患者功能上的残疾，提高患者的满意度，加速脑卒中的康复进程，降低潜在的护理费用，节约社会资源。

脑卒中发病后，由于自主神经中枢受损，神经-体液调节功能紊乱，可导致多种临床并发症，加之患者往往年纪较大，多数有高血压、糖尿病、冠心病等慢性病史，从而极易合并心、肺、肾等脏器功能障碍，若得不到及时的治疗及正确的护理，将严重威胁患者的生命和健康，并严重影响生活质量。

（一）病因及发病机制

1. 缺血性脑卒中　主要原因为脑梗死、脑血栓、腔隙性脑梗死。其发生率在颈内动脉系统约占80%，椎基底动脉系统约为20%。缺血性脑卒中的发病机制包括动脉闭塞和动脉栓塞。动脉闭塞或狭窄主要由动脉粥样硬化和动脉炎引起。闭塞血管内可见动脉粥样硬化或血管炎改变、血栓形成或栓子。腔隙性梗死是半球组织中的小梗死，常见于高血压性小动脉硬化。缺血、缺氧性损害表现为神经细胞坏死和凋亡两种形式。谷氨酸等氨基酸的积累会导致细胞死亡。谷氨酸允许钙离子流入，从而触发例如蛋白酶之类的酶的活化并最终导致细胞凋亡。除此之外，线粒体会产生NO和阴离子之类的自由基与体内的DNA和蛋白质反应，从而导致脑功能障碍。此外，钙离子和自由基可能会触发细胞因子和其他介质，从而导致炎症和毒性。病理分期为超早期（1~6小时）：病变脑组织变化不明显，可见部分血管内皮细胞，神经细胞及星形胶质细胞肿胀，线粒体肿胀空化。急性期（6~24小时）：缺血区脑组织苍白伴轻度肿胀，神经细胞，胶质细胞及内皮细胞呈明显缺血改变。坏死期（24~48小时）：大量神经细胞脱失，神经胶质细胞变性，嗜中性粒细胞、淋巴细胞及巨噬细胞浸润，脑组织明显水肿。软化期（3日~3周）：病变脑组织液化变软。恢复期（3~4周后）：液化坏死脑组织被细胞清除，脑组织萎缩，小病灶形成胶质瘢痕，大病灶形成脑卒中囊，此期持续数月至两年，局部缺血中心坏死区及周围脑缺血半暗带形成。坏死区中脑细胞死亡，缺血半暗带由于存在侧支循环，尚有大量存活的神经元。如果能在短时间内，迅速恢复缺血半暗带血流，该区脑组织损伤是可逆的，神经细胞有可能存活并恢复功能。亦会发生一系列缺血级联反应，继续造成脑伤害。缺血半暗带具有动态的病理生理过程。大部分缺血半暗带存活时间仅有数小时。

2. 出血性脑卒中 即脑出血是指脑血管破裂、渗漏，形成血栓，导致颅内压增高，脑内血肿，破裂动脉瘤后发生蛛网膜下隙出血。出血性脑卒中也会出现氧化应激、细胞凋亡、兴奋性毒性和血脑损伤。病理检查可见血肿中心充满血液或紫色葡萄浆状血块，周围水肿，并有炎症细胞浸润。血肿较大时可引起颅内压增高，可使脑组织和脑室移位、变形，重者形成脑疝。

高血压是一个重要的危险因素，而且，高血压性动脉硬化导致结构性病变，包括纤维蛋白样坏死和动脉瘤形成。大多数高血压性动脉硬化是由动脉分支破裂引起的。脑损伤后，小胶质细胞被激活，从而诱导促炎性细胞因子的产生，如TNF-α，它可以引起神经元损伤并加剧第二次脑卒中。

（二）临床表现

脑梗死的临床症状复杂，它与脑损害的部位、脑缺血性血管大小、缺血的严重程度、发病前有无其他疾病，以及有无合并其他重要脏器疾病等有关，轻者可以完全没有症状，即无症状性脑梗死；也可以表现为反复发作的肢体瘫痪或眩晕，即短暂性脑缺血发作；重者不仅可以有肢体瘫痪，甚至可以急性昏迷、死亡。常见的症状如下。

1. 主观症状

头痛、头晕，特别是突然感到眩晕、恶心呕吐、运动性和（或）感觉性失语，甚至昏迷。

2. 脑神经症状

双眼向病灶侧凝视、中枢性面瘫及舌瘫、暂时性吐字不清或讲话不灵、假性延髓性瘫痪如饮水呛咳和吞咽困难。

3. 躯体症状

肢体麻木，突然感到一侧面部或手脚麻木，有的为舌麻、唇麻、肢体偏瘫或轻度偏瘫、偏身感觉减退、步态不稳、肢体无力、大小便失禁等。

（三）辅助检查

1. 头颅CT和MRA检查

可显示缺血性梗死或出血性梗死改变，合并出血性梗死高度支持脑梗死。许多患者继发出血性梗死临床症状并加重，发病 3～5 日内复查 CT 可早期发现激发梗死后出血，及时调整治疗方案。MRA 可发现颈动脉狭窄程度或闭塞。

2. 脑血管造影和脑血流量测定

显示不同部位脑动脉狭窄、闭塞或扭曲。

3. 腰穿

脑压正常，脑压增高提示大面积脑梗死。出血性梗死脑脊液可呈现血性或镜下红细胞；感染性脑梗死脑脊液细胞数增高（早期粒细胞为主，晚期淋巴细胞为主）；脂肪梗死脑脊液可见脂肪球。

4. 心电图

作为常规检查，确定心肌梗死、风湿性心脏病、心律失常等证据。脑梗死可作为心肌梗死的首发症状。

5. 颈动脉 B 超

可评价管腔狭窄程度和粥样硬化斑块，对证实颈动脉源性梗死有提示意义。

（四）治疗要点

本病的治疗，基本上同脑血栓形成，应积极治疗高血压，尤其病史中已有过腔隙性梗死者需要防止复发，同时应注意降压不能过快过低。

1. 急性期

以尽早改善脑缺血区的血液循环、促进神经功能恢复为原则。

（1）缓解脑水肿：梗死区较大严重患者，可使用脱水剂或利尿剂。

（2）改善微循环：可用低分子右旋糖酐，能降低血黏度和改善微循环。

（3）稀释血液：①等容量血液稀释疗法：通过静脉放血，同时予置换等量液体；②高容量血液稀释疗法：静脉注射不含血液的液体以达到扩容目的。

（4）溶栓：链激酶和尿激酶。

（5）抗凝：用以防止血栓扩延和新的血栓发生。包括：①肝素；②双香豆素。

（6）扩张血管：一般认为血管扩张剂效果不肯定，对有颅内压增高的严重患者，有时可加重病情，故早期多不主张使用。

（7）其他：本病还可使用高压氧疗法、体外反搏疗法和光量子血液疗法等。

2. 恢复期

继续加强瘫痪肢体功能锻炼和言语功能训练，除药物外，可配合使用理疗、体疗和针灸等。

（五）常见护理诊断/问题

1. 吞咽功能障碍

与意识障碍或延髓麻痹有关。

2. 躯体活动障碍

与偏瘫或平衡能力降低有关。

3. 便秘

与长期卧床有关。

二、康复护理措施

（一）吞咽功能障碍的康复护理

1. 基础训练

（1）颈部的活动度训练。利用颈部屈曲位可以帮助多数患者引起咽下的反射，这种体位当作防止误咽的第一步。

（2）颊肌、喉部内收肌运动。患者轻张口后闭上，使双颊部充满气体，鼓起腮，随呼气轻轻吐出，也可将患者手洗净后，做吮手指动作，以收缩颊部及轮匝肌肉运动，2次/天，每次反复做5遍。

（3）咽部冷刺激与空吞咽。对咽部进行冷刺激，使用棉签蘸少许水，轻轻刺激软腭、舌根及咽后壁，然后嘱患者做动作，3次/天。

（4）呼吸道的训练。呼吸训练，深呼气—憋气—咳出，目的是提高咳出能力和防止误咽；咳嗽训练，努力咳嗽，建立排除气管异物的各种防御能力。

（5）模拟吞咽训练。吸气—屏气—吞咽—唾液—呼气—咳嗽。

2. 进食训练

根据吞咽障碍程度选择流质、半流糊状食物。方法：①根据病情嘱患者坐起或抬高床头45°。②一口量。每次喂食量取适合于患者的吞咽量。过多，食物会从口中漏出或在咽部滞留，增加误吸危险；过少，难以触发吞咽反射。一般从2~4mL开始逐步增加，亦可每次进食后饮少量碳酸盐饮料1~2mL，既可刺激诱发吞咽反射，又能祛除咽部残留食物，以免引起误吸。食物的选择，鼓励能吞咽患者进食高蛋白、高维生素的食物，选择软饭、半流或糊状食物，避免粗糙、干硬、辛辣等刺激性食物。

（二）躯体活动障碍的康复护理

1. 良肢位的摆放

（1）平卧位：将患肢维持于功能位，头放于枕头上，肩关节抬高向前用一个枕头放在肩下预防后缩，上肢放于枕头上，外旋位，肘伸直，腕伸展旋后，拇指外展，臀部下面放一枕头，预防骨盆后缩或下肢外旋，膝关节下放一小枕使膝关节略屈曲，防止下肢外旋，踝关节中立位，背曲90°。

（2）健侧卧位：患者头部放于枕头上，躯干与床面成直角，患侧上肢放在枕头上，抬高至100°左右，肘、腕关节及手指伸直手掌向下，健侧上肢在最舒适的位置，下肢平放在床上，髋关节伸直，膝关节轻度弯曲，患侧下肢屈曲放于枕头上。

（3）患侧卧位：患侧肢体处于下方，用枕头支撑后背来加强躯干的平衡，保持良好的肢体位置。每2小时为患者翻身一次，患侧卧位不超过1小时。

2. 康复功能锻炼

疾病初期，患者大部分时间都在床上度过，所以，采取合适的体位非常重要。在护理瘫痪患者时，要以患者舒适为目的，开始应2~3小时变换一次体位，以后能在床上翻身或主动移动时，可适当延长间隔时间。为维持正常关节活动，每日对患者采用手法治疗，按摩瘫痪肢体，由远端开始，逐渐向近端按摩，手法需轻而柔和，逐渐增强到一定强度，并维持一段时间后，再逐渐减轻强度，以利于改善肢体血液循环、消除肿胀、缓解疼痛，预防压疮的发生。按摩后协助患者做被动锻炼，进行各个关节的被动训练，根据病情依次活动肩、肘、腕、指、髋、膝、踝、趾各个关节，以防止挛缩与粘连。同时可配合作业、运动疗法及针灸、推拿、低频脉冲电治疗等方法，进一步提高疗效。

（三）下肢静脉血栓的康复护理

1. 肢体护理

踝关节被动内外翻运动、屈伸运动和由屈、内翻、伸、外翻组合而成的环转运动，均可使股静脉血流峰速度增加，其中环转运动可使股静脉血流峰速度增加 31.3%，可有效预防下肢 DVT 的发生。护理员左手固定患者踝部、右手握住足前部作踝关节屈伸、足内外翻和由屈、内翻、伸、外翻组合而成的环转运动，屈伸运动、足内外翻运动 30~40 下/分，环转运动 10~15 下/分。

2. 膝及髋关节运动

将肢体抬起后左手扶膝下方，右手手心抵住足底跖趾关节做膝及髋关节的屈伸运动及髋关节的外展、内收及内旋、外旋运动，手法由轻渐重，关节活动范围由小到大，禁用暴力，争取患者积极配合，在患者耐受的情况下，尽量达到膝及髋关节的最大活动范围。腓肠肌挤压对腓肠肌进行自下而上有节律的挤压，挤压与放开时间均为 1 秒，交替进行。

（四）吸入性肺炎的康复护理

1. 呼吸道管理

患者取舒适体位，抬高床头 30°，头偏向一侧，定时翻身叩背，雾化吸痰，气道湿化，按需吸痰，以保持呼吸道通畅，患者清醒后鼓励其做深呼吸及有效咳嗽，以促进呼吸功能恢复。

2. 饮食护理

患者每次进餐前应彻底排痰，采取坐位或半卧位，进食后保持半卧位 30~60 分钟后再恢复原体位；选择糊状、软食等黏稠食物较易吞咽，避免选择干硬的食物；食物温度约 40℃；进食时先试喂 1 小匙温开水，如吞咽顺利，再喂 1/4 匙稠粥，进食速度要慢，确认口腔无食物后再喂下一口，少食多餐，不宜过饱，喂食时间≥30 分钟。如进食过程出现呛咳、呼吸急促，应停止喂食，尽量鼓励自己咯痰。不配合者，酌情吸痰，动作要轻，不宜过深，以减轻对咽部刺激程度，避免引起呕吐及误吸。

3. 保持口腔清洁

观察口腔有无溃疡、感染等，特别注意双颊部和口咽部两个易残留污垢和细菌的部位，能自理者协助漱口。不能自理者应每日进行口腔护理 2 次，根据 pH 选用合适的漱口液，以减少口腔细菌的定值。

（五）便秘的康复护理

1. 饮食护理

饮食护理根据病情予高纤维素食物和水的摄入，有助于防止便秘的发生。还要摄入香蕉、膳食纤维饮料，多食水果、蔬菜或笋类、麦片、麸皮等多纤维食物，有促进排便的作用。忌食烈酒、浓茶、咖啡、蒜、辣椒等刺激性食物，少吃荤腥厚味的食物。

2. 腹部按摩法

嘱患者仰卧屈膝，放松腹部。操作者立于患者右侧，双手伸展重叠，放于右下腹部，以大鱼际肌和掌根着力，沿着升结肠、横结肠、降结肠、乙状结肠，成顺时针方向进行按摩推揉，由慢到快，由轻到重，反复推展按摩，以刺激肠蠕动增加，使肠内容物流通，利于大便排出。2~3次/天，每次按摩时间10~15分钟，最好在餐后30分钟进行，也可根据患者的排便习惯，在排便前20分钟进行。

3. 适当活动

在病情稳定的情况下适当运动，如平卧抬腿、抬高臀部、提肛等。但早期应严格控制活动量，以患者不出汗、不气喘为宜；昏迷患者应定时翻身、拍背、被动活动肢体，以增加肠蠕动，提高排便肌群的收缩。

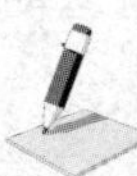

单元小结

脑卒中的早期康复护理，在整个康复中起着决定性作用。严格按照预定计划坚持从生活、心理、功能锻炼等方面给予正确指导，以最大限度地恢复患者生活活动能力和提高生活质量。早期的康复护理训练给了患者静态的、被动的抗痉挛的合适体位；对被动患肢活动的刺激，增强了患侧的感觉刺激输入，降低了患者对偏瘫肢体的忽略；对健侧肢体的训练，促进了其对患肢恢复的影响。

单元5　颅脑损伤的康复护理

案例导入

王奶奶，63岁，因“车祸致言语及四肢运动功能障碍1月余”入院。1月余前王奶奶因车祸致昏迷，头颅CT示“脑挫伤、原发性脑干损伤、颅底骨折、蛛网膜下隙广泛出血、脑室内出血”，GCS评分3分，经清创缝合、营养支持、防治脑水肿、营养神经并改善脑循环及对症治疗，王奶好昏迷20余天后清醒，但遗留言语不清及四肢运动功能障碍。请问：1. 需要对该患者进行哪些方面的功能评估？2. 颅脑损伤恢复期康复护理措施有哪些？

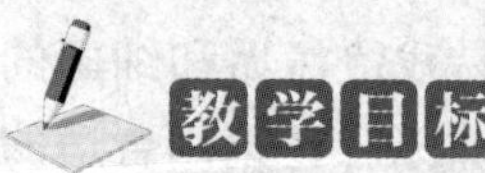

教学目标

知识目标：

1. 掌握颅脑损伤的临床表现及主要类型。
2. 熟悉颅脑损伤主要功能障碍的康复评定方法。
3. 了解颅脑损伤的康复护理措施。

能力目标：

根据颅脑损伤患者的临床表现及相应的康复护理措施，能正确实施整体康复护理。

素质目标：

具有关心、尊重、理解颅脑损伤患者疾苦，能与患者共情，为其缓解不适的职业意识与态度。

思政目标：

通过学习，学生能树立耐心、钻研的工匠精神，“一步一个脚印”为唤醒昏迷患者创造可能。

一、概述

颅脑损伤（traumatic brain injury，TBI）指外来暴力作用于头颅及其内容物导致短暂性或永久性的意识障碍、头颅骨折、神经功能和神经心理功能异常等，又称脑外伤（brain injury or brain damage，BI or BD），是世界范围内导致死亡和残疾的主要原因之一，患者数量近些年呈现上升趋势，而重症 TBI（sTBI）患者的预后较差。

（一）病因

颅脑损伤的原因多见于交通事故、工伤事故、高处坠落、意外跌落、打架斗殴等。开放性颅脑损伤多因锐器、火器作用于头部直接造成，常出现头皮裂伤、颅骨骨折、硬脑膜破裂、脑脊液漏等。闭合性脑损伤多因头部受到钝性物体、间接暴力造成，头皮颅骨保持完整，或者即使头皮、颅骨有所损伤但硬脑膜完整，无脑脊液漏。

创伤性颅脑损伤仍是影响健康的主要问题之一，患病率仅次于脑血管病。美国每年就诊患者达 200 万以上，其中约 7500 人致死，125000 人致残。颅脑损伤可以发生在各年龄组，其分布呈两极分化，即 15～24 岁青少年发生率约为 200/10 万人口，65～75 岁老年人发生率约为 200/10 万人口。男性发病率高于女性，约为 2∶1，男性死亡率是女性的 3~4 倍。损伤的原因大多为坠落伤，其次为斗殴和交通事故。目前脑损伤的严重程度不断加重，交通事故在其中有主要作用，虽然其引起的颅脑损伤占住院患者的 13%，但死亡率却高达 58%。

（二）病理

颅脑损伤因头部遭受外界暴力打击所造成。按暴力作用于头的方式分直接暴力和间接暴力，以前者多见。暴力直接作用于脑组织可引起脑的加速性损伤、减速性损伤或挤压性损伤。间接暴力是指外力作用于身体部位，经传递到达头部，引起脑间接损伤。

脑损伤分为闭合性（伤后脑组织与外界不相通，无脑脊液漏）脑损伤和开放性脑损伤（伤后脑组织通过颅骨及头皮的伤口与外界相通，有脑脊液漏）两大类。

暴力直接作用于头部可导致原发性脑损伤，从病理上看，原发性脑损伤为脑挫裂伤，有软脑膜及大脑皮质的断裂、破坏。脑组织中有散在出血灶。白质亦受累，呈软化出血及水肿等改变。脑挫伤与脑裂伤常合并存在。在有对冲性脑损伤的病例，对冲部位的脑损伤重于着力点处。因对冲性脑损伤中多见枕部着力而使额叶、颞叶脑组织出现对冲伤，额叶的前颅窝底为凹凸不平的骨嵴，颞叶前部亦为尖锐的蝶骨嵴，可引起严重脑挫裂伤。弥漫性脑损伤如原发性脑干损伤、弥漫性轴索损伤等。原发性脑损伤主要是神经组织和脑血管的损伤，表现为神经纤维的断裂和传出功能障碍，不同类型的神经细胞功能障碍甚至细胞的死亡。继发性病理改变是颅内血肿及脑水肿。颅内血肿形成占位性病变，造成颅内压增高，压迫脑组织，在失代偿的情况下形成脑疝，危及生命。脑水肿可发生在脑挫裂伤的局部及其周围或扩展至整个半球及全脑，脑水肿更加重颅内压增高，促进脑疝的形成。严重脑挫裂伤及颅内血肿和脑水肿的病例常合并下丘脑损伤，可引起重要生命体征改变及发生应激性消化道溃疡、出血等。继发性脑损伤包括脑缺血、脑血肿、脑肿胀、脑水肿、颅内压升高等，这些病理生理学变化是由原发性损伤所导致的，反过来又可以加重原发性脑损伤的病理改变。

（三）临床表现共性

颅脑损伤的临床表现呈多样性与多变性，但其受伤后常见症状与体征仍有一定的共性，具体表现在以下几个方面。

1. 意识障碍

绝大多数患者伤后即出现意识丧失，时间长短不一。意识障碍由轻到重表现为嗜睡、昏睡、浅昏迷、昏迷和深昏迷。意识障碍程度与脑损伤程度相一致。

2. 头痛、呕吐

是伤后常见症状，如果不断加剧应警惕颅内血肿。

3. 瞳孔变化

如果伤后一侧瞳孔立即散大，光反应消失，患者意识清醒，一般为动眼神经直接原发损伤；若双侧瞳孔大小不等且多变，表示中脑受损；若双侧瞳孔极度缩小，光反应消失，一般为脑桥损伤；如果一侧瞳孔先缩小，继而散大，光反应差，患者意识障碍加重，为典型的小脑幕切迹疝表现；若双侧瞳孔散大固定，光反应消失，多为濒危状态。

4. 生命体征的改变

伤后出现呼吸、脉搏浅弱，节律紊乱，血压下降，一般经数分钟及十多分钟后逐渐恢复正常。如果生命体征紊乱时间延长，且无恢复迹象，表明脑干损伤严重；如果伤后生命体征已恢复正常，随后逐渐出现血压升高、呼吸和脉搏变慢，常暗示颅内有继发血肿。

5. 神经系统局灶症状与体征

依病变的部位不同，可出现单肢瘫、偏瘫或四肢瘫、感觉障碍、失语、共济失调等。内囊损伤可出现对侧的三偏综合征，即偏瘫、偏盲与偏身感觉障碍。

（四）临床表现个性

各型颅脑损伤除共性表现外，还有自己的特点，分述如下。

1. 脑震荡

伤后立即发生短暂的意识障碍，一般不超过半小时，清醒后多数患者有近事性遗忘而不能叙述当时的受伤经过。神经系统检查无阳性特征，CT 检查颅内无异常发现。一般认为是最轻微的一种脑外伤。

2. 脑挫裂伤

脑挫裂伤包括脑挫伤与脑裂伤两部分，但实际上是同一种病变不同程度的表现，往往同时存在，临床难以区别，因而将其称为脑挫裂伤。临床表现主要有不同程度的意识障碍，与损伤部位相关的局灶症状和体征如偏瘫与失语、颅内压增高的症状与体征等。CT 检查可了解损伤部位、范围、脑水肿程度及中线结构偏移情况。

3. 弥漫性轴索损伤

是一种脑实质的弥漫性损伤，主要表现为广泛的脑挫裂伤，伴以点、片状出血灶，伤后通常立即昏迷，而且昏迷程度深、持续时间长，一般无中间意识清醒（或好转）期。CT 或 MRI 检查显示弥漫性脑肿胀，灰质和白质界限不清，脑室脑池受压，但占位效应常轻微，中线移位不明显，所引起的病理改变常难以恢复，死亡率高，常导致脑外伤患者伤后植物生存状态和严重神经功能障碍。

4. 原发性脑干损伤

临床常见。脑干表面挫裂伤和脑干内点、片状出血，伤后立即出现意识障碍，特点是昏迷程度深、持续时间长和恢复过程慢，甚至终生昏迷不醒。早期出现脑干损伤的症状与体征，如呼吸、循环功能紊乱，严重者可迅速导致死亡。MRI 检查有助于明确诊断，了解损伤部位与范围。

5. 颅内血肿

由于创伤等原因，当脑内的或者脑组织和颅骨之间的血管破裂之后，血液集聚于脑内或者脑与颅骨之间，并对脑组织产生压迫时，颅内血肿因而形成。颅内血肿是颅脑损伤中常见且严重的继发性病变。发生率占闭合性颅脑损伤的 10% 和重型颅脑损伤的 40%~50%。

按血肿来源和部位分为：硬膜外血肿、硬膜下血肿和脑内血肿，以硬膜外和硬膜下者为常见。血肿常与原发性脑损伤相伴发生，也可在没有明显原发性脑损伤情况下单独发生。按血肿引起颅内压增高或早期脑瘤症状所需时间，将其分为三型：72 小时以内者为急性型，3 日以后到 3 周以内为亚急性型，超过 3 周为慢性型。

（1）硬脑膜外血肿：一般位于颅盖部，血液积聚于颅骨内板与硬脑膜之间。临床表现意识障碍常有中间清醒期，视血肿大小可有瞳孔异常、锥体束征等生命体征的改变。CT 检查可见颅骨内板与脑表面之间有双凸镜形或弓形密度增高影。CT 检查还可明确定位、计算出血量、了解脑室受压及中线结构移位以及脑挫裂伤、脑水肿、多个或多种血肿并存等情况（图 10-1）。

（2）硬脑膜下血肿：是指颅内出血血液积聚在硬脑膜下腔，在颅内血肿中发生率最高。根据伤后血肿发生的时间，分为急性硬膜下血肿（伤后 3 天以内）、亚急性硬膜下血肿（伤后 3 天至 3 周内发生）和慢性硬膜下血肿（伤后 3 周以上）（图 10-2）。

①急性硬脑膜下血肿。临床症状较重，并迅速恶化，尤其是特急性血肿。中间清醒期较少见，昏迷程度逐渐加深。颅内压增高症状出现较早，脑疝症状出现较快，局灶症状如偏瘫、失语多见。CT 检查颅骨内板与脑表面之间出现高密度、等密度或混合密度的新月形或半月形影，可有助于确诊。

②慢性硬膜下血肿。病史多不明确，可有轻微外伤史。慢性颅内压增高症状常于伤后 1~3 个月后出现如头痛、视物模糊、一侧肢体无力等。精神智力症状表现为记忆力减退、智力迟钝、精神失常等。局灶性症状表现为轻偏瘫、失语等。如发现颅骨内板下低密度的新月形、半月形或双凸镜形影像，可有助于确诊；少数也可呈现高密度、等密度或混杂密度，与血肿腔内的凝血机制和病程有关，还可见到脑萎缩以及包膜的增厚与钙化等。

③脑内血肿。可位于脑挫裂损伤灶附近、损伤灶裂口中、白质深部，临床表现以进行性意识障碍加重为主，与急性硬脑膜下血肿甚相似。其意识障碍过程受原发性脑损伤程度和血肿形成的速度影响，由凹陷骨折所致者，可能有中间清醒期。CT 检查在脑挫裂伤病灶附近或脑深部白质内见到圆形或不规则高密度血肿影，同时亦可见血肿周围的低密度水肿区（图 10-3）。

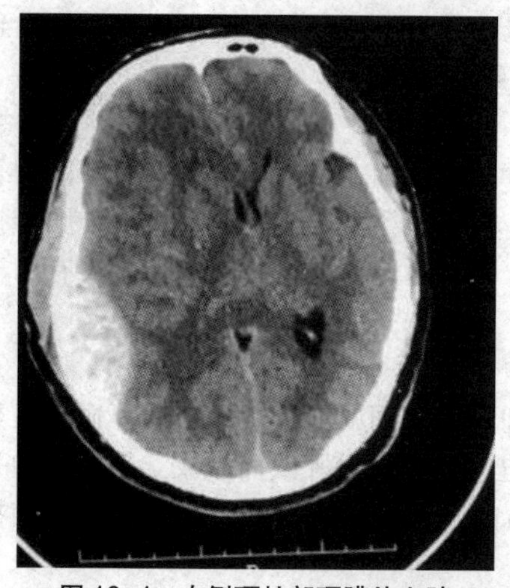
图 10-1　右侧顶枕部硬膜外血肿

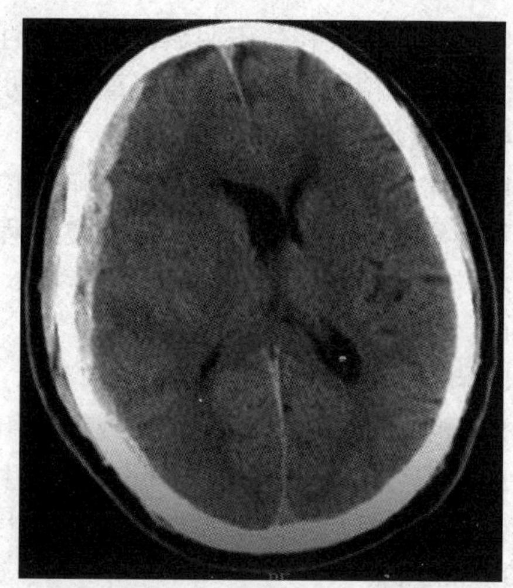
图 10-2　左侧额颞部硬膜下血肿

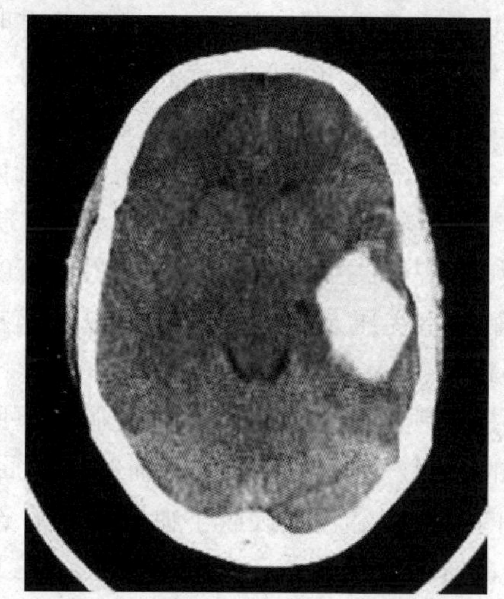
图 10-3　脑挫裂伤导致的脑实质内血肿

④脑室内出血与血肿。外伤性脑室内出血多见于脑室邻近的脑实质内出血破入脑室，出血量大者可形成血肿。病情常较复杂、严重。除原发性脑损伤、脑水肿及颅内血肿的临床表现外，脑室内血肿可堵塞脑脊液循环而导致脑积水，引起急性颅内压升高，加重意识障碍。CT 检查可发现脑室扩大，脑室内有高密度凝血块影或血液与脑脊液混合的中等密度影。

⑤迟发性颅内血肿。指颅脑损伤后首次 CT 检查时无血肿，而在以后的 CT 检查中发现了血肿，或在原无血肿的部位发现了新的血肿，此种现象可见于各种外伤性颅内血肿。确诊须依靠多次 CT 检查的对比。临床表现为伤后经历了一段病情稳定期后，患者出现进行性意识障碍加重等颅内压增高的现象。

二、颅脑损伤的康复评定

为了更好地进行全面康复，首先要对颅脑损伤患者进行全面的神经功能康复评定，评估的内容涉及感觉运动功能、认知知觉功能、言语功能、吞咽功能、日常生活活动功能、心理学方面等。

（一）颅脑损伤严重程度评定

主要依据昏迷的时间和伤后遗忘持续的时间来确定，可采用格拉斯哥昏迷评分量表（GCS）、盖尔维斯顿定向力及记忆遗忘检查（GOAT）等方法来确定。

1. 格拉斯哥昏迷评分量表（GCS）

格拉斯哥昏迷评分量表是最早用于评估颅脑创伤意识障碍患者的昏迷量表（见表10-2），目前已被广泛推广及使用。但是GCS是否适用于所有类型意识障碍患者的评估，目前仍存在争议，GCS也存在其缺点，如气管插管患者无法进行语言项评分、运动项目中屈曲反射与躲避反射难以区分、不能反映脑干功能等，为此，有研究者推出改良GCS量表或其他昏迷量表。

表10-2 格拉斯哥昏迷评分表

项目	试验	患者反应	评分
睁眼反应（E）	自发	自发睁眼	4
	言语刺激	呼叫睁眼	3
	疼痛刺激	疼痛刺激时睁眼	2
	疼痛刺激	任何刺激不睁眼	1
	如因眼肿、骨折等不能睁眼，应以“C”（closed）表示		
运动反应（M）	口令	能执行简单的命令	6
	疼痛刺激	疼痛时能拨开医生的手	5
	疼痛刺激	对疼痛刺激有反应，肢体会回缩	4
	疼痛刺激	对疼痛刺激有反应，刺痛肢体呈“去皮层强直”姿势	3
	疼痛刺激	对疼痛刺激有反应，刺痛肢体呈“去大脑强直”姿势	2
	疼痛刺激	对疼痛无任何反应	1
言语反应（V）	言语	能正确会话	5
	言语	语言错乱，定向障碍	4
	言语	说话能被理解，但不适当	3
	言语	能发出声音但不能被理解	2
	言语	不能言语	1
	因气管插管或切开而无法正常发声，以“T”（tube）表示 平素有语言障碍史，以“D”（dysphasic）表示		

GCS最高计分15分为正常，最低计分3分；8分及以下属昏迷，9分及以上不属昏迷；得分越低，昏迷越深，伤情越重。记录时通常使用如下格式：15分E4V5M6。下

列两种情况不计入评分：①颅脑损伤入院后6小时之内死亡；②颅脑火器伤。

根据GCS计分及昏迷时间长短，可将颅脑损伤分为以下四型。①轻型：GCS 13~15分，伤后昏迷时间为20分钟之内。②中型：GCS 9~12分，伤后昏迷时间为20分钟~6小时。③重型：GCS 6~8分，伤后昏迷或再次昏迷持续6小时以上。④特重型：GCS 3~5分。

2. 持续植物状态（PVS）

在重型脑损伤中，PVS占10%，是大脑广泛性缺血性损害而脑干功能仍然保留的结果。诊断标准：①认知功能丧失，不能执行指令；②保持自主呼吸和血压；③有睡眠~觉醒周期；④不能理解和表达言语；⑤能自动睁眼或刺痛睁眼；⑥可有无目的眼球跟踪活动；⑦丘脑下部及脑干功能基本正常以上7个条件持续1个月以上。

3. 盖尔维斯顿定向力及记忆遗忘检查（GOAT）

盖尔维斯顿定向力及记忆遗忘检查是评定创伤后遗忘（post traumatic amnesia，PTA）的方法，通过提问的方式了解患者的连续记忆是否恢复（见表10-3）。

表10-3　创伤后遗忘（PTA）发生及发展

受伤时刻			
伤前		伤后	
连续记忆	逆行性遗忘	PTA	恢复连续记忆

对于患者是否仍处于PTA之中，还是已恢复连续记忆，常用GOAT确定，目前认为GOAT是评定PTA客观可靠的方法，通过向患者提问的方式了解患者的连续记忆是否恢复。患者回答不正确时按规定扣分，将100减去总扣分即为GOAT分。该项目满分100分，75~100分正常；66~74分边缘；小于66分为异常。一般认为达到75分才可以认为是脱离的伤后遗忘（见表10-4）。

表10-4　Galveston定向遗忘试验（GOAT）检查表

姓名：	性别：男　　女	出生日期：　年　月　日
诊断：		
检查时间：　年　月　日		受伤时间：　年　月　日

1. 你姓什么？叫什么名字（2分，姓1分，名1分）
   你什么时候出生（4分）
   你住在哪里（4分）
2. 你现在在什么地方：城市名（5分）
   在医院（不必陈述医院名称）（5分）
3. 你是哪一天入院的（5分）
   你是怎样被送到医院？答出运送方式（5分）
4. 受伤后你记得的第一件事是什么（如苏醒过来等）（5分）
   你能详细描述一下你受伤后记得的第一件事吗（5分）
   （如时间、地点、伴随人等）

续 表

5. 受伤前你记得的最后一件事是什么（5分） 你能详细描述一下你受伤前记得的第一件事吗（5分） （如时间、地点、伴随情况等）
6. 现在是几点几分（最高分5分，与正确时间每差0.5小时扣1分，以此类推，直至5分扣完为止）（5分）
7. 今天是星期几（最高分5分，与正确日期每差1天扣1分，直至5分扣完为止）（5分）
8. 今天是几号（最高分5分，与正确日期每差1天扣1分，直至5分扣完为止）（5分）
9. 现在是几月（与正确月份相差1个月扣5分，最多可扣15分）（15分）
10. 今年是哪一年（与正确年份相差1年扣10分，最多可扣30分）（30分）

（二）认知障碍评定

颅脑损伤时大脑皮质常常受累，导致各种认知功能障碍（cognitive deficits）。认知功能障碍表现形式多样，主要包括记忆力障碍、注意力障碍、空间辨别障碍、失认症、失用症、忽略症、体象障碍等。如果大脑皮质广泛受损则可能导致全面智能减退，成为外伤性痴呆。认知障碍在颅脑损伤患者中相当常见，且影响其他功能障碍的康复治疗效果，因此，认知功能障碍的评估特别重要。

1. Rancho Los Amigos（RLA）认知功能分级

Rancho Los Amigos 认知功能评定是描述颅脑损伤恢复中行为变化中常用的量表之一，从无反应到有反应分为8个等级（见表10-4）。该分级评定虽然不能表明颅脑损伤患者特定的认知障碍，但可大致反映患者颅脑损伤后一般的认知及行为状态，并常常作为制订治疗计划的依据。

表10-5　　Rancho Los Amigos 认知功能评定表

分级	特点	认知与行为表现
Ⅰ级 无反应	没有反应	患者处于深睡眠，对刺激完全无反应
Ⅱ级 一般反应	一般反应	患者对刺激的反应无特异性、不恒定、也无目的
Ⅲ级 局部反应	集中反应	患者对刺激的反应有特异性，但迟缓且不恒定
Ⅳ级 烦躁反应	言语、认知障碍及激动	言语功能不全；短期记忆丧失，注意短暂且无选择性，患者躁动不安，出现稀奇古怪，无目的和不相干的行为
Ⅴ级 错乱反应	言语、认知障碍，但不激动	言语功能不全；记忆注意仍受损，但能对简单的命令发生相当恒定的反应，无激动

续 表

分级	特点	认知与行为表现
Ⅵ级 适当反应	言语、认知障碍，但行为尚适当	言语功能不全，近事记忆有问题，可以重新学习以前学过的东西，但不能学新的作业，患者表现出有针对目的的行为，但需依赖外界的指引
Ⅶ级 自主反应	言语、认知轻度障碍，行为自动和适当	言语能力仍不如病前，近事记忆浅淡，能以低于正常的速度学习新事物，但判断仍受损。在熟悉或组织好的环境中能自动地完成每日常规的活动
Ⅷ级 有目的反应	言语、认知轻度障碍，行为有目的和适当	言语能力仍不如病前，能回忆和综合过去和目前的事而无困难，但抽象推理能力仍较病前差，患者机灵有定向力，行为有明确目的

2. 认知障碍的筛查量表

常用的有简易精神状态检查量表（MMSE）、蒙特利尔认知评估（MoCA）。认知障碍的成套测验量表有神经行为认知状况测试（NCSE）、洛文斯顿作业治疗认知评定（LOTCA）等。认知功能评定的主要内容还包括注意力评定、记忆力评定、思维的评定以及执行功能评定。注意功能的评定常用方法有视跟踪、视辨认、字母划消测验等。记忆功能常用的评定量表有韦氏记忆量表（WMS）、Rivermead 行为记忆测试（RBMT）等。

（三）知觉障碍评定

知觉是人类对客观事物的整体认识，人类认识客观事物始于感觉输入，感觉器官将外界的刺激信息输入神经系统进行识别和辨认。人脑将作用于感觉器官的事物的各种属性综合起来以整体的形式进行反映。知觉障碍是在感觉传导系统正常的情况下，大脑皮质的特定区域对感觉刺激的解释和整合障碍。包括躯体构图障碍、空间关系障碍、失认症、失用症等。

1. 失认症

由于大脑局部损害所致的一种后天性认知障碍。患者面对某物，能通过其他感觉通道对它进行认识，而唯独丧失了经由某一特定的感觉通道和相应的感官认识自己所熟悉的物品、自体或视觉空间的能力。这种认识不能并非由于感觉、语言、智能、记忆等障碍所致，也不是由于患者不熟悉该物体所致，常由大脑半球特定的功能部位受损所引起。包括单侧忽略、视觉失认、听觉失认、触觉失认和躯体失认。单侧忽略常用的评定方法有 Albert 划杠测验、字母划消试验（Diller 测验）、临摹画图测验、平分直线测验、高声朗读测验、书写试验、日常行为观察。Gerstmann 综合征包括左右定向失认症、手指失认症、失写症和失算症等。

2. 失用症

失用症是指患者因脑部受损但在没有肢体瘫痪的情况下，不能正确运用后天习得的技能运动，不能执行有目的的运动。是一组反映皮质功能水平上的障碍综合征，包括运动性失用、意念性失用、意念运动性失用、结构性失用、穿衣失用和步行失用等多种类型。

（1）运动性失用常用 Goodglass 失用试验评定，此试验检查四个方面的动作：吹火柴、用吸管吸饮料；刷牙、锤钉子；踢球；做拳击姿势、正步走。分别评定面颊、上肢、下肢和全身。评定标准：正常，不用实物也能按命令完成；阳性，在给予实物的情况下才能完成大部分动作；严重损伤，给予实物也不能按命令完成指定的动作。

（2）意念性失用评定时可采用日常用具使用试验和活动逻辑试验，如给患者茶叶、茶壶、暖水瓶和茶杯，让患者泡茶，如果操作顺序混乱，则为阳性。

（3）意念运动性失用评定可用模仿动作试验、口令命令动作试验。

（四）言语及吞咽功能评定

言语障碍包括错乱言语、构音障碍、命名障碍、失语症、言语失用、阅读困难及书写困难。言语错乱是颅脑损伤早期最常见的言语障碍，其特点：①答非所问但言语流畅，没有明显的词汇与语法错误。②失定向，时间、空间、人物等定向障碍十分明显。③缺乏自知力，不承认自己有病，不能配合检查，而且意识不到自己的回答是否正确。构音障碍主要表现为吐词不清、鼻音过重、说话费力等。

（五）运动障碍评定

颅脑损伤可导致偏瘫、共济失调、痉挛、手足徐动等运动障碍，其运动功能障碍的评估包括肌力、肌张力、关节活动范围、平衡功能、协调运动等的评定，与脑卒中所致运动障碍的评定相似。肌力评定多采用徒手肌力检查，肌张力评定多采用改良 Ashworth 痉挛量表，平衡功能评定多采用 Berg 平衡量表（BBS），步态分析多采用 Tinetti 量表、"站起-走"计时测试（TUG）、跌倒危险指数等。协调功能评定上肢多采用指鼻试验、指指试验、轮替试验等，下肢多采用跟膝胫试验、拍地试验等。

（六）行为障碍评定

颅脑损伤患者行为障碍的评定主要依据患者的临床症状，颅脑损伤患者常见的行为障碍如表 10-6 所示。

表 10-6　　颅脑损伤常见的行为障碍

性质	表现
正性	攻击、冲动、脱抑制、幼稚、反社会、持续动作
负性	丧失自知力、无积极性、自动性、迟缓
症状性	抑郁、类妄想狂、强迫观念、循环性情感（狂躁-抑郁气质）、情绪不稳定、癔症

颅脑损伤典型的行为障碍临床表现如下。

1. 发作性失控

常见额叶受损患者，表现为无诱因、无预谋、无计划地突然发作，直接作用于最近的人或物，如冲人怒吼、打伤他人、打砸家具等，发作时间短暂，过后有自责感。

2. 负性行为障碍

常见于额叶和脑干部位受损患者，表现为精神萎靡、感情淡漠、缺乏主动性、嗜睡、不愿活动，即使最简单、最常规的日常生活活动完成起来也很困难。

3. 额叶攻击行为

又称脱抑制攻击行为，因额叶受损引起，临床特点是对细小的诱因挫折发生过度强烈的反应，表现为间歇性激惹。

（七）情绪障碍评定

对于颅脑损伤患者的抑郁，可用汉密顿抑郁量表（HAMD）进行评定。对于颅脑损伤患者的焦虑，可用汉密顿焦虑量表（HAMA）进行评定。

（八）日常生活活动能力评定

颅脑损伤患者日常生活活动能力（ADL）评定可用 Barthel 指数，但由于颅脑损伤患者多合并认知功能障碍，故更宜选用含认知项目的评定量表，如功能独立性评定量表（FIM）。

三、康复护理原则与目标

（一）康复护理原则

个体化方案、长期康复、全面康复、家属参与。

（二）康复护理目标

1. 短期目标 挽救生命，稳定病情，预防和减轻各种并发症的影响。

2. 长期目标 减轻后遗症，最大限度地促进患者功能恢复，提高生活质量，重返家庭和社会。

四、颅脑损伤的康复护理措施

（一）急性期康复护理

颅脑损伤急性期指的是患者生命体征稳定、颅内压持续 24 小时稳定在 2.7kPa（20mmHg）以内。急性期康复有助于提高患者觉醒能力、预防并发症以及促进患者功能恢复。一般康复护理：营养支持、维持水电解质平衡；床上良肢位的摆放；维持各关节被动活动；呼吸道的管理；呼吸功能训练；促醒；预防并发症。分述如下。

1. 保持良肢位

偏瘫患者通过良肢位的摆放，抑制异常运动模式，减缓上肢屈肌痉挛和下肢伸肌痉挛，保持各关节基本功能，分仰卧位、健侧卧位、患侧卧位。患侧卧位可增加患侧肢体感觉刺激的输入，减轻痉挛，有利于改善患侧忽略，但注意时间不宜过长，避免影响患侧肢体血液循环。

2. 维持肌肉及其他软组织的弹性，防止挛缩、畸形

维持各关节被动活动；对易于短缩的肌群进行伸展练习，进行被动关节活动范围的练习等，每天练习 1~2 次。

3. 呼吸道的管理

每 1~2 小时翻身叩背一次，做好吸痰护理。进行呼吸功能训练，包括帮助气道分泌物排出、逐步脱离机械通气，过渡到辅助或自主呼吸。

4. 促醒

（1）听觉刺激：定期播放患者受伤前熟悉的音乐，亲属定期与患者谈话，谈话内容包括患者既往遇到过的重要事件、患者喜欢或关心的话题等。

（2）视觉刺激：患者头上放着五彩灯，通过不断变化的彩光刺激视网膜、大脑皮质。

（3）肢体运动觉和皮肤感觉刺激：肢体关节位置觉、皮肤触觉刺激对大脑皮质有一定的刺激作用。利用毛巾、毛刷等从肢体远端至近端进行皮肤刺激。

（4）穴位刺激：选用头针刺激感觉区、运动区、百会、四神聪、神庭、人中、合谷、内关、三阴交、劳宫、涌泉、十宣等穴位，采用提插泻法，并连接电针仪加用电刺激，有助于解除大脑皮质的抑制状态，起到开窍醒脑的作用。

（5）高压氧治疗：颅脑损伤后及时改善脑循环，保持脑血流相对稳定，防止灌注不足或过多，将有利于减轻继发性损害，促进脑功能恢复。高压氧在这方面有不可低估的作用。

5. 预防并发症

常用抬高下肢、穿弹力袜以及间歇性气压泵等治疗。对主动活动差的患者还可进行被动运动、低频、肌肉功能性电刺激等，对主动活动尚可的患者可指导患者主动运动；对已出现下肢深静脉血栓者，应避免压迫下肢、避免下肢不当活动，以防止血栓脱落引起肺栓塞等严重危及生命的并发症。

6. 躁动不安的康复处理

躁动不安是一种神经行为综合征，包括认识混乱，极度情感不稳定，运动活动过度，有身体或言语性攻击。消除诱因：尽量消除睡眠障碍、营养不良、癫痫、电解质紊乱、环境干扰等，减少刺激因素，允许患者一定程度的情感宣泄，避免患者自伤或伤害他人。在排除引起躁动不安的因素后，必要时可加奥氮平、普萘洛尔等药物进行干预，在颅脑损伤早期，药物治疗确有必要。

（二）恢复期康复护理

颅脑损伤恢复期是生命体征稳定 1～2 周后，患者病情已稳定。此阶段康复治疗目标为减少定向障碍和言语错乱，提高认知功能，最大限度地恢复患者的运动、感觉、认知、语言等能力，提高患者生活自理能力及生存质量。在颅脑损伤的康复中，运动障碍、感觉障碍、言语障碍、吞咽障碍等的治疗参照脑血管的康复部分，情绪障碍易于用药物和心理治疗所控制。最有特征性的是认知障碍的治疗，应依据障碍程度的不同而采用不同的治疗原则。

1. 认知障碍的康复治疗

认知功能属于大脑皮层的高级活动范畴，认知过程是人接受、编码、操作、提取和利用知识的过程，包括感知、记忆、识别、概念、形成、思维推理和表象等。当大脑皮层受损时，可引起特定的认知功能障碍，颅脑损伤的认知障碍主要表现在觉醒和注意障碍、学习和记忆障碍及思维障碍等。根据认知功能恢复的不同时期（RLA 分级标准），采取相应的治疗策略。

早期（Ⅱ、Ⅲ）：对患者进行躯体感觉方面的刺激，提高其觉醒能力，使能认出环境中的人和物。

中期（Ⅳ、Ⅴ、Ⅵ）：集中在减少患者的失定向和言语错乱，进行记忆、注意、思维的专项训练，训练其组织（分类、排列顺序、补缺填空）和学习能力。

后期（Ⅶ、Ⅷ）：增强患者在各种环境中的独立和适应，提高在中期训练中各种功能的技巧，并推广到日常生活中去。

（1）记忆障碍的康复训练。

①记忆功能的内部记忆辅助：所谓内部记忆辅助（internal memory aid）是指在患者记忆损伤的严重程度不同的情况下，让患者以损伤较轻的部分从事主要的记忆工作，或是以另一种新的方式去记忆的方法（如患者言语记忆差就让他改用形象记忆的方法等）。常用的助记术有联想法、图像法、故事法、关键词法、PQRST 法、分类、分段、逆（顺）链记忆、背诵等。在日常生活中应注意：建立恒定的每日活动常规，让患者不断地重复和练习；耐心细声地向患者提问和下命令；从简单到复杂进行练习，将整个练习分解成若干小部分，先一小部分一小部分地训练，成功后再逐步联合；利用视、听、触、嗅和运动等多种感觉输入来配合训练；每次训练时间要短，记忆正确时要及时频繁地给予奖励；让患者分清重点，先记住必须做的事，不去记忆一些无关的琐事。

②认知功能的外部辅助记忆法。利用身体外部的辅助物或提示来帮助记忆的方法。常用的外部辅助物如下：A. 日记本：在患者能阅读也能写时应用，也可由他人代写。患者要理出主要成分、关键词，开始时每 15 分钟为一段进行记事。B. 时间表：将规律的每日活动制成醒目的时间表贴在患者常在的场所。C. 地图：适用于伴有空间、时间定向障碍的患者，用大地图、大罗马字和鲜明的路线表明常去的地点和顺序，以便利用。D. 闹钟、手表、各种电子辅助物：带在手上的报时电子表，将所需要做的事情进行提醒。E. 记忆提示工具：包括清单、标签、记号、提示等。

③环境适应（环境重建的方法）。适用于记忆系统失去了足够功能的患者，比如家用电器的安全，通常使用的电水壶、电炊具、电灯等，设计隔一段时间可自动关闭装置，避免健忘者使用时带来的危险。

（2）注意力的康复训练。

①猜测游戏：取两个杯子和一个弹球，让患者注意看着，将一杯反扣在弹球上，让患者指出球在哪个杯里。反复数次，如正确，改用两个以上的杯子和一个弹球。

②删除游戏：在白纸上写汉字、拼音、字母或图形等，让患者用笔删去指定的汉字、拼音、字母或图形。

③时间感：患者按指令开启秒表并于 10 秒内自动按下停止；以后延长至 1 分钟，当误差小于 1~2 秒时改为不让患者看表，开启后心算到 10 秒停止，然后时间可延长至 2 分钟；当每 10 秒钟误差不超过 1.5 秒时，改为一边与患者讲话，一边让患者进行上述训练。

④数目顺序：让患者按顺序说出或写出 0 到 10 之间的数字，或看数字卡片，让其按顺序排好。

⑤代币法：在 30 分钟的治疗中，每两分钟一次记录患者是否注意治疗任务，连记 5 次作为行为基线。每当患者能注意治疗时就给予代币，可逐步提高给定位。

（3）思维训练 。

思维包括推理、分析、综合、比较、抽象、概括等多种过程，往往表现在对问题的解决中。颅脑损伤可引起上述功能的下降，主要表现为解决问题能力的下降。常用的训练方法如下。

①信息获取：取一张当地的报纸，首先询问患者有关报纸首页的信息，如大标题、日期、报纸的名称等；如回答无误，再让其指出报纸中的专栏，如体育、商业、分类广告等；回答无误后，再训练其寻找特殊的消息，如两个球队比赛的比分、某电影院上映的电影等：回答无误后，再训练寻找一些需要患者自已作出决定的消息。

②排列数字：给患者三张数字卡，让其由小到大排列，然后每次再多给一张卡，让其根据数字的大小插进已排好的三张卡之间。正确无误后，再多给几个数字卡，提问其中的共同之处，如哪些是奇数或偶数、哪些互为倍数等。

③分类：让患者将多项物品名称按物品用途分类、配对等。

④作业疗法：图画合成、木工等。训练是多种多样的，也并非一天内就把某训练中的所有步骤都完成。训练无须特殊用品，出院后在家中还可继续进行，因此对患者家属亦应进行训练，让他们也掌握训练方法。

2. 知觉障碍的康复治疗

人脑将当前作用于感觉器官的客观事物的各种属性（感觉）综合起来以整体的形式进行反映，即将感觉组织起来成为有意义的类型时，被称为知觉。知觉障碍是指在感觉传导系统完整的情况下，大脑皮质联合区特定区域对感觉刺激的解释和整合障碍。

（1）失认症的康复训练。常见失认症的康复训练方法如下。

1）单侧忽略训练法：①不断提醒患者集中注意其忽略的一侧；②站在忽略侧与患者谈话和训练；③触摸、拍打、挤压、擦刷、冰刺激；④患者所需物品放在忽略侧，让患手越过中线去拿；⑤鼓励患侧上下肢主动参与翻身；⑥在忽略侧放色彩鲜艳的物品提醒其对患侧的注意。

2）视觉空间失认训练法：①颜色失认：用各种颜色的图片和拼板，先让患者进行辨认、学习，然后进行颜色匹配和拼出不同的图案，反复训练。②面容失认：先用亲人的照片，让患者反复看，然后把亲人的照片混放在几张无关的照片中，让患者辨认亲人的照片。③方向失认：让患者自己画钟面、房屋，或在市区路线图上画出回家路线等。④结构失认：让患者按治疗师的要求用火柴、积木、拼板等拼出不同图案。如用彩色积木拼图，先由治疗师向患者演示拼出积木图案，然后要求患者按其顺序拼积木，正确后可加大难度。

3）Gerstmann 综合征训练法：①左右失认：反复辨认身体的左/右方，接着辨认左/右方的物体。可贯穿于运动训练、作业训练及日常生活中。②手指失认：给患者手指以触觉刺激，让其说出该手指的名称，反复在不同的手指上进行。③失读：让患者按自动语序辨认和读出数字，让患者阅读短句、短文，给予提示，帮助理解意义。④失写：辅助患者书写并告知所写材料的意义，健手书写。

（2）失用症的康复。在训练时先选用分解动作，逐步将分解动作连贯结合，对难度大的动作加强重复性训练，先做粗大动作，再逐步练习精细运动技能。

①结构性失用。如训练患者对家庭常用物品的排列、堆放等，治疗师先示范，再让患者模仿练习。开始时可给予较多的暗示、提醒，有进步后再逐步减少暗示和提醒，并逐步增加难度。

②运动失用。如果训练患者完成刷牙动作，可将刷牙动作分解，示范给患者看，

然后提示患者一步一步完成。也可将牙刷放在患者手中，通过触觉提示完成一系列刷牙动作。

③穿衣失用。训练穿衣时，可暗示、提醒指导患者穿衣，甚至可一步一步用言语指导并手把手地教患者穿衣。

④意念性失用。当患者不能按指令要求完成系列动作，如泡茶后喝茶、洗菜后切菜、摆放餐具后吃饭等动作时，可通过视觉暗示帮助患者。将连续动作分解，分步训练，在上一个动作将要结束时，提醒下一个动作，启发患者有意识地活动。

⑤意念运动性失用。设法触动其无意识的自发运动。如要让患者刷牙，可以将牙刷放在患者手中，通过触觉提示完成一系列刷牙动作。启发患者的无意识活动以达到治疗目的。

3. 行为障碍的康复治疗

颅脑损伤患者的行为障碍，治疗目的在于设法消除患者不正常的、不为社会所接受的行为，促进其适应社会的行为。创造适当的缓解、稳定、限制的住所与结构化的环境，是改变不良行为的关键。其他治疗如下。

（1）药物治疗。在消除外界环境对患者的影响后，如若患者行为障碍改善不明显，可增加药物辅助。一些药物对患者运动控制和运动速度、认知能力及情感都有一定的效果。

（2）行为治疗。行为障碍可分为正性行为障碍和负性行为障碍。正性行为障碍常表现为攻击他人，负性行为障碍表现为情绪低落、感情淡漠，对一些可以完成的事情不愿意去做等。异常行为的康复处理原则：①采用一致性的治疗原则来减少破坏性行为；②在治疗中对恰当的行为给予适当鼓励，向正常行为看齐；③在每次不恰当的行为发生后的一个短时间内，杜绝一切鼓励与奖励；④不恰当行为发生后应用预先声明的惩罚；⑤在极严重或顽固的不良行为发生之后，及时地给患者以其所厌恶的刺激。

（三）后遗症期康复护理

颅脑损伤后遗症期康复是指以社区及家庭重新融入性训练为主的康复指导。颅脑外伤后常发生广泛和多灶性损伤，病情较复杂，可能既有锥体系损害又有锥体外系损害，经过临床治疗和正规的早期及恢复期康复治疗，患者的各种功能已有不同程度的改善，但部分患者仍遗留不同程度的后遗症。

此阶段康复治疗目标主要为使患者学会应对功能不全状况，学会用新的方法代偿功能不全，增强患者在各种环境中的独立和适应能力，促使患者回归社会。常用康复治疗如下。

1. 日常生活能力训练

增加对患者自我照顾能力的训练，如吃饭、个人卫生、穿衣、移动及家务活动等。并注意强化患者操作电脑的能力，方便患者通过网络与外界交流，学习乘坐交通工具、购物等，并逐步加强与外界社会的直接接触，争取早日回归社会。

2. 矫形器和辅助器具的应用

经过急性期、恢复期的康复治疗，如果患者的功能障碍仍不能恢复到理想状态，有时需要矫形器或辅助器的帮助，如足踝矫形器、分指板、手杖、拾物器、勺柄、轮椅、各种生活自助具、各种非发音交流系统等。

3. 继续维持或强化认知、言语等障碍的功能训练

利用家庭或社区环境尽可能开展力所能及的认知与言语训练，如读报纸、看电视、发声训练、表达训练等，以维持或促进功能的进步，至少预防功能的退化。

4. 物理治疗因子与传统疗法的应用

物理因子治疗和传统疗法如针灸、推拿、中药、艾灸、穴位贴敷等即使在颅脑损伤后遗症期仍有一定的作用。

5. 职业训练

颅脑损伤中大部分为青壮年，当患者运动功能、言语及认知等功能恢复后，患者需重返社会，重返工作岗位，因此需要进行就业前的专项技能训练。具体内容包括：①患者个体能力的评估；②各种技能的训练；③就业前的评估；④就业安置等。各种技能的训练既可在模拟情况下联系操作，也可先把复杂过程分解后再综合练习。

五、颅脑损伤的康复护理指导

1. 全面康复护理

颅脑损伤引起的功能障碍是多方面的，其康复治疗要整体考虑。包括运动疗法、认知障碍训练、言语治疗、吞咽障碍治疗、心理治疗、行为治疗、中医传统疗法、康复工程和药物等，并持之以恒，只有综合治疗才能取得较好的效果。

2. 社区家庭康复护理

患者家属应尽早参与患者的康复计划，对患者康复的长期性及艰巨性有清醒的认识。要让家属熟悉患者的残疾情况，并接受残疾存在的现实，并让家属了解基本的康复知识和训练方法，保证患者能在家中得到长期、系统、合理的训练，促进患者回归家庭。当患者出院后，患者还需定期回院复查，继续得到康复专业人员的指导，为患者回归社会创造条件。

3. 康复护理指导原则

教育患者主动参与康复训练，循序渐进，持之以恒。指导患者充足睡眠、适当运动、规律生活。嘱患者合理饮食，维持正常的生理代谢，保持二便通畅。一定要注意心理上的调节，尤其是对于肢体偏瘫、言语功能障碍的患者，消除心理的紧张及焦虑情绪，鼓励患者与病友、家人、朋友沟通。

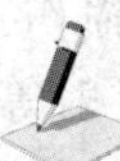

单元小结

颅脑损伤是一种常见外伤，可单独存在，也可与其他损伤复合存在。根据颅脑解剖部位可分为头皮损伤、颅骨损伤与脑损伤，三者可合并存在。和平时期颅脑损伤的常见原因为交通事故、高处坠落、失足跌倒、工伤事故和火器伤等，偶见难产和产钳引起的婴儿颅脑损伤。战时导致颅脑损伤的主要原因包括房屋或工事倒塌、爆炸性武器形成高压冲击波的冲击。分析颅脑损伤引起的功能障碍，以此制订康复护理计划，有针对性地为患者实施康复护理，帮助患者尽早回归正常的生活和工作。

单元6 脊髓损伤康复护理

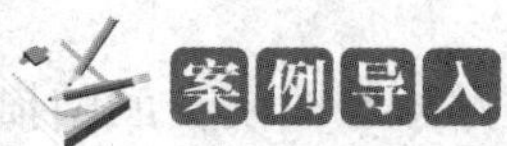

李爷爷，66岁，2个月前不慎从高空坠落导致胸背部损伤，胸背部疼痛，下肢活动障碍，伤后急入当地医院行胸部CT示：T_{11}椎体骨折，并行“胸椎椎板减压+钉棒系统复位内固定术”。后在康复科行康复治疗1个月，仍遗留有双下肢L_1水平以下感觉减退，L_2水平以下感觉消失；双下肢肌力不能测，肌张力明显增高，被动卧位，小便频繁难控（充盈性尿失禁），大便4~6次/天。请问如何对患者进行康复评定？如何指导患者进行康复训练？

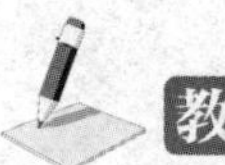

知识目标：

1. 掌握脊髓损伤的临床表现及主要类型。
2. 掌握脊髓损伤的康复护理措施。
3. 熟悉脊髓损伤的康复评定。

能力目标

能对脊髓损伤患者正确实施整体康复护理。

素质目标

关心、尊重、理解脊髓损伤患者，能与患者共情，建立良好的关系，为其缓解不适。

思政目标

通过学习，学生能树立耐心、钻研的工匠精神，“一步一个脚印”为脊髓损伤患者回归社会创造可能。

一、概述

脊髓损伤（spinal cord injury，SCI）是指由于外界直接或间接因素导致脊髓损伤，在损害的相应节段出现各种运动、感觉和括约肌功能障碍，肌张力异常及病理反射等的相应改变。脊髓损伤的程度和临床表现取决于原发性损伤的部位和性质。脊髓损伤可分为原发性脊髓损伤与继发性脊髓损伤。前者是指外力直接或间接作用于脊髓所造成的损伤。后者是指外力所造成的脊髓水肿、椎管内小血管出血形成血肿、压缩性骨折以及破碎的椎间盘组织等形成脊髓压迫所造成的脊髓的进一步损害。

（一）病因和发病机制

引起脊髓损伤的原因有很多，其中常见的原因是车祸、意外的暴力损伤、从高处跌落等。以男性多见，年龄在16~30岁。65岁以上的老年人也是脊髓损伤的高危人群。根据外力作用的部位不同，可出现以下类型的损伤：屈曲性损伤、过伸性损伤、压缩性损伤、旋转性损伤。中国脊髓损伤的发病率是每百万人6.8例。脊髓损伤常见的病理变化如下。

脊髓损伤后灰质内出现出血点，扩大融合，累及白质。组织学检查伤后数分钟即有伤区水肿、炎症、巨噬细胞浸润，约72小时达高峰，可持续2~3周。受力点附近的脊髓中央管周围和前角区域出现许多点状出血，并逐渐向上下节段及断面周围扩展，有时可遍及整个脊髓，但脊髓表面的白质区较少出现这种出血。脊髓坏死、水肿，各种神经组织成分被破坏。实验研究证明，原发性脊髓损伤常常是局部的、不完全性的，而损伤后在局部有大量儿茶酚胺类神经递质如去甲肾上腺素、多巴胺等的释放和蓄积，使脊髓局部微血管痉挛、缺血，血管通透性增加，小静脉破裂，产生继发性出血性坏死。这种脊髓损伤后脊髓中心部分大面积出血性坏死的自毁现象简称出血性坏死，是脊髓损伤后继发的重要病理过程。巨噬细胞清除坏死细胞残余，使伤区出现囊性溶解区，可上下延至多个节段，以后开始反应性胶质细胞增生及纤维增生。修复过程可持续2年以上。

（二）分类及临床表现

脊髓损伤患者在急性期由于出现脊髓休克，常表现为损伤平面以下的感觉、运动和自主神经功能的完全丧失，随着休克期的消失，损伤平面以下逐渐出现不同程度的感觉、运动和大小便功能恢复。临床上，根据脊髓损伤的程度和类型不同，将其分为以下类型。

1. 脊髓震荡

脊髓损伤后出现短暂性功能抑制状态。大体病理无明显器质性改变，显微镜下仅有少许水肿或少量渗血甚至出血，神经细胞和神经纤维未见破坏现象。伤后早期表现为不完全截瘫，24小时开始恢复，且在3~6周完全恢复者称为脊髓震荡。

2. 脊髓休克

脊髓与高位中枢断离后，脊髓暂时丧失反射活动的能力而进入无反应状态的现象称为脊髓休克。主要表现：横断面以下节段脊髓所支配的骨骼肌紧张性降低或消失、外周血管扩张、血压下降、发汗反射消失、膀胱内尿充盈、直肠内粪积聚，表明横断面以下躯体及内脏反射减退或消失。脊髓休克为一种暂时现象，以后各种反射可逐渐恢复。各种反射的恢复时间也不相同，如屈肌反射、腱反射等较简单的反射恢复最早，然后才是对侧伸肌反射、搔爬反射等较复杂的反射恢复，以及排尿、排便反射部分恢复。

3. 不完全性脊髓损伤

急性病变时，早期其生理功能处于完全抑制状态，即脊髓休克，故在早期与脊髓完全性损伤很难区分。慢性病变无脊髓休克表现，脊髓半侧损伤：表现为损伤平面以下伤侧肢体本体觉和运动丧失，对侧肢体痛、温觉消失；中央型脊髓损伤：在颈髓损伤时多见，表现为上肢运动功能障碍明显重于下肢；脊髓前部损伤：损伤平面以下自主运动、痛觉和温度觉丧失，而本体感觉存在；脊髓后部损伤：损伤平面以下出现深感觉障碍，很少有锥体束征。

4. 完全性脊髓损伤

脊髓损伤平面以下运动、感觉、反射及括约肌功能完全障碍。但在损伤急性期伴有脊髓休克，脊髓损伤程度难以辨明，脊髓休克的存在，可能使脊髓功能永久丧失，也可能使脊髓功能暂时丧失。脊髓休克消失后，脊髓功能恢复因损伤程度不同而有所差异。

5. 特殊类型的脊髓损伤综合征

（1）中央索综合征。颈椎过伸位损伤可引起颈脊髓中央索损伤，损伤为不完全性，造成上肢瘫痪重于下肢。

（2）脊髓半切综合征。也称 Brown-Sequard 综合征，损伤水平以下，同侧肢体运动瘫痪和深感觉障碍，而对侧痛觉和温度觉障碍，但触觉功能无影响。由于一侧骶神经尚完整，故大小便功能仍正常。

（3）前束综合征。①前索综合征（anterior cord syndrome）：脊髓前部损伤，表现为损伤平面以下运动和痛温觉消失。由于脊髓后柱无损伤，而本体感觉存在。②后索综合征（posterior cord syndrome）：脊髓后部损伤，表现损伤平面以下的本体感觉丧失，而运动和痛温觉存在。

（4）圆锥综合征。脊髓圆锥损伤可致膀胱、肠道和下肢反射消失、会阴区感觉丧失，而下肢运动与感觉功能存在。

（5）马尾综合征。表现为相应节段肌肉的迟缓性瘫痪及膀胱、肛门括约肌和下肢反射消失。

6. 根据脊髓损害节段不同，其临床特征亦不相同

（1）颈段脊髓损伤。

①上颈段脊髓损伤（C_1~C_4）：四肢呈上运动神经元性瘫痪，损伤平面以下全部感觉缺失或减退，尿便障碍，四肢及躯干常无汗。可有枕、颈后部及肩部根性神经痛，咳嗽、打喷嚏、转头时疼痛加重。C_3~C_5 段损害时，造成两侧膈神经麻痹，可出现呼吸肌瘫痪，腹式呼吸运动减弱甚至消失，咳嗽无力；若该处受刺激，则发生呃逆。呼吸肌全部瘫痪，出现呼吸极度困难、发绀。下颈髓损伤，胸式呼吸消失、膈肌运动存在，腹式呼吸变浅。颈髓损伤后出现交感神经紊乱，失去出汗和血管收缩功能，患者可以出现中枢性高热，体温可达 40℃以上。较低位的颈髓损伤上肢可保留部分感觉和运动功能。

②下颈段（C_5~C_8）脊髓损伤：出现四肢瘫，上肢远端麻木无力，肌肉萎缩，肌腱反射减低或消失，表现为下运动神经元性瘫痪；双下肢则为上运动神经元性瘫痪，肌张力增高，膝、踝反射亢进，病理反射阳性。损伤节段平面以下感觉消失，并伴有括约肌障碍，在伤后 7~8 周建立反射性膀胱，总体反射明显。

（2）胸段脊髓损伤。

病变水平以下各种感觉减退或丧失，大小便出现障碍，浅反射不能引出，包括腹壁反射、提睾反射。而膝腱反射、跟腱反射活跃或亢进，下肢肌力减退或消失，肌张力增高，髌阵挛、Babinski 征阳性。T_1 以上损伤可出现呼吸困难。

（3）腰骶段脊髓损伤。

按临床表现分为腰髓、圆锥和马尾损伤三部分。T_{10} 以下椎体损伤致脊髓损伤时，表现为双下肢弛缓性瘫痪，提睾反射、膝腱反射消失，腹壁反射存在，Babinski 征阳性；圆锥损伤不引起下肢运动麻痹，下肢无肌萎缩，肌张力及腱反射无改变，肛门反射减低或丧失，肛周包括外阴部呈马鞍型感觉障碍，出现无张力性神经源性膀胱，常伴有性横向定位（脊髓不全性损伤）。

二、脊髓损伤的康复评定

（一）常用概念

脊髓损伤后为了解患者的功能状态，需要进行感觉、运动和自主神经功能的评定，以了解患者残存的功能水平。以下是评定中常用的概念。

1. 四肢瘫（tetraplegia）

四肢瘫是指由于椎管内的颈段脊髓受损而造成颈段运动和/（或）感觉的损害或丧失。四肢瘫导致上肢、躯干、下肢以及盆腔器官的功能损害，即功能受损涉及四肢，但不包括臂丛损伤或椎管外的周围神经损伤造成的功能障碍。

2. 截瘫（paraplegia）

截瘫是指脊髓胸段、腰段或骶段椎管内的脊髓损伤之后，造成相应节段的运动和感觉功能的损害或丧失。胸腰段脊髓损伤主要表现为截瘫。截瘫患者上肢功能保留，根据相应的损伤平面，躯干、下肢以及盆腔脏器可能受累。截瘫也可包括马尾神经和圆锥损伤，但不包括腰骶丛病变或者椎管外周围神经损伤。

3. 皮节（dermatome）和肌节（myotome）

皮节是指每个脊髓节段神经的感觉神经轴突所支配的相应皮肤区域。肌节是指每个脊髓节段神经的运动神经轴突所支配的相应的一组肌群。

4. 感觉平面、运动平面、神经损伤平面

（1）感觉平面。通过身体两侧（右侧和左侧）各 28 个关键点的检查进行确定。根据身体两侧有正常的针刺觉（锐/钝区分）和轻触觉的最低脊髓节段进行确定。身体左右两侧可以不同。

（2）运动平面。通过身体两侧各 10 个关键肌的检查进行确定。由身体两侧具有 3 级及以上肌力的最低关键肌进行确定［仰卧位徒手肌力检查（MMT）］，其上所有节段的关键肌功能须正常（MMT 为 5 级）。身体左右两侧可以不同。

（3）神经损伤平面。在身体两侧有正常的感觉和运动功能的最低脊髓节段，该平面以上感觉和运动功能正常（完整）。实际上，身体两侧感觉、运动检查正常的神经节段常不一致。因此，在确定神经平面时，需要确定四个不同的节段，即 R（右）-感觉、L（左）-感觉、R-运动、L-运动。而单个 NLI 为这些平面中的最高者。

（二）躯体功能评定

脊髓损伤水平和程度评定

（1）损伤平面的评定，美国脊髓损伤学会（American Spinal Injury Association，ASIA）在 2011 年修订的脊髓损伤神经学分类。通过对身体两侧 10 对关键肌的肌力检查和 28 对关节点的感觉检查确定运动损伤平面和感觉损伤平面，以了解患者残留的功能。

（2）损伤程度评定，根据美国脊髓损伤学会（American Spinal Injury Association，ASIA）的损伤分级，损伤程度的评定根据最低骶节（$S_4 \sim S_5$）有无残留功能（骶部保留）为准。骶部感觉功能包括肛门黏膜皮肤交界处的感觉及肛门深感觉，运动功能是指肛门指诊时肛门处括约肌的自主收缩（见表 10-7）。

表 10-7　　ASIA 损伤程度分级

级别	脊髓损伤类型	运动感觉功能
A	完全损伤	$S_4 \sim S_5$ 无任何感觉或运动功能保留
B	不完全损伤	神经平面以下包括 $S_4 \sim S_5$ 有感觉但无运动功能，且身体任何一侧运动平面以下无 3 个节段以上的运动功能保留
C	不完全损伤	神经平面以下存在运动功能，且平面以下一半以上的关键肌肌力小于 3 级（0~2 级）
D	不完全损伤	神经平面以下存在运动功能，且平面以下一半以上的关键肌肌力大于或等于 3 级
E	正常	运动与感觉功能正常

（三）感觉功能评定

脊髓损伤后感觉功能检查的必查部分是身体左右侧各 28 个皮节的关键点（C_2 至 $S_4 \sim S_5$）。关键点应为容易定位的骨性解剖标志点。每个关键点要检查 2 种感觉：轻触觉和针刺觉（锐/钝区分）。每个关键点的轻触觉和针刺觉分别以面颊部的正常感觉作为参照，有 4 个等级。①0 表示感觉缺失；②1 表示感觉障碍（受损或部分感知，包括感觉过敏）；③表示正常或完整（与面颊部感觉类似）；④NT 表示无法检查。正常时一侧感觉总分是：轻触觉 56 分，针刺觉 56 分，两侧总分 112 分+112 分=224 分。轻触觉检查需要在患者闭眼或视觉遮挡的情况下，使用棉棒末端的细丝触碰皮肤，接触范围不超过 1 厘米。针刺觉（锐/钝区分）常用打开的一次性安全别针的两端进行检查：尖端检查锐觉，圆端检查钝觉，在检查针刺觉时，检查者应确定患者可以准确可靠地区分每个关键点的锐性和钝性感觉。如存在可疑情况时，应以 10 次中 8 次正确为判定的准确标准。无法区分锐性和钝性感觉者（包括触碰时无感觉者）为 0 分。

（四）运动功能评定

1. 肌力评定

运动检查的必查部分通过检查 10 对肌节（$C_5 \sim T_1$ 及 $L_2 \sim S_1$）对应的肌肉功能来完成。推荐每块肌肉的检查应按照从上到下的顺序，使用标准的仰卧位及标准的肌肉固定方法。体位及固定方法不当会导致其他肌肉代偿，并影响肌肉功能检查的准确性。评估标准：采用徒手肌力检查法（MMT）测定肌力。运动积分是将肌力（0~5 级）作为分值，把各关键肌的分值相加，正常时每侧满分 50 分，两侧满分 100 分。确定损伤平面时，该节段关键肌肌力必须达到 3 级，上一节段关键肌的肌力必须达到 5 级以上。

对于临床应用徒手肌力检查无法检查的肌节，如 $C_1 \sim C_4/T_2 \sim L_1/S_2 \sim S_5$，运动平面可参考感觉平面来确定。如果这些节段的感觉是正常的，则认为该节段的运动功能正常；如果感觉有损害，则认为运动功能亦有损害。

脊髓损伤评定还可包括其他非关键肌的检查，如膈肌、三角肌、指伸肌、髋内收肌及腘绳肌。非关键肌检查结果可记录在检查表评注部分，虽然这些肌肉功能不用于确定运动平面或评分，但 2011 年国际标准允许使用非关键肌功能来确定运动不完全损伤状态，ASIA 为 B 级还是 C 级。

2. 痉挛评定

通常采用改良的 Ashworth 量表（MAS）进行评定。检查者徒手牵伸痉挛肌进行全关节活动范围内的被动运动，按所感受到的阻力及其变化情况将痉挛分为 0~4 级。

（五）日常生活活动能力（ADL）评定

可以应用 Barthel 指数、改良 Barthel 指数和功能独立性评定（FIM）评估患者的日常生活活动能力。

（六）心理评定

脊髓损伤后患者会产生感知觉、情感和性格等方面的变化。一般此类患者要经历五个不同的心理过程：震惊阶段、否定阶段、抑郁或焦虑反应阶段、对抗独立阶段、适应阶段。这五个阶段中，抑郁或焦虑反应阶段对患者的影响最大，也是治疗的重点。

临床常用的抑郁评定量表有 Beck 抑郁问卷、自评抑郁量表（SDS）、抑郁状态问卷（DSI）、汉密尔顿抑郁量表（HAMD）。焦虑的评定量表有焦虑自评量表（SAS）、汉密尔顿焦虑量表（HAMA）。

脊髓损伤后由于患者心理承受能力的差异也会出现不同程度的人格障碍，临床常用的人格测验量表有明尼苏达多项人格测验（MMPI）、艾森克人格问卷（EPQ）。

（七）功能恢复预后

因脊髓节段与脊椎节段在解剖位置上不一致，脊髓损伤水平不能根据脊椎损伤水平判断，而需根据各节段脊髓所支配肌肉的肌力检查及皮肤感觉检查进行判定，代表脊髓各节段肌肉及该节段功能保留时的活动功能恢复的预后（见表 10-8）。

表 10-8　　脊髓不同节段的运动、感觉平面及损伤时的功能预后

<table>
<tr><th>损伤水平</th><th>感觉平面</th><th>代表肌肉</th><th>运动功能</th><th>移动功能</th><th>生活自理能力</th></tr>
<tr><td>$C_1 \sim C_3$</td><td>颈部</td><td>胸锁乳突肌</td><td>颈屈曲、旋转</td><td>电动轮椅</td><td>若干呼吸器，
完全依赖</td></tr>
<tr><td>C_4</td><td>肩锁关节</td><td>膈肌</td><td>呼吸</td><td>电动轮椅</td><td>完全依赖</td></tr>
<tr><td rowspan="3">C_5</td><td rowspan="3">肘前外侧</td><td>斜方肌</td><td>肩胛上提</td><td rowspan="3">轮椅驱动</td><td rowspan="3">大部分依赖</td></tr>
<tr><td>三角肌</td><td>肩屈曲外展</td></tr>
<tr><td>肱二头肌</td><td>肘屈</td></tr>
<tr><td>C_6</td><td>拇指</td><td>胸大肌</td><td>肩内收前屈</td><td>轮椅使用</td><td>中度依赖</td></tr>
<tr><td rowspan="3">C_7</td><td rowspan="3">中指</td><td rowspan="3">肱三头肌</td><td>桡侧腕伸肌</td><td>腕背伸</td><td rowspan="3">轮椅上基本自理
床、轮椅转移</td></tr>
<tr><td>肘伸</td><td>轮椅使用</td></tr>
<tr><td>桡侧腕屈肌</td><td>腕掌屈</td></tr>
<tr><td rowspan="2">$C_8 \sim T_1$</td><td rowspan="2">小指</td><td rowspan="2">屈指肌</td><td>手指屈</td><td>轮椅使用</td><td rowspan="2">轮椅上基本自理
驾驶汽车</td></tr>
<tr><td>手内部肌</td><td>手指灵活运动</td></tr>
<tr><td rowspan="2">T_6</td><td rowspan="2">第 6 肋间</td><td rowspan="2">上部肋间肌</td><td>上体稳定</td><td>轮椅使用</td><td rowspan="2">基本自理</td></tr>
<tr><td>上部背肌</td><td>带支具扶拐步行</td></tr>
</table>

续 表

损伤水平	感觉平面	代表肌肉	运动功能	移动功能	生活自理能力
T_{12}	腹股沟上缘	腹肌 胸部背肌	操纵骨盆	轮椅使用 带支具扶拐步行上下阶梯	基本自理
L_2	股前中部	髂腰肌	屈髋	带支具扶拐步行上下阶梯	自理
L_3	膝上内侧	股四头肌	伸膝	不用轮椅 带短腿支架步行	自理
L_4	内踝	胫前肌	踝背伸	带短腿支架步行	自理
L_5	足背	拇长伸肌	伸趾	带短腿支架步行	自理
S_1	足跟外侧	腓肠肌 比目鱼肌	踝屈	正常步行	自理

三、脊髓损伤的康复护理原则与目标

（一）康复护理原则

早期应以急救、制动固定、药物治疗及防止脊髓二次损伤为原则；恢复期以康复治疗和护理为中心，加强姿势控制、平衡及转移能力的训练，恢复日常活动能力，提高患者的生存质量。

（二）康复护理目标

1. 短期目标 采取积极的康复手段预防并发症，保持脊柱的稳定性，减轻症状，防止失用综合征。

2. 长期目标 利用多种手段，使患者受限或丧失的功能和能力得到最大限度的恢复，恢复患者日常生活活动能力及心理适应能力，提高生存质量，以良好的心态回归家庭和社会。

四、脊髓损伤的康复护理措施

（一）住房改造

为使截瘫或四肢瘫患者能在家顺利完成日常生活动作，应对其住房进行改造。

（1）卫生间安装坐式便池，调整床和便池高度，以适合轮椅高度为佳，以利于患者从床到轮椅或从轮椅到坐式便池的转移动作。

（2）卫生间的门宽应以能通过轮椅和双手握转轮圈的宽度为准，且不能有台阶，一般情况，应在便池30°交角、便池两侧安装横扶把手，支撑身体做转移动作，面向门坐在便池上。

（3）除了上述卫生间安装横扶把手以外，在床边、厨房、沙发、餐桌旁可安装扶手，以利于患者完成转移动作。

（4）厨房的门要加宽，门是横拉门，不要台阶，灶具一定要安全、易用，患者坐在轮椅上可炒菜并可看见锅底部，洗手池、洗菜池、台面均要降低，方便患者操作。水龙头要以长柄、易开关、容易够到为佳。

（5）进出大门要有坡道，角度不超过 15°，否则患者手推轮椅上坡会较困难。

（6）家中应给患者设一个洗澡的位置，一般坐在轮椅中洗淋浴较合适。

（7）买各种电器尽量买有遥控装置的，如电视、空调机、电风扇、电灯等。四肢瘫患者可使用专门设计的“环境控制系统”。

（8）走廊，应宽敞，方便患者转移；应安装扶手，利于患者行走训练。

（二）早期康复护理措施

脊髓损伤早期是指脊髓损伤后 6~8 周内，主要问题是脊柱骨折尚不稳定，咳嗽无力呼吸困难，脊髓休克。此期应主要防止并发症，其次是维持关节活动度和肌肉的正常长度，进行肌力和耐力训练，为过渡到恢复期治疗作准备。脊柱、脊髓损伤患者早期急救处理极为重要，急救措施的正确及时与否，决定患者的预后。不完全脊髓损伤可因急救处理不当而造成完全性损伤，完全性损伤可因急救处理不当造成损伤水平上升。对颈脊髓损伤患者，上升一个节段就意味着康复目标的降低及残疾程度的增加。

1. 正确的体位摆放

急性期卧床阶段正确的体位摆放，不仅有利于损伤部位的愈合，而且有利于预防压疮、关节挛缩及痉挛的发生。

（1）仰卧位。四肢瘫患者上肢体位摆放时应将双肩向上，防止后缩，肩下的枕头高度适宜，双上肢放在身体两侧的枕头上，肘伸展，腕关节背屈 30°~45°以保持功能位，手指自然屈曲，手掌可握毛巾卷。截瘫患者上肢功能正常，采取自然体位即可。四肢瘫及截瘫患者下肢体位摆放相同。髋关节伸展，在两腿之间放 1~2 个枕头，以保持髋关节轻度外展。膝关节伸展，膝关节下可放小枕头，以防止膝关节过度伸展。双足底可垫软枕，以保持踝关节背屈，预防足下垂的形成，足跟下放小软垫，防止出现压疮（图 10-4）。

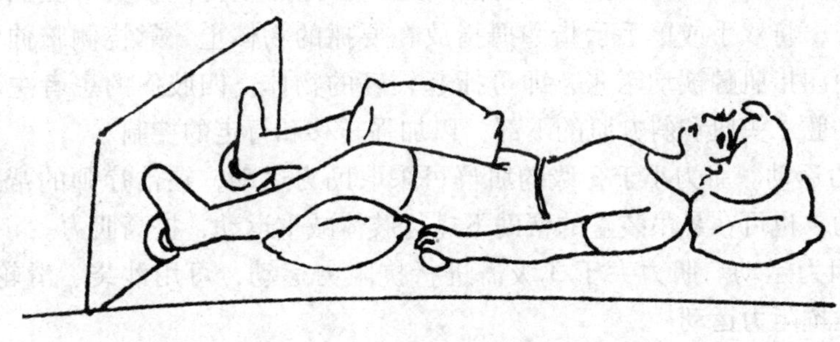

图 10-4 仰卧位

（2）侧卧位。四肢瘫患者应将双肩向前，肘关节屈曲，上侧的前臂放在胸前的枕头上，下侧的前臂旋后放在床上，腕关节自然伸展，手指自然屈曲，在躯干背后放一枕头给予支持；四肢瘫及截瘫患者的下肢体位摆放相同，下侧的髋和膝关节伸展，上侧的髋和膝关节屈曲放在枕头上，与下侧的腿分开，踝关节自然屈曲，上面踝关节下垫一软枕（图 10-5）。

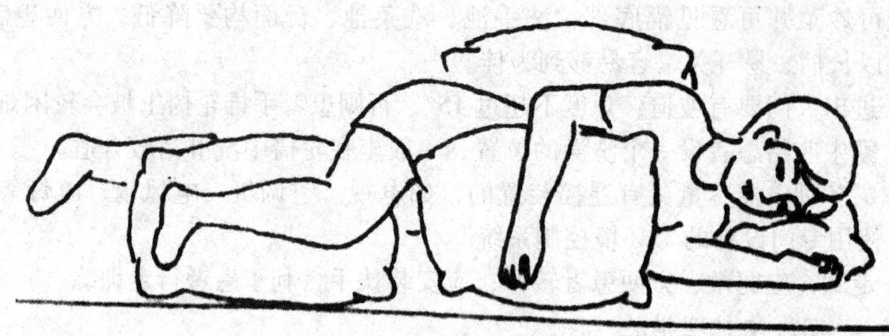

图 10-5　侧卧位

2. 被动活动

可促进血液循环，保持关节和组织的最大活动范围，防止关节畸形、肌肉缩短及挛缩。适当的关节活动体位是预防压疮、关节挛缩等问题的重要措施。进行被动运动时，动作要轻柔、缓慢，每个关节都要进行数次的全范围各生理轴向关节活动范围的训练。如情况允许，关节活动范围应分别在仰卧位和俯卧位下进行。对外伤和脊柱骨折导致的脊髓损伤、脊柱稳定性差的患者，禁止脊柱的屈曲和扭转活动。四肢瘫的患者禁止头颈部及双肩的牵伸运动。为避免加重胸、腰椎的损伤，截瘫患者的髋关节活动应禁止。肩关节屈曲、外展对上脊柱有影响，应控制在 90°以内。对下脊柱有影响的直腿抬高运动时应禁止超过 45°，膝屈曲、下髋关节屈曲运动禁止超过 90°。

3. 主动运动

加强患者肢体残存肌力的训练，可以提高机体的运动功能，增强日常生活能力，为患者重返社会奠定基础。不同肌肉、不同肌力的训练方法不同，以循序渐进为原则，不可操之过急，造成损伤，应逐渐从被动运动过渡到主动运动，并尽早进行独立的功能性上肢主动运动。如肱三头肌无力时，做伸肘动作，通过肩的外旋、前伸，放松肱二头肌，靠重力使肘关节伸展。手的功能训练，首先借重力使腕关节屈曲，此时 5 个手指呈伸展位，将双手或单手示指和拇指放在要抓的物体上，靠桡侧腕伸肌收缩使腕关节伸展，使屈指肌腱被动牵张，即可抓起较轻的物体。四肢痛的患者主动运动的重点是三角肌、肱二头肌和斜方肌的下部，以加强转移和行走的控制。

（1）助力运动。肌力小于 3 级的肌群可采取助力运动，在治疗师的帮助下，配合完成肢体运动，也可在悬吊装置的帮助下进行肢体减重运动，提高肌力。

（2）抗阻力运动。肌力大于 3 级需进行抗阻力运动，可用沙袋、滑轮提供阻力，或采取渐进性抗阻力运动。

（3）等速肌力运动。肌力大于 3 级可利用等速训练仪进行训练，可较快提高肌力。但抗阻力运动和等速肌力运动还有一定限制，最好在恢复早期或后期康复中进行。

4. 体位变换

脊髓损伤患者应根据病情变换体位，一般每 2 小时变换一次，使用气垫床可延长体位变换时间。变换前向患者及家属说明目的和要求，以取得理解和配合。体位变换时，注意维持脊柱的稳定性，可由 2~3 人轴向翻身，避免托、拉、拽等动作，并仔细检查全身皮肤有无局部压红、破溃、皮温、肢体血液循环情况，并按摩受压部位。对高颈髓损伤患者应特别注意轴向翻身，维持脊柱的稳定性，避免因脊柱的不对称性而造成二次损害。

5. 呼吸及排痰训练

颈脊髓或高位胸段脊髓损伤的患者伤后存在不同程度的呼吸功能障碍，影响呼吸肌的运动和协调功能，可导致呼吸衰竭。

（1）呼吸训练。所有患者都要进行深呼吸锻炼。T_1 以上损伤时，膈肌是唯一有神经支配的呼吸肌，应鼓励患者充分利用膈肌吸气，可用手掌轻压紧靠胸骨下面的部位，帮助患者全神贯注于膈肌吸气动作；在患者进行有效呼气期间，用两手在患者胸壁上施加压力，并尽量分开两手，每次呼吸之后，应变换手的位置，尽量多覆盖患者胸壁。

（2）辅助咳嗽。用双手在膈肌下施加压力，可代替腹肌的功能，协助完成咳嗽动作。①单人辅助法。两手张开放在患者的胸前下部和上腹部，在患者咳嗽时，借助躯体力量均匀有力地向内上挤压胸廓，压力要酌情，以避免骨折处疼痛，又要把痰排出为度。②两人辅助法。如患者有肺感染，痰液黏稠或患者胸部较宽，可两人操作。操作者分别站在患者的两侧，将前臂错开横压在胸壁上或张开双手放在患者靠近自己一侧的胸壁上部和下部，手指向胸骨，待患者咳嗽时同时挤压胸壁。最初两周内，每天进行 3~4 次，以后可每天 1 次。患者可每天自行练习咳嗽或在家人的帮助下练习，该方法对颈脊髓损伤患者十分重要，可有效排出呼吸道分泌物，预防和治疗肺感染。

6. 膀胱和肠道功能的处理

脊髓损伤后出现的排尿障碍为神经源性膀胱，不能排空尿液而遗留不同程度的残余尿，为细菌繁殖提供培养基，造成尿路感染。残余尿增多还可造成膀胱输尿管反流，形成上尿路积水使肾功受损。在脊髓损伤早期多采用留置导尿的方法，指导并教会患者家属定期开放尿管，一般每 3~4 小时开放一次，保证每日摄水量在 2500~3000mL，引流袋低于膀胱水平以下，避免尿液反流，预防泌尿系感染。待病情稳定后，尽早停止留置导尿，施行间歇导尿法。如有尿道狭窄、膀胱颈梗阻、尿道或膀胱损伤（尿道出血、血尿）、膀胱容量小于 200mL 及有认知障碍等禁用间歇导尿。间歇导尿应注意饮水控制，规律利尿，以达到每 4~6 小时导尿一次。当间歇导尿后，残留尿量小于 100mL 时，经过系统的膀胱训练后，可停止间歇导尿，锻炼反射性排尿，促使自发性排尿反射的出现。便秘患者可用润滑剂、缓泻剂、灌肠等方法，必要时应戴上指套，为患者人工取便，指导患者合理饮食，帮助其养成良好的排便规律。

（三）中晚期康复护理措施

脊髓损伤中晚期一般指发病后 8~12 周，最新修订的指南指中期（14 天~6 月）和晚期（>6 月）。此期重点是获得姿势控制的平衡能力，指导患者独立完成某些功能训练。

1. 增强肌力，促进运动功能恢复

脊髓损伤患者为了应用轮椅、拐杖或自助器，在卧床或坐位时，主要重视肌力的训练。上肢针对肩带肌、胸大肌、三角肌、肱二头肌、肱三头肌、肱桡肌，屈伸腕部，屈伸手指肌群及握力进行训练。躯干部针对背肌、腹肌进行强化训练。下肢针对腰方肌、髂腰肌、股四头肌、胫前肌、踇长伸肌、腓肠肌、臀大肌、臀中肌等进行训练。①肌力为 0 级和 1 级时，主要训练方法为被动活动、肌肉电刺激及生物反馈治疗；

②肌力为 2~3 级时，可进行较大范围的辅助、主动及器械性运动，根据患者肌力情况，调节辅助量；③肌力为 3~4 级时，可进行抗阻力运动。

2. 垫上训练的康复护理

主要进行躯干四肢的灵活性训练、力量训练和功能动作的训练，方法有翻身训练以改善床上活动度、垫上胸肘或双手支撑以锻炼支撑手的力量和平衡能力以及垫上移动等。

（1）翻身训练。患者平卧在垫上，头颈屈曲旋转，双上肢上举，做节律性、对称性摆动，借摆动惯性，头从一侧转向另一侧，随后双上肢、躯干、下肢顺势转向俯卧位。从俯卧位向仰卧位翻身，可先在一侧骨盆或肩胛下放枕头帮助最初的旋转，如翻身仍困难，可增加枕头，实现躯干和肢体的转动，四肢瘫患者需他人帮助才能完成，也可借助绳梯或吊环，如高颈髓损伤者可借助吊环在翻身或坐起时，将前臂穿进吊环，用力屈肘完成坐起或翻身动作。

（2）垫上胸肘支撑。为改善床上活动，强化前锯肌和其他肩胛肌的肌力，促进头颈和肩胛肌的稳定，应在垫上进行胸肘支撑的练习。俯卧位时，两肘交替移动，直到两肘撑起后，肘位于肩的下方，也可做双肘伸直支撑、手支撑俯卧位，可用于床上移动，但需要三角肌、肱二头肌、肱三头肌、肱桡肌等的良好肌力及肘关节活动正常。

（3）垫上双手支撑。进行垫上双手支撑的患者，上肢功能必须正常。这项训练更适用于截瘫患者。患者双手放于体侧臀旁支撑在垫上，使臀部充分抬起，这是日常生活动作的基础，有效支撑动作取决于上肢力量、支撑手的位置和平衡能力。训练时为保持坐位平衡，头、肩、躯干要前屈，使重心保持在髋关节前面，双上肢靠近身体两侧，手在髋关节稍前一点位于垫上，手掌尽可能伸展，手指伸展，身体前倾，头的位置超过膝关节。双侧肘关节伸直，双手向下支撑。双肩下降，把臀部从垫上抬起，如患者上肢长度不足抬起以支撑使臀部抬离床面，可加用一单拐。

（4）垫上移动。包括侧方支撑移动、前方支撑移动和瘫痪肢体移动，患者可利用吊环进行坐起和躺下训练，对改善患者日常生活活动能力非常重要。截瘫患者因双上肢功能正常，垫上移动容易完成，而四肢瘫患者的垫上移动与损伤水平、上肢的长度有关。移动方法是，先借助吊环自我坐起，双手放在体侧，躯干前屈、前倾，双手用力快速向下支撑，头及肩后伸，躯干及下肢向前移动，反复训练。相同方式进行向后和向两侧的移动。

3. 坐位训练的康复护理

脊髓损伤患者坐位训练分为长坐位和端坐位，包括静态平衡训练和动态平衡训练。在训练中，应逐步从睁眼状态过渡到闭眼状态下进行。

（1）静态平衡训练。患者取长坐位，在前方放一姿势镜，患者和照护人员可随时调整坐位的姿势。当患者在坐位能保持平衡时，再指示患者将双上肢从前方、侧方抬起至水平位。

（2）动态平衡训练。照护人员可与患者进行抛球、传球的训练，不仅可加强患者的平衡能力，也可强化患者双上肢、腹背肌的肌力及耐久力。

4. 转移训练的护理

转移训练大致分三种形式，即两脚离地的躯干水平转移、两脚不离地的躯干水平转移和两脚不离地的躯干垂直转移。前者的移动平稳，后者的移动需很强的肌力。训练动作包括从轮椅到训练台、床、卫生间、汽车等，包括帮助转移训练和患者独立转移训练。

（1）帮助转移训练。可由 1 人帮助进行双足不离地的躯干垂直转移，或 2 人帮助进行双足离地躯干水平移动。转移训练时，照护人员双足及双膝抵住患者的双脚及双膝的外侧，开始时患者躯干前倾、髋关节屈曲，髋后伸、伸膝、躯干伸展。照护人员双手抱住患者臀下或提起患者腰带，同步完成站立动作。注意：患者站立时锁住双脚及双膝，以防跌倒。坐下时，患者髋关节屈曲，照护人员双手由臀部滑向肩胛，使患者屈髋，臀部坐到凳子上。

（2）患者独立转移训练。包括臀部在轮椅上向前移动、将下肢移到床上及躯干移动。从轮椅到床的转移方法如下。

①向前方转移。训练前，照护人员应先演示、讲解，并协助患者完成训练。将轮椅靠至床边 30cm，锁住轮椅，将双下肢放在床上，打开刹车靠近床边，刹车，用双上肢支撑将身体移至床上完成转移（图 10–6）。

②向侧方转移。轮椅侧方靠近床边并去掉床侧轮椅的扶手，将双下肢放在床上，一手支撑在轮椅的扶手上，另一手支撑在床上，将臀部移至床上。另一种方法是将双脚放在地上，使脚与地面垂直，这种转移方法可以使双脚最大限度地负重（图 10–7）。

③斜向转移。将轮椅斜向床边 30°，刹住并将双脚放在地面上。利用支撑动作将臀部移到床上。上述转移过程也可使用滑板，如转移时将轮椅与床平行，前轮尽量向前，刹住轮椅，取下靠床的轮椅扶手，架好滑板，放好双下肢，用双上肢支撑将臀部移到滑板上，相反将移到轮椅上。

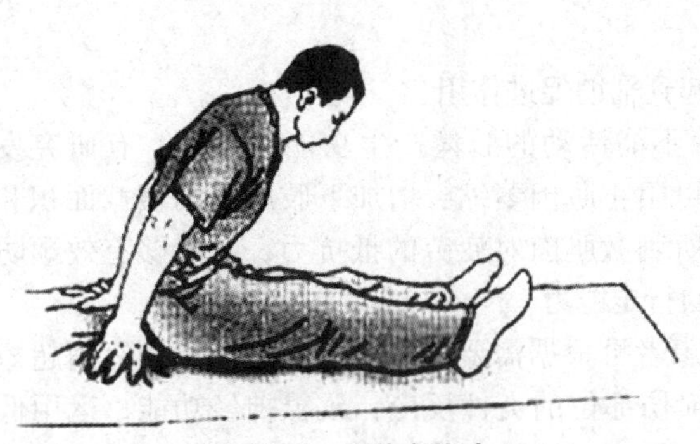

图 10–6 向前方移动

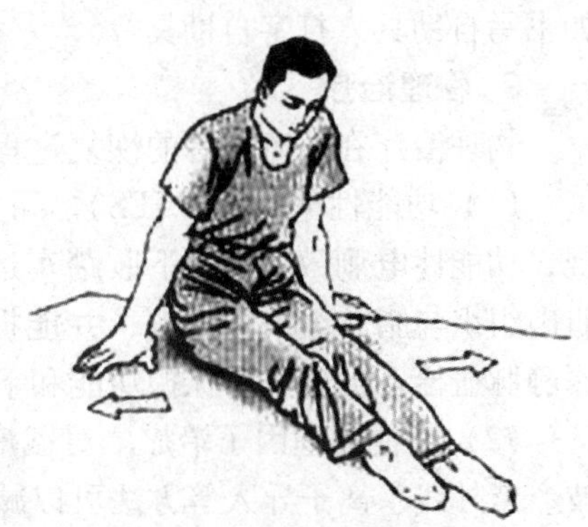

图 10–7 向侧方移动

5. 站立训练的康复护理

在骨科情况允许的情况下，可尽早开始电动起立床站立训练，每日累积站立时间宜在 30 分钟以上。站立训练一般在电动起立床上进行，逐渐增加站床角度直至垂直，一般倾斜角度从 20°开始，并逐渐增加站立时间，避免出现体位性低血压。如若病情较轻的患者经过早期坐位训练后，无体位性低血压等不良反应即可在康复医师指导下进行站立训练。训练时应注意协助患者保持脊柱的稳定性，协助佩戴腰围进行站立训练。T_{10} 以下截瘫患者，可借助矫形器与拐杖实现功能性步行。若借助传动矫形器、电动矫形器和拐杖，甚至损伤平面更高的患者也能实现独立步行。

6. 步行训练的康复护理

伤后 3~5 个月，上述训练已完成。先行平行杠内站立，再行平行杠内行走训练，平稳后移至杠外训练。可采用迈至步、迈越步、四点步、二点步等方法训练，平稳后移至平衡杠外训练，用双拐来代替平行杠，方法相同。不同损伤部位及损伤程度的患者，步行能力恢复的程度也不一样。尽早开始步行训练可防止下肢关节挛缩，减少骨质疏松，促进血液循环。

7. 日常生活活动能力训练的护理

对于 SCI 患者而言，生活自理应包括床上活动、穿脱衣服、洗漱梳头、进食、淋浴、大小便、阅读、书写、使用电话、使用普通轮椅、穿脱矫形器等。脊髓损伤平面对患者日后生活自理的程度起着重要作用，C_7 是关键水平，损伤水平在 C_7 以下完全能自理，在 C_7 的患者基本上能自理，C_7 和 C_6 部分自理，C_4 完全不能自理。沐浴时姿势一般采用长坐位，身体向前倾，头颈部屈曲，可借助长柄的海绵刷擦洗背部和远端肢体，注意防止烫伤。如若患者需要长时间坐在轮椅上时，每 30 分钟须用上肢撑起躯干使臀部离开椅面减轻压力，以免坐骨结节发生压疮。

8. 假肢、矫形器、辅助器具使用的康复护理

照护人员应在 PT 师、OT 师指导下，熟悉并掌握其性能、使用方法及注意事项，监督、保护患者完成特定动作，发现问题及时纠正。常用矫形器：手功能位矫形器，对颈髓损伤患者是必需的，且应在受伤后 48 小时内提供；膝踝足矫形器也称下肢矫形器，在 L_1~L_2 脊髓损伤平面患者使用效果较好。脊髓损伤患者丧失部分功能，不能独立进行日常生活活动，为解决他们的困难，设计一些专门的器具代偿已丧失的功能，如书写自助具、打字自助具等。

9. 物理治疗

物理治疗在截瘫患者的恢复过程中起到辅助促进作用。

（1）功能性电刺激（FES）。可促使不能活动的肢体产生功能性活动，有研究发现，功能性电刺激诱导的下肢踏车运动可阻止肌肉萎缩、增加下肢肌肉的横截面积和肌肉组织与脂肪组织的比例，并能提高所刺激肌肉对疲劳的抵抗力，并能够有效预防深静脉血栓，促进手的抓握功能和下肢的行走能力。

（2）其他物理因子治疗。对截瘫的患者可根据需要进行适当的理疗，如运用超短波、紫外线、离子导入等方法可以减轻损伤部位的炎性反应，改善神经功能；运用低频电刺激疗法可改善松弛性瘫痪等。

10. 轮椅训练

T_{10} 以上脊髓损伤患者，大多数终身需要轮椅。脊髓损伤的程度不同，所使用轮椅的种类也有差异。C_4 及其以上平面损伤的患者建议使用电动轮椅，C_5 平面损伤的患者也应选择使用电动轮椅，特别是在长距离旅行时。C_5 以下脊髓损伤患者可选择标准普通轮椅，并配备防压疮坐垫。伤后 2~3 个月，患者脊柱稳定性良好，坐位训练已完成，能独立坐 15 分钟以上，可开始进行轮椅训练。轮椅训练分为轮椅上的平衡训练和轮椅操作训练。应教会患者如何使用轮椅，熟练掌握轮椅的各种功能，同时应注意预防压疮的发生。

11. 心理康复护理

脊髓损伤患者会产生如抑郁等一系列心理、社会问题，甚至出现自杀想法。有调查显示约10%的患者在住院或康复期间曾出现自杀想法，而其最主要的原因是抑郁和肢体功能的损害。故而心理的康复护理成为康复治疗的重要内容，亦是促进和推动机能康复的枢纽。患者只有战胜自我、充分解除思想顾虑，才能积极主动地配合治疗和护理。大部分患者是在正常劳动情况下因突发的意外事故而致肢体瘫痪，生活不能自理，再加上对疾病缺乏认识，心理上会产生巨大波动，一般会经历休克期、否认期、愤怒期、悲痛期和承受期等阶段。针对各期特点，采取不同对策，引导患者积极配合各项康复治疗，减轻患者的心理障碍，减少焦虑、抑郁、恐慌等神经症状，帮助患者建立良好的人际关系，促进人格的正常成长，很好地面对生活及适应社会。

五、脊髓损伤的康复护理指导

1. 休息与运动

保持充足的睡眠有利于康复训练。指导患者尽早进行床上及床旁主动或被动关节活动。

2. 饮食指导

日常生活以高纤维素、低脂肪、低胆固醇饮食为主。鼓励患者多进食粗纤维素蔬菜及水果，多饮水，早晚空腹饮香油、蜂蜜水（血糖不高者），保持排便通畅。

3. 用药指导

指导患者遵医嘱正确服药，告知患者药物的作用机制、不良反应及服药的注意事项。

4. 心理指导

教育患者培养良好的心理素质，正确对待自身疾病、多给予患者关心、重视，耐心向患者讲解疾病相关知识，缓解其心理压力，使其积极配合治疗护理。

5. 康复指导

脊髓损伤可造成终身残疾，但是患者不能终生住院治疗。因此，患者及家属通过康复指导来掌握康复的基本知识、方法、技能，学会自我管理，是回归家庭和社会的重要途径。

（1）急性期。患者卧床期间，为预防压疮和肢体挛缩，应注意正确的肢体摆放位置，每隔1~2小时翻身1次。在患者病情稳定的情况下，指导和辅助其对瘫痪肢体的关节每天进行1~2次的被动运动，每个关节应至少活动每次20下，防止关节挛缩、畸形。

（2）恢复期。照护人员配合PT师、OT师监督、保护、辅导患者去实践已学习到的日常生活动作，不脱离整体训练计划，指导患者独立完成功能训练。

（3）日常生活护理。指导患者床上活动、就餐、洗漱、更衣、排泄、移位、使用家庭用具等。

（4）脊髓损伤后各阶段都可能发生并发症，是导致患者死亡的重要因素。因此，要采取综合性防治措施。

6. 去除和避免诱发因素护理

（1）防止直立性低血压，卧位和坐位变换时要逐渐过渡，先抬高床头30°适应30分钟，没有不适再逐步抬高床头进行体位锻炼。应用弹性绷带、围腰增加回心血量。

必要时按医嘱使用升压药物。

（2）预防泌尿系统感染，定期夹闭和开放尿管（膀胱炎患者除外），一般每3~4小时开放一次，保证水摄入量每天在2500~3000mL；可根据病情采用间歇导尿法，能站立的男性患者指导站立排尿训练，对不完全瘫痪患者，指导患者屏气呼吸，增加腹压，以腹压排尿，减少残余尿。

（3）预防肺部感染，定期翻身、叩背，辅助排痰，当合并呼吸道梗阻时可联合体位引流，鼓励患者进行主动呼吸功能训练，防止发生肺不张及上呼吸道感染。

（4）防止深静脉血栓形成或栓塞，加强静脉通路的管理，避免不必要的穿刺，保证患者液体摄入量是防止血液浓缩的关键，尽早进行下肢被动运动并按摩，促进肢体静脉回流和血管神经功能恢复。指导患者每天进行下肢被动运动，开始起床时需用弹性绷带或穿弹性袜，增加静脉回流，减轻水肿。

（5）预防自主神经过反射，对T6以上的脊髓损伤患者，不要长期留置尿管形成挛缩膀胱。从急性期开始就要充分管理排尿、排便。对自主神经过反射引起的血压升高等症状，要尽快找出和消除诱因，检查膀胱是否过度充盈，导尿管是否通畅，直肠内有无大量或嵌顿的便块，有无嵌甲、压疮、痉挛、局部感染等，及时消除诱因，遵医嘱降血压。

7. 回归社会

（1）配合社会康复和职业康复部门，协助患者作回归社会的准备，帮助家庭和工作单位改造环境设施，使其适合患者生活和工作。

（2）在康复医师的协助下，对患者进行性康复教育。残疾人的性教育，是维持家庭和谐稳定的重要手段，家庭完整、家属支持，是残疾人最大的精神支柱，应鼓励其勇敢地面对未来。

8. 复诊须知

定期到医院复查，检查尿常规和肾功能情况，并带上自己的排尿日记。

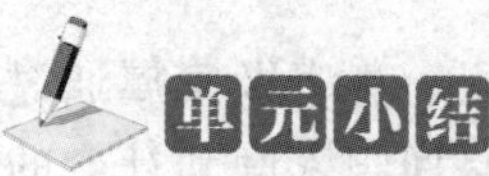

脊髓损伤是脊柱损伤最严重的并发症，往往会导致损伤节段以下肢体严重的功能障碍。脊髓损伤不仅会给患者本人带来身体和心理的严重伤害，还会给家庭以及整个社会造成巨大的经济负担。由于脊髓损伤所导致的社会经济损失，针对脊髓损伤的预防、治疗和康复已成为当今医学界的一大课题。掌握脊髓损伤患者的功能障碍评定方法，为患者实施有针对性的康复护理，可为其尽早回归家庭和社会作好准备。

单元7　帕金森病的护理

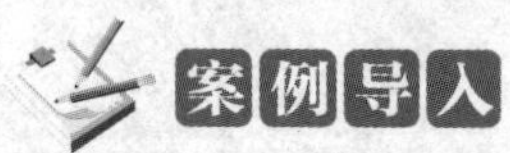

患者，女，63岁。左手无明显诱因出现手无力，无法提重物，左上肢时有震颤，紧张时症状加重，起步费力，在家人陪伴下至当地医院就诊，初步诊断为“帕金森

病”。请问帕金森病的主要症状有哪些？帕金森病的病因是什么？可治愈吗？

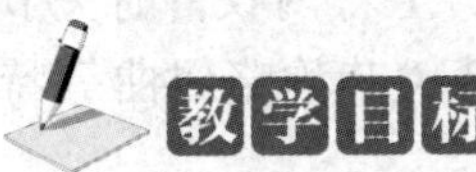

知识目标：

1. 掌握帕金森病的临床表现及护理措施。
2. 熟悉帕金森病的治疗要点与常见护理诊断问题。
3. 了解帕金森病的功能障碍和评定依据。

能力目标：

能够对帕金森病功能障碍进行评定，为老年帕金森病患者实施护理和健康指导。

素质目标：

以高度的责任感为老年患者提供满意的照护服务。

思政目标：

以人为本，尊老敬老，通过热忱的服务，提高老年患者的生活质量。

一、概述

帕金森病又称震颤麻痹，是一种中枢神经系统退行性疾病，以静止性震颤、运动迟缓、肌强直和姿势平衡障碍为主要特征。本病好发于50岁以上的中老年人群，男性略多于女性。本病呈慢性进行性发展，且不能自动缓解。

（一）病因及发病机制

1. 病因

（1）衰老。本病常见于中老年人群，在活体或尸检中均证实了纹状体中的多巴胺含量显著减少，多巴胺D1受体和D2受体逐年下降，提示衰老可能与发病有关。

（2）环境因素。环境中存在分子结构类似甲苯基四氢基吡啶（MPTP为合成阿片的副产物）的某些工业毒物和农业毒物，作为本病的病因之一，已引起人们的重视。

（3）家族遗传。约10%的患者有家族史，提示遗传因素参与发病，包括常染色体显性或常染色体隐性遗传。

2. 发病机制

多巴胺是抑制性神经递质，乙酰胆碱是兴奋性神经递质，两者功能相互拮抗，完成调节肌张力、协调随意运动和维持身体姿势的功能。帕金森病患者的黑质多巴胺能神经元受到严重破坏，造成多巴胺的生成减少，导致神经末梢处的多巴胺不足，从而使纹状体失去抑制性作用，乙酰胆碱的兴奋性相对增强，临床出现帕金森病症状。

（二）临床表现

1. 静止性震颤

最早期的表现，通常从某一侧上肢远端开始，以拇指、示指及中指为主，表现为手指像在搓丸子或数钞票一样的运动。震颤在静止状态时出现且明显，运动时减轻或暂时停止，情绪激动可加重，睡眠时可完全停止。疾病后期，震颤可累及下颌、口唇、舌和头部。少数70岁以上发病者可无震颤。

2. 肌强直

肢体和躯体通常都失去了柔软性，变得很僵硬。多从一侧上肢或下肢近端开始，逐渐蔓延至远端、对侧和全身肌肉，表现为被动运动关节时的“铅管样强直”，如合并有震颤，可表现为“齿轮样强直”。患者可出现头部前倾，躯干俯屈，上臂内收，肘关节屈曲，腕关节伸直，手指内收，拇指对掌，指间关节伸直，髋、膝关节均略屈曲等特殊姿势。

3. 运动迟缓

在早期，由于上臂肌肉和手指肌的强直，患者的上肢往往不能做精细的动作，如解/系鞋带、扣纽扣等。动作变得比以前缓慢许多，或者根本不能顺利完成，如坐下后不能起立，卧床时不能自行翻身；进食困难，手持勺取食物时手发抖，不能将食物准确送入口中；不能独立取水、沐浴、刷牙、修剪指甲；甚至不能独立如厕。写字也逐渐变得困难，笔迹弯曲，越写越小，这在医学上称为“小字征”。

4. 姿势平衡障碍

由于平衡障碍导致重心不稳，起步困难，患者迈步后往往以急促小步前冲，越走越快，不能立即停步，易跌跤，称为慌张步态，是病情进展的重要标志。若对患者治疗反应不佳，慌张步态又是致残的重要原因。此外，患者还表现为走路拖步，两上肢无摆动，转弯时必须连续原地小步移动。

病情严重的患者可因口、舌、腭及咽部肌肉运动障碍而出现流涎，进食时食物在口中咀嚼无力，咽食时发噎或反呛，甚至发生吞咽困难。此外，患者还可出现顽固性便秘、排尿不畅、出汗、言语障碍等。未及时治疗的晚期患者可有阿尔茨海默病、忧郁症，也可因严重肌强直和继发性关节僵硬，使患者长期卧床而并发肺炎和压疮。

（三）辅助检查

1. 头部磁共振或 CT

头部磁共振或 CT 上会有特征性的提示，用来与帕金森病进行鉴别。

2. 多巴胺能 PET 显像

用来鉴别震颤的患者。

3. 实验室检查

包括血分析、血沉、C 反应蛋白、血糖、血脂、肝肾功能、脑脊液常规等。

（四）治疗要点

1. 药物治疗

用药宜从小剂量开始逐渐加量。以较小剂量达到比较满意的疗效，不求全效。用药在遵循一般原则的同时也应强调个体化。根据患者的病情、年龄、职业及经济条件等因素采用最佳的治疗方案。药物治疗时不仅要控制症状，也应尽量避免药物副作用发生，并从长远的角度出发，尽量使患者的临床症状，能得到较长期的控制。

2. 手术治疗

早期药物治疗效果明显，长期疗效明显减退，或出现严重运动波动及异动症者可考虑手术治疗。手术方法主要有两种，神经核毁损术和脑深部电刺激疗法。手术可以明显改善运动症状，但不能根治疾病，术后仍需应用药物治疗，但可相应减少剂量。

（五）常见护理诊断/问题

1. 肢体移动障碍

与黑质病变、锥体外系功能障碍有关。

2. 有外伤的危险

与肌强直和运动能力下降有关。

3. 知识缺乏

与缺乏帕金森病相关的诊断、护理、预后及术后功能锻炼等知识有关。

4. 自尊紊乱

与自体形象改变、身体功能下降和不能完全独立生活有关。

5. 营养不足

与吞咽困难和肌强直、震颤致机体消耗量增加有关。

二、功能障碍及评定

1. 运动功能障碍

老年帕金森病患者常可出现运动迟缓、姿势平衡障碍、静止性震颤、肌强直、步态异常等症状，如果不进行治疗，随着疾病的进展，患者复杂动作序列的协调性以及流畅性会慢慢下降。

通常可通过改良帕金森病活动量表、快速转弯测试、简易平衡评定系统测试等评估患者的平衡功能；通过起立-行走计时测试、6 分钟步行试验等评估患者的步态；通过九孔柱测试、简易上肢功能检查等评估患者的手功能；通过五次坐立试验、徒手肌力测试等评估患者的体能。

2. 心肺功能障碍

老年帕金森病患者大部分会存在不同程度的心肺功能减退，如肺活量、呼吸肌肌力减弱等。老年帕金森病患者如处于 Hoehn-Yahr 分级的 5 期，常出现肺部感染等症状，严重者可造成患者死亡。

可通过心脏 I-MIBG 闪烁成像评估患者的早期交感神经系统的异常；可通过动态心电图监测老年帕金森病患者的心率变异性，可反映自主神经系统的活性；可通过超声心动图评估老年帕金森病患者的心脏结构变化和功能改变；可通过自主神经症状量表的心血管部分筛查老年帕金森病患者的心脏自主神经功能障碍。

3. 吞咽功能障碍

老年帕金森病患者还可出现吞咽功能障碍，但是起病隐匿，患者通常在发病 10 年左右可进展为严重的吞咽功能障碍。患者常可出现一口量摄食减少、流涎、口腔食物残留增多、误吸、呛咳等症状。

老年帕金森病患者吞咽功能障碍的康复评定流程包括吞咽功能障碍筛查、临床吞咽功能评估和吞咽功能相关仪器检查。吞咽功能障碍筛查可初步评估老年帕金森病患者是否存在吞咽障碍及风险程度；吞咽功能障碍筛查工具主要包括洼田饮水试验、改良饮水试验等；临床吞咽功能评估主要包括病史评估；临床上吞咽功能障碍的辅助检查仪器有电子喉镜吞咽检查、CT 检查等。

4. 言语功能障碍

老年帕金森病患者还可出现言语功能障碍，可出现发音困难及声音质量异常等症状，常见特征为发音困难、声音嘶哑、音调单一等。

可通过统一帕金森病评定量表（UPDRS）Ⅲ评估老年帕金森病患者的言语功能，

通常患者的言语功能障碍越严重，评分就越高。可通过嗓音障碍指数评估老年帕金森病患者的嗓音特征，一般评分越高，说明患者的嗓音品质越差。

5. 认知功能障碍

老年帕金森病患者的认知功能损害可分为帕金森病轻度认知功能障碍阶段、帕金森病痴呆阶段。帕金森病轻度认知功能障碍在早期较为多见，帕金森病痴呆在中后期较为多见。患者可出现记忆力减退、执行功能减退、视空间功能障碍等症状。

在对老年帕金森病患者进行认知功能评估时可用到蒙特利尔帕金森病痴呆量表、蒙特利尔认知评估量表等。蒙特利尔帕金森病痴呆量表可预测患者的痴呆风险；蒙特利尔认知评估量表可作为患者轻度认知功能障碍的筛查工具。

6. 精神功能障碍

老年帕金森病患者在临床上约有 50%的患者存在抑郁障碍，5%～60%的患者存在焦虑障碍。焦虑障碍的常见类型为广泛性焦虑、惊恐障碍，常和抑郁障碍伴发。同时老年帕金森病患者还会出现淡漠、冲动控制障碍等精神行为障碍。

如老年帕金森病患者存在抑郁障碍，可通过汉密尔顿抑郁量表、贝克抑郁量表、医院焦虑抑郁量表等进行评估；如患者存在焦虑障碍可通过老年焦虑量表、帕金森病患者心理社会适应量表进行评估；同时还可使用神经精神科问卷评估患者是否存在精神病性障碍。

7. 大小便障碍

老年帕金森病患者通常还会合并下尿路症状和膀胱功能紊乱，此外还有 20%～89%的患者伴有便秘的症状。

想要评估老年帕金森病患者的膀胱功能，可通过前列腺症状评分、膀胱过度活动症问卷、膀胱过度活动症症状评分等进行评估。如果是女性老年帕金森病患者出现尿失禁，可通过泌尿生殖障碍量表简化版进行评估。

8. 疼痛功能障碍

老年帕金森病患者常可在运动症状出现前出现疼痛，常见的疼痛部位为下肢，疼痛类型可分为肌张力障碍性疼痛、中枢性疼痛、神经根性疼痛、肌肉骨骼性疼痛、静坐不能等。

国王帕金森病疼痛量表通常可从肌肉骨骼性疼痛、慢性疼痛等 7 个维度对患者的疼痛障碍进行评估。同时也可使用 DN4 量表、简明疼痛评估量表等进行评估。

9. 感觉功能障碍

临床上 90%以上的老年帕金森病患者会出现嗅觉障碍，属于帕金森病患者前驱期主要的非运动症状之一。

如老年帕金森病患者出现嗅觉功能障碍，可通过宾夕法尼亚大学气味识别测试、Sniffin' Sticks（嗅棒）测试等进行评估。

三、康复护理措施

（一）一般护理

1. 生活护理

主动了解患者需求，指导和鼓励患者自我护理，做力所能及的事情，必要时对患者加以协助。对出汗多的患者，指导其穿柔软、宽松的棉质衣物，经常清洁皮肤，勤换被褥衣物，勤洗澡。对如厕有困难者，应移除去卫生间通道上的障碍物，提供必需的辅助便器，如高度适中的坐厕或便桶，便桶支撑侧要有长的扶手或周围有扶手，手纸放在患者伸手可及处，指导、训练、鼓励患者尽量使用便器。对穿着、修饰能力差的患者，提供穿衣时适当的隐蔽条件，鼓励患者独立更衣、修饰，必要时提供帮助。

2. 饮食护理

饮食以高热量、高维生素、低脂、适量优质蛋白饮食为主，并及时补充水分，蛋白不宜盲目给予过多，以免降低左旋多巴类药物的疗效。从小量食物开始，让患者逐渐掌握进食的每一步。对咀嚼能力减退的患者提供易咀嚼、易消化的细软、无刺激的食物或半流质饮食。对进流质、饮水反呛患者，经口进食易引起误吸、窒息或吸入性肺炎，应及时给予鼻饲，同时做好相应的护理，必要时按医嘱给予静脉维持营养。在实施指导合理饮食和正确进食过程中，注意观察患者营养状况、体重变化的情况。

（二）病情观察

（1）观察患者震颤、肌强直的情况，所致运动障碍的程度。

（2）有无自主神经功能紊乱现象，如多汗、流涎、吞咽困难，有无胃食管反流等。

（3）注意患者有无明显性格改变，如抑郁，防止患者自伤、“面具脸”等。

（三）对症护理

（1）严重震颤麻痹和肌强直患者应卧床休息，做好基础护理。

（2）安全护理，防止患者跌伤或撞伤等躯体损伤，有精神症状者不可单独离开病区活动，防止意外发生。可采取的措施如下。①增设扶手。楼梯两旁、墙上设置扶栏，尤其在门把手附近的墙上增设扶手。②预防跌倒。应使地面平整，地毯无皱起，去除门槛，以免患者绊倒。③垫高座椅、马桶。照护人员可垫高座椅、马桶，使患者容易坐下、站起。④防止坠床。床旁应设有床挡；在床尾处绑上粗长的绳子。

（四）用药护理

（1）遵医嘱按时给药，督促患者及时服药，加强患者按医嘱服药意识，不能私自停药或减量。

（2）坚持“剂量滴定”“细水长流”“不求全效”的用药原则。

（3）注意观察药物疗效及副作用。使用多巴丝肼片易出现“异动症”及“痛性痉挛”，服用盐酸普拉克索片可能产生幻觉，服用吡贝地尔片易出现昏睡或突然进入睡眠状态，应保证安全。告知患者长期服药过程中可能会出现某些症状加重或疗效减退。

（4）让患者了解用药过程可能出现“开-关现象”“剂末现象”。“开-关现象”是指症状在突然缓解（“开期”）与加重（“关期”）之间波动，多见于病情严重者。“剂末现象”是指每次用药的有效作用时间缩短，症状随血药浓度发生规律性波动，对“剂末现象”需观察记录症状加重和持续的时间，以指导用药剂量和次数。

（五）康复训练

根据患者的功能障碍评估结果，可以设计由简到繁的康复训练内容，并结合患者的耐受情况及时调整。

1. 记忆力训练

鼓励患者于空闲时间读书、看报，并复述内容；鼓励患者以数字卡片锻炼奇偶数排序，难度逐渐增加；指导家属帮助患者回忆往事并练习复述。

2. 关节活动度维持训练

脊柱、肩、肘、腕、指、髋、膝、踝、趾各部位的活动度都应顾及。对于脊柱，主要进行前屈后伸、左右侧屈及旋转运动。不仅能使患者放松，也能牵引紧缩的肌肉，防止挛缩发生。

3. 肢体功能训练

指导患者进行积极的肢体肌力训练，比如上肢可借助哑铃或徒手训练；下肢股四头肌的力量和膝关节控制能力密切相关，可采用蹲马步或直腿抬高等锻炼方法。

4. 言语训练

帮助患者进行有计划的发音训练，从简单的元音开始，到声母、韵母，再到字、词发音，逐步增加到一个短句，循序渐进，要求发音清楚。训练发音时注意音量、音调和语速，控制呼吸频率和调整发音时肌肉运动力度，使发音时用力相对均匀，逐步建立有规律的运动方式，促进发音。为患者提供训练条件和互相语言交流的机会，增强训练信心。

5. 吞咽训练

轻中度吞咽困难的患者可通过饮食调节而得到控制，如采用切碎、煮烂食物的方法，或用搅拌机将食物搅成匀浆状，也可选用婴儿营养米粉及其他的营养补充制品等。为改善患者吞咽器官的功能，可指导其进行下颌运动训练：尽量张口，然后松弛并向两侧运动。对张口困难患者，还可对痉挛肌肉进行冷刺激或轻柔按摩，使咬肌放松，让其体会开合下颌的感觉。

（六）心理护理

（1）建立信任的护患关系，细心观察患者的心理反应，鼓励患者表达并注意倾听他们的感情和对自己的想法和看法；鼓励患者现实地积极评价自己，尽量维持过去的兴趣与爱好，帮助培养和寻找新的简单易做的爱好；提供正确的信息，避免批评性意见。

（2）促进患者与社会的交往，为患者创造良好的亲情和人际关系氛围，重获角色责任的愿望和能力；鼓励患者参与活动、尽量多走动，避免对患者过于保护，也不要给患者提出过多的要求。

（3）指导患者保持衣着整洁和自我形象的尽量完美，提高患者自我照顾和自我护理的能力，增强治疗和生活的信心。

（4）鼓励患者表达出焦虑、恐惧等情绪，给予正确引导，消除其不良心理，发现患者有微小进步应及时给予表扬及鼓励。

四、健康指导

（1）指导患者在病程中遇事要冷静、沉着应对，避免情绪紧张、激动，日常生活及社会活动中要适时调整心态以保持心理平衡，以免加重病情。

（2）坚持参加适量的力所能及的活动和体育锻炼，运动中应根据病情及自己的体能，尽量保持最大限度的全关节活动，以防继发性关节僵硬。

（3）加强日常生活动作、平衡功能及语言功能等康复训练，以利于增强自理能力；

生活有规律，保证充足休息与睡眠，有助于体能的恢复。

（4）叮嘱患者定期复查肝、肾功能，监测血压变化。

（5）指导患者病情相对稳定时，尽量参与一些有益身心健康的活动，但在外出时要注意安全，防止意外伤害事故的发生，最好身边有人陪伴，无人陪伴时患者应随身携带有患者姓名、住址和联系电话的“安全卡”。

（6）告知患者要注意病情变化和并发症的表现，发现异常及时就诊。

单元小结

帕金森病（PD）是一种常见的神经系统变性疾病，老年人多见，平均发病年龄为60岁左右。帕金森病最主要的病理改变是中脑黑质多巴胺能神经元的变性死亡，由此而引起纹状体DA含量显著性减少而致病。导致这一病理改变的确切病因目前仍不清楚，遗传因素、环境因素、年龄老化、氧化应激等均可能参与PD多巴胺能神经元的变性死亡过程。康复治疗、心理治疗及良好的护理能在一定程度上改善症状。对帕金森患者进行有针对性的康复护理，提升帕金森病患者、家属、基层医生和普通大众对帕金森病和科学治疗手段的认知尤为重要。

思政课堂

思维导图

扫码查看课程资源

课程十一　老年人运动系统的变化和常见疾病的康复服务

单元1　运动系统解剖结构及生理功能改变

案例导入

患者，女，62岁。3天前因打羽毛球弹跳落地时右膝关节猛烈受挫，当时关节有错位感并剧烈疼痛。查体：右膝关节稍肿胀，内侧关节间隙压痛，活动膝关节时内有异响和异物感。请问患者可能发生了什么情况？患者受伤的关节有哪些结构特点？

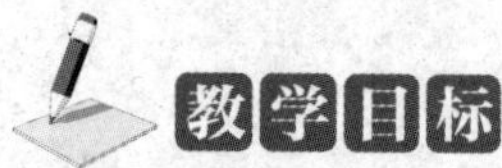

教学目标

知识目标：

1. 掌握骨的位置、结构和功能；肌的位置、结构和功能。
2. 熟悉骨的形态分类。
3. 了解运动系统的组成和功能；老年人运动系统生理功能改变的原因。

能力目标：

能够运用所掌握的知识解释老年运动系统生理功能改变的现象，并能给予老年患者正确的保健指导。

素质目标：

具有高度的责任心和耐心，细致的工作态度，尊重、爱护老年患者。

思政目标：

1. 牢固树立尊老敬老服务意识。
2. 以正确的运动观指导老年人生活，提高老年人生活质量。

运动系统（locomotor system）由骨、骨连结和骨骼肌三部分组成，占成年人体重的60%~70%。全身各骨借助骨连结构成人体的支架，称为骨骼。骨骼能支持体重、保护内脏。骨骼肌附着于骨，在神经系统支配下进行收缩和舒张，以关节为支点牵引骨改变位置，产生运动。运动系统具有支持人体、保护体内器官和运动等功能。运动中，骨起杠杆作用，关节是运动的枢纽，骨骼肌则是动力器官。

一、骨的概述

骨是一种器官，具有一定的形态、构造和功能，并具有修复、再生和改建自身结构的能力。经常锻炼可以促进骨骼的新陈代谢和生长发育。缺乏锻炼，甚至骨骼长期不被使用，易导致骨质疏松。

（一）骨的分类

根据骨的形态，可分为长骨、短骨、扁骨和不规则骨。

1. 长骨（long bone）

呈长管状，多分布于四肢，如上肢的肱骨和下肢的股骨等。长骨分一体两端。体又称骨干，内有空腔称骨髓腔，容纳骨髓。两端膨大称为骺（epiphysis），具有光滑的关节面。长骨多起支持和杠杆作用。

在幼年时，骺与骨干之间有骺软骨存在，骺软骨细胞不断分裂繁殖，使骨不断增长。如骺软骨受损，可影响骨的生长。成年后，骺软骨骨化，干和骺融为一体，遗留有线形的痕迹，称骺线，此时，骨的长度不再增长。

2. 短骨（short bone）

形似立方体，分布于承受压力较大而运动较复杂的部位，如腕骨和跗骨。

3. 扁骨（flat bone）

多呈板状，主要构成颅腔、胸腔和盆腔的壁，以保护腔内的器官。

4. 不规则骨（irregular bone）

形状不规则，主要分布于躯干、颅底和面部，如躯干的椎骨、颅底的颞骨和面部的上颌骨等。有的颅骨内含有空腔，又称含气骨，可对发音起共鸣和减轻颅骨重量的作用。

籽骨（sesamoid bone） 主要分布于手和足的肌腱内，在运动中起减少摩擦和转变肌牵引方向的作用，最大的籽骨为位于髌韧带内的髌骨。

（二）骨的基本构造

骨由骨质、骨膜和骨髓构成。

1. 骨质（bone substance）

由骨组织构成，按结构分为骨密质（compact bone）和骨松质（spongy bone）。

（1）骨密质。质地致密，耐压性强，分布于骨的表面。

（2）骨松质。呈海绵状，主要分布在长骨两端和短骨、扁骨内，由相互交错排列的骨小梁构成。

2. 骨膜（periosteum）

除关节面的部分外，新鲜骨的表面都覆有骨膜。骨膜由致密结缔组织构成，富含血管、神经和淋巴管，对骨的营养、再生、重建和修复有重要的作用。骨膜可分为内、外两层。外层致密，有许多胶原纤维束穿入骨质，使之固着于骨面；内层疏松，含有成骨细胞和破骨细胞，分别具有产生新骨和破坏骨质的功能。骨膜在幼年期功能非常活跃，直接参与骨的生成，到成年时转为静止状态，但是一旦发生骨损坏，如骨折，其可恢复成骨的功能，参与骨折的修复愈合。因此，骨膜剥离太多或损伤过大，则骨折愈合困难。

3. 骨髓（bone marrow）

为柔软而富有血管的组织，填充于骨髓腔和骨松质的间隙内，是人体最大的造血器官。可分为红骨髓（red bone marrow）和黄骨髓（yellow bone marrow）两种。

（1）红骨髓。呈红色，人体内的红细胞和大部分白细胞由此产生。因此，它是重要的造血组织。胎儿和幼儿的骨髓全是红骨髓，随着年龄的增长，在5~6岁以后，长骨骨髓腔内的红骨髓逐渐转化成为黄骨髓。

（2）黄骨髓。含有大量的脂肪组织，不具备直接造血功能。但当大量失血时，它仍可能转化为红骨髓进行造血。在长骨的两端、椎骨、胸骨等骨松质内的骨髓，终身为红骨髓。

4. 骨的化学成分和物理特性

骨的化学成分由无机质和有机质组成。有机质主要由骨胶原蛋白和黏多糖蛋白组成，它使骨具有一定弹性和韧性；无机质主要由钙、磷等盐类组成，它使骨具有硬度。成年人新鲜骨的有机质含量约占1/3；无机质含量约占2/3。骨的化学成分和物理特性都随年龄、生活条件、健康状况的变化而不断变化，年龄越大，其无机盐的比例越高。年幼者骨易变形，年长者骨易发生骨折。

二、骨的分布

成年人有206块骨，按部位可分为躯干骨、颅骨和附肢骨。

（一）躯干骨

成年人躯干骨由24块椎骨、1块骶骨、1块胸骨和12对肋骨组成。

1. 椎骨（vertebra）

幼年时椎骨为32~33块，即颈椎7块、胸椎12块、腰椎5块、骶椎5块和尾椎3~4块。成年后5块骶椎融合成1块骶骨，3~4块尾椎融合为1块尾骨，共计24块。

（1）椎骨的一般形态。椎骨为不规则骨，由椎体和椎弓构成。

①椎体（vertebral body） 为椎骨前部的短圆柱状结构，承受体重的主要部分。其表面为一层薄的骨密质，内部为骨松质，在垂直暴力作用下易发生压缩性骨折。

②椎弓（vertebral arch） 是椎体后方的弓形骨板，它与椎体围成椎孔（vertebral foramen），各椎骨的椎孔连接起来，构成椎管（vertebral canal），管中容纳脊髓。椎弓与椎体相接的部分较细，称椎弓根，其上、下缘各有一较浅的切迹，称为椎上切迹、椎下切迹。相邻椎骨的椎上、下切迹围成椎间孔（intervertebral foramina）。孔内有脊神经和血管通过。椎弓的后部称椎弓板。从椎弓板上发出7个突起：即椎弓正中向后的突起称棘突；向两侧的突起称横突；向上下各发出1对上关节突和下关节突。

（2）各部椎骨的特征。

①颈椎（cervical vertebra）有7块，椎体较小，椎孔相对较大。横突根部有横突孔，有椎动脉和椎静脉通过。棘突较短小且末端有分叉。

第1颈椎又称寰椎，呈环状，无椎体，由前弓、后弓和一对侧块围成。

第2颈椎又称枢椎，椎体上面有向上的齿突。

第7颈椎又称隆椎，棘突长，末端呈结节状隆起，活体易于触及，常作为计数椎骨序数的体表标志。

②胸椎（thoracic vertebra）有12块，椎体似心形，椎孔相对较小，由于胸椎两侧与肋骨相接，故椎体两侧的上、下和横突末端均有半圆形的小关节面，称为肋凹。胸椎棘突较长且向后下倾斜，相邻棘突依次重叠呈叠瓦状。

③腰椎（lumbar vertebra）有5块，椎体肥厚，椎孔大。棘突宽扁呈板状，水

平伸向后方，棘突之间的间隙较宽，临床可在第四、第五腰椎棘突间隙做腰椎穿刺术。

④骶骨（sacrum）由 5 块骶椎融合而成，呈三角形，底向上，尖向下。骶骨分前面、后面和侧面。

骶骨底前缘向前突出，称为岬（promontory），女性骶骨岬是产科测量骨盆大小的重要标志之一。侧面有耳状关节面，与髋骨的耳面相对应，形成骶髂关节。骶骨中央有纵贯全长的骶管，下端有三角形开口，称骶管裂孔，裂孔两侧有向下的小突起，称为骶角（sacral cornu），可在体表触及，是临床上骶管麻醉时确认骶管裂孔的体表标志。骶骨前面凹而光滑，后面凸而粗糙不平，前、后面各有 4 对孔，分别称为骶前孔和骶后孔，有脊神经前、后支及血管通过。

⑤尾骨（coccyx）由 3~4 块尾椎融合而成，上接骶骨，下端游离为尾骨尖。

2. 胸骨（sternum）

属扁骨，位居胸前壁正中，全长可从体表摸到，自上而下分为胸骨柄、胸骨体和剑突三部分。胸骨柄（manubrium of sternum）宽短，其上缘正中凹陷，称颈静脉切迹（jugular notch），胸骨体（body of sternum）呈长方形，两侧的肋切迹与第 2~第 7 肋相连结；柄、体连接处形成向前突出的横行隆起，称胸骨角（sternal angle），在体表可以触及，两侧平对第 2 肋，是计数肋的骨性标志。剑突（xiphoid process）为一薄骨片，下端游离。

3. 肋（rib）

由肋骨和肋软骨组成，共 12 对。第 1~第 7 对肋前端与胸骨连接，称为真肋；第 8~第 10 对肋前端分别借肋软骨与上位肋软骨连接，形成肋弓，称为假肋；第 11、第 12 对肋前端游离于腹壁肌层内，称为浮肋。

肋骨为细长的弓形扁骨，分为体和前、后两端。后端膨大，称为肋头，与相应胸椎的肋凹相关节。肋头外侧稍细称为肋颈。肋颈外侧稍隆起部为肋结节，与胸椎的横突肋凹相关节。肋体可分内、外两面和上、下两缘，内面近下缘处有肋沟，沟内有肋间血管和神经通过。

肋软骨位于各肋骨（除第 11、第 12 肋）的前端，由透明软骨构成，终身不骨化。

躯干骨重要的骨性标志：隆椎棘突、骶角、肋弓、颈静脉切迹、胸骨角和剑突。

（二）颅骨

成年人颅由 23 块颅骨组成，另有 3 对听小骨位于颞骨内。颅骨主要对脑和感觉器官起支持和保护作用。按颅骨的位置将其分为脑颅骨和面颅骨，脑颅骨位于颅的后上方，围成的腔为颅腔，容纳脑；面颅骨位于颅的前下方，形成面部的轮廓，并构成骨性眶、鼻腔和口腔。

1. 脑颅骨 围成颅腔，容纳脑，有 8 块，即前方突出的额骨（frontal bone），头顶两侧各有一块顶骨（parietal bone），后方突出的枕骨（occipital bone），两颞部各一块颞骨（temporal bone），下方颅底中部有一块蝶骨及其前方的筛骨。脑颅骨中的颞骨、蝶骨和筛骨形态较复杂。

（1）颞骨（temporal bone）。参与颅底和颅腔侧壁的构成，以外耳门为中心分为鳞部、鼓部和岩部三部分。

（2）蝶骨（sphenoid bone）。位于颅底中央，形似蝴蝶，可分为蝶骨体、大翼、小翼和翼突四部分，其中蝶骨体内有含气空腔，称为蝶窦。

（3）筛骨（ethmoid bone）。为骨质菲薄的含气骨。位于两眶之间，呈“巾”字形，分为筛板、垂直板和筛骨迷路三部分。筛板呈水平位。垂直板参与构成鼻中隔。筛骨迷路位于垂直板的两侧，内有许多小房，称为筛窦。迷路内侧壁有上、下两个向下卷曲的骨片称上鼻甲和中鼻甲。

2. 面颅骨 构成面部支架，容纳视觉、嗅觉和味觉器官，有15块，包括成对的上颌骨、鼻骨、泪骨、颧骨、下鼻甲和腭骨，不成对的犁骨、下颌骨和舌骨。

（1）下颌骨（mandible）。呈马蹄铁形，分中部的下颌体和两侧的下颌支。体的上缘为牙槽弓，前外侧面有一对颏孔。下颌支为长方形骨板，支上有两个突起，前方的为冠突，后方的为髁突，髁突的上端膨大称为下颌头，头的下方较细，称为下颌颈。下颌支内侧面中央有下颌孔，此孔有下牙槽血管和神经通过，再经下颌管通颏孔。下颌体下缘与下颌支相交处为下颌角，在体表可以触及。

（2）舌骨（hyoid bone）。位于下颌骨后下方，呈“U”形，其中部较宽的部分称舌骨体，由体向后外伸出的长突为大角，向上后伸出短小突起是小角。舌骨大角和体都可在颈部皮下扪及。

3. 颅的整体观 除下颌骨和舌骨外，颅的各骨都借结缔组织牢固地结合成一个整体，彼此间没有活动。

（1）颅的顶面观。颅的顶面呈卵圆形，前窄后宽，光滑隆凸。颅顶有三条缝，位于额骨与顶骨之间的称冠状缝；两顶骨之间称为矢状缝；两顶骨与枕骨之间的称为人字缝。

（2）颅的侧面观。颅的侧面中部有外耳门，向内通外耳道，外耳门的前上方是颧弓（zygomatic arch），后方向下的突起称为乳突（mastoid process），两者在体表可触及，是重要的骨性标志。颧弓将颅外侧面分为上方的颞窝和下方的颞下窝。

（3）颅的前面观。颅的前面由上至下分为眶、骨性鼻腔和骨性口腔。

①眶（orbit） 容纳眼球及其附属结构，呈四面锥体形，尖向后内方，经视神经管通入颅腔。前方的眶底称眶口，口的上、下缘分别称眶上缘和眶下缘，眶上缘的中、内1/3交界处有眶上切迹（或眶上孔）。眶下缘中点的下底方有眶下孔，均有血管和神经通过。眶有四个壁，眶的上壁为颅前窝的底，其前外侧有泪腺窝；眶的下壁是上颌窦的顶，其骨面上有沟称眶下沟，向前移行为眶下管，通眶下孔；眶的内侧壁前下部有泪囊窝，向下延伸为鼻泪管，通鼻腔；眶外侧壁上部有泪腺窝，后半上、下各有眶上裂和眶下裂。

②骨性鼻腔（bony nasal cavity） 位于面颅中央，由骨性鼻中隔分为左、右两部分。骨性鼻中隔由筛骨垂直板和犁骨构成。鼻腔前方的开口称为梨状孔，后方的为鼻后孔。鼻腔的顶主要由筛骨的筛板构成。外侧壁结构复杂，由上而下有3个向下卷曲的骨片，依次称为上鼻甲、中鼻甲和下鼻甲。各鼻甲下方都有相应的鼻道，分别称为上鼻道、中鼻道和下鼻道。鼻道内有鼻泪管和鼻旁窦的开口。上鼻甲的后上方与蝶骨体之间的浅窝称蝶筛隐窝。

③鼻旁窦（paranasal sinus） 又称副鼻窦，是上颌骨、额骨、筛骨及蝶骨内含气的

骨腔，位于鼻腔周围并开口于鼻腔。额窦（frontal sinus）位于眉弓深面，左、右各一，窦口向后下，开口于中鼻道。筛窦（ethmoidal sinus）是筛骨迷路内蜂窝状小房的总称，分为前、中、后3群。前、中群开口于中鼻道，后群开口于上鼻道。蝶窦（sphenoidal sinus）位于蝶骨体内，被骨板分割成左、右两腔，多不对称，向前开口于蝶筛隐窝。上颌窦（maxil lary sinus）最大，在上颌骨体内，开口于中鼻道。

④骨性口腔（oral cavity） 由上颌骨、腭骨及下颌骨围成。

（4）颅底内面观。颅底内面自前向后呈阶梯状排列着3个窝。

①颅前窝（anterior cranial fossa） 位置最高，由额骨、筛骨和位于二者后方的蝶骨构成。其正中有一向上的突起称为鸡冠，其两侧的水平骨板称筛板，筛板上的许多小孔称筛孔。

②颅中窝（middle cranial fossa） 中央呈马鞍形的结构为蝶鞍，正中有一容纳垂体的垂体窝。窝前外侧有视神经管与眶交通，两侧由前向后依次是眶上裂、圆孔、卵圆孔和棘孔。

③颅后窝（posterior cranial fossa） 由枕骨和颞骨构成。中央最低处有枕骨大孔，枕骨大孔前外侧缘上有舌下神经管。颅后窝的后壁中央有一隆起，称为枕内隆凸，向两侧续为横窦沟，此沟向外移行于乙状窦沟，末端续于颈静脉孔。颅后窝前外侧壁有内耳门，通内耳道。

（5）颅底外面观。颅底外面的前部有骨腭，腭后有鼻后孔。后部正中有枕骨大孔，后上方有枕外隆凸（external occipital protuberance）。枕骨大孔两侧有椭圆形的枕髁。枕髁的根部有舌下神经管外口，前外侧有颈静脉孔（jugular foramen），此孔的前方有颈动脉管外口。在乳突前内侧有一细长的突起称为茎突，二者之间有茎乳孔。颧弓根部后方有下颌窝，窝前的突起，称为关节结节。

三、附肢骨

附肢骨是中轴骨之外的骨结构，包括上肢骨和下肢骨。

上肢骨　包括上肢带骨和自由上肢骨。

1. 上肢带骨　包括锁骨和肩胛骨。

（1）锁骨。横架于胸廓前上方，全长均可触及，是重要的骨性标志。锁骨呈“~”形，上面平滑，下面粗糙。内侧端粗大，称胸骨端，与胸骨柄相关节；外侧端扁平，称为肩峰端，与肩胛骨的肩峰相关节。锁骨内2/3段凸向前，外1/3段凸向后。

锁骨的外、中1/3交界处较细，骨折易发生于此处。锁骨是上肢骨唯一与躯干骨构成关节的骨，它对固定上肢、支持肩胛骨、便于上肢灵活的运动起重要作用。此外，还对行经其下方的上肢大血管和神经起保护作用。

（2）肩胛骨（scapula）。为三角形扁骨，位于胸廓后外侧上方，介于第2~第7肋之间，有两面、三缘和三角。前面微凹，称为肩胛下窝；后面有横行隆起，称为肩胛冈，其外侧端扁平，称为肩峰，是肩部最高点。肩胛骨上、下方的浅窝，分别称为冈上窝和冈下窝。上缘最短，外侧有肩胛切迹，更外侧有弯曲呈指状的突起称为喙突；内侧缘对向脊柱；外侧缘较厚，对向腋窝。上角平对第二肋骨；下角平对第七肋，易于触及，是计数肋的骨性标志；外侧角形成关节面，称为关节盂，与肱骨头相关节。

2. 自由上肢骨 包括肱骨、尺骨、桡骨和手骨。

(1) 肱骨 (humerus)。位于臂部的长骨。上端膨大，有半球形的肱骨头，与肩胛骨的关节盂相关节。头周围的环形浅沟，称解剖颈 (anatomical neck)。在肱骨头的外侧和前方的隆起，称为大结节和小结节。上端与体交界处较细，称为外科颈 (surgical neck)，为较易发生骨折的部位。

肱骨体中部外侧面有粗糙的三角肌粗隆，是三角肌的附着处。其后内侧有一条由内上斜向外下的浅沟，称为桡神经沟 (sulcus for radial nerve)，其内有桡神经走行。肱骨中段骨折时易损伤此神经。

下端的内、外侧各有一突起，分别称为内上髁和外上髁，二者在体表均可触及，是上肢重要的体表标志。下端前面外侧部有半球状的肱骨小头，与桡骨相关节；内侧部有与尺骨相关节的肱骨滑车 (trochlea of humerus)；在滑车后面的上方有鹰嘴窝。内上髁后方的浅沟称为尺神经沟，尺神经由此经过。

(2) 尺骨 (ulna)。尺骨分一体两端，上端粗大，前面有一半圆形深凹，称为滑车切迹，与肱骨滑车相关节。切迹的前下方和后上方各有一突起，分别称为冠突和鹰嘴。冠突外侧面的浅凹称为桡切迹，与桡骨头环状关节面相关节。尺骨体呈棱柱形。下端称为尺骨头，周缘有环状关节面，与桡骨的尺切迹相关节。尺骨头后内侧有向下突出的尺骨茎突，是重要的体表标志。

(3) 桡骨 (radius)。位于前臂外侧，分一体两端。上端细小，称为桡骨头 (head of radius)，头的上面微凹与肱骨小头相关节。头周缘有环状关节面与尺骨相关节，头下稍细部分称桡骨颈。桡骨体呈三棱柱形。桡骨下端膨大，其外侧部向下突出称桡骨茎突，在体表可触及，是重要的体表标志；下端内侧面的关节面称尺切迹，与尺骨头相关节；下端下面有腕关节面与腕骨相关节。

(4) 手骨。包括腕骨、掌骨和指骨。

①腕骨 (carpal bone) 有 8 块，排成远、近两横列。每列 4 块。近侧列由桡侧至尺侧依次为手舟骨、月骨、三角骨和豌豆骨，远侧列依次为大多角骨、小多角骨、头状骨和钩骨。

②掌骨 (metacarpal bone) 有 5 块，由桡侧向尺侧分别称第 1 ~ 第 5 掌骨。每块掌骨由近及远分底、体和头三部分。

③指骨 (phalanges) 共 14 节，除拇指为两节外，其余各指均为三节，由近侧向远侧分别为近节指骨、中节指骨和远节指骨。

上肢骨重要的骨性标志：锁骨、肩胛冈、肩峰、肩胛下角、肱骨内上髁、肱骨外上髁、尺神经沟、尺骨鹰嘴和桡骨茎突。

下肢骨 包括下肢带骨和自由下肢骨。

1. 下肢带骨 即髋骨 (hip bone)，为不规则骨。由髂骨、耻骨和坐骨构成。幼年时 3 块骨借软骨相连，到 15 岁后软骨逐渐钙化融合为 1 块骨。其外侧面融合处有一深窝，称为髋臼 (acetabulum)。髋臼的下部有一大孔，称为闭孔。

(1) 髂骨 (ilium)。位于髋骨的后上部，上缘弧形，称为髂嵴 (iliac crest)。髂嵴的前端为髂前上棘，后端为髂后上棘。髂嵴向最外侧的粗糙突起称为髂结节 (tubercle of iliac crest)。髂骨内面为一大浅窝，称为髂窝，窝的下界是弧形的骨嵴，称为弓状线。髂窝后方有粗糙的耳状面，与骶骨的耳状面相关节。

（2）坐骨（ischium）。位于髋骨的后下部，分坐骨体和坐骨支。坐骨体构成髋臼的后下部，肥厚粗壮，体向后下延续为坐骨支。坐骨支下端粗大，称为坐骨结节（ischial tuberosity），在体表可触及，是重要的骨性标志。坐骨体后缘有一锥状突起称为坐骨棘，其上、下方的凹陷分别称为坐骨大切迹和坐骨小切迹。

（3）耻骨（pubis）。位于髋骨的前下部，分耻骨体和上、下两支。耻骨体构成髋臼的前下部，向前下延伸为耻骨上支，再转向后下续为耻骨下支。耻骨上、下支移行处的内侧面称为耻骨联合面。耻骨上支上缘的骨嵴称为耻骨梳，耻骨上支的前端有一突起，称为耻骨结节是重要的骨性标志。

2. 自由下肢骨 包括股骨、髌骨、胫骨、腓骨和足骨。

（1）股骨（femur）。位于股部，是人体最长最粗壮的长骨。上端有朝向内上方的股骨头与髋臼相关节，头中央有股骨头凹，是股骨头韧带附着处。头下外侧较细部为股骨颈，体与颈交界处外上方的隆起称为股骨大转子，内下方隆起称为股骨小转子。股骨体呈圆柱形，稍向前凸，前面光滑，后面的纵行骨嵴称为粗线，此线上端偏外侧的粗糙隆起称为臀肌粗隆，为臀大肌的附着点。下端有两个向后的突起，分别称为内侧髁和外侧髁，两髁之间的深窝称为髁间窝，两髁侧面上方分别有突出的内上髁与外上髁，在体表易于触及，是重要的骨性标志。

（2）髌骨（patella）。是全身最大的籽骨，上宽下尖，前面粗糙，位于股四头肌腱内，后面为光滑的关节面，与股骨内、外侧髁的髌面相关节。

（3）胫骨（tibia）。是位于小腿内侧的长骨。上端膨大，向两侧突出，形成内侧髁和外侧髁，两髁之间向上的隆起，称为髁间隆起。两侧髁的上面各有上关节面，与股骨相应的髁相关节。外侧髁的后下方有腓关节面，与腓骨头相关节。上端前面的粗糙隆起称胫骨粗隆，是髌韧带的附着处。

胫骨体呈三棱柱形，其前缘和内侧面都可在体表扪及。下端稍膨大，其内侧向下的突起，称为内踝，在体表可触及，是重要的骨性标志；外侧面有三角形的腓切迹，与腓骨相接；底面有关节凹，与距骨相关节。

（4）腓骨（fibula）。是小腿外侧部的长骨，细长，上端称为腓骨头，与胫骨相关节。上端稍膨大，称为腓骨头，有腓骨头关节面与胫骨相关节。头下方缩窄，称为腓骨颈。体内侧缘锐利，称为骨间缘，有小腿骨间膜附着。体内侧近中点处可见向上开口的滋养孔。下端膨大并向下突出形成外踝，在体表可触及，是重要的骨性标志，其内侧面是外踝关节面，与距骨相关节。

（5）足骨（bones of foot）。包括跗骨、跖骨和趾骨。

①跗骨（tarsus） 有7块，排为前、中、后三列。后列包括位于前上方的距骨和后下方的跟骨；中列为足舟骨，前列由内侧至外侧依次为内侧楔骨、中间楔骨、外侧楔骨和骰骨。跗骨几乎占全足的一半，这与下肢的支持和负重功能有关。

②跖骨（metatarsus） 有5块，由内侧向外侧分别为第1~第5跖骨，其形态与掌骨相似。

③趾骨（phalanges of the foot） 有14节，其形态、命名均与指骨相同。

下肢骨重要的骨性标志：髂嵴、髂结节、髂前上棘、耻骨结节、坐骨结节、股骨

大转子、髌骨、腓骨头、胫骨粗隆、内踝、外踝和跟骨结节。

四、骨连结概述

骨与骨之间借纤维结缔组织、软骨或骨相连，构成骨连结。按骨连结的连结形式不同可分为直接连结和间接连结两类。

直接连结的特点是骨与骨之间借结缔组织、软骨或骨相连，活动度小，无间隙。如颅骨之间的骨缝、椎骨之间的椎间盘和骶椎间的结合等。

间接连结又称关节（articulation）或滑膜关节（synovial joint），其特点是骨与骨之间借其周围的结缔组织囊相连，相连骨之间有腔隙，运动范围较大。

（一）关节的基本结构

每个关节都具备关节面、关节囊和关节腔三种基本结构。

1. 关节面（articular surface）

关节面是构成关节各骨的邻接面，通常为一凹一凸，凸面称为关节头，凹面称为关节窝。关节面有关节软骨覆盖，表面光滑，具有弹性，有减少摩擦和缓冲震荡的作用。

2. 关节囊（articular capsule）

关节囊为结缔组织囊，附着于关节面周缘的骨面上，可分为外层和内层。外层为纤维膜，厚而坚韧；内层为滑膜层，薄而柔软，衬贴于纤维层内面，并附于关节软骨周缘，能产生滑液，润滑关节腔和营养关节软骨。

3. 关节腔（articular cavity）

关节腔是关节囊滑膜层与关节软骨之间围成的密闭腔隙，内含少量滑液，可减少运动时关节面之间的摩擦。腔内为负压，对维持关节的稳定性起一定的作用。

（二）关节的辅助结构

某些关节除具备上述基本结构外，还另有一些辅助结构，以增加关节的稳固性和灵活性，如韧带、关节盘和关节唇等。

1. 韧带（ligament）

韧带由致密结缔组织构成，根据其与关节囊的关系分为囊内韧带和囊外韧带，可加强关节的稳定性和限制关节的运动幅度。

2. 关节盘（articular disc）

关节盘为垫于关节面之间的纤维软骨板，周缘附着于关节囊。使两骨关节面更加相互适应，增加了关节的稳固性和灵活性。此外关节盘有一定弹性，具有缓冲作用。

3. 关节唇（articular labrum）

关节唇是附着在关节窝周缘的纤维软骨环，具有加深关节窝、增加接触面积和稳固关节的作用。

（三）关节的运动

1. 屈（flexion）和伸（extension）

屈和伸是关节绕冠状轴进行的运动。一般两骨之间的角度变小为屈，反之为伸。

2. 内收（adduction）和外展（abduction）

内收和外展是关节矢状轴进行的运动。运动时骨向正中矢状面靠近称内收，反之为展。

3. 旋内（medial rotation）和旋外（lateral rotation）

旋内和旋外是关节绕垂直轴进行的运动。运动时，骨的前面转向内侧为旋内，反之为旋外。在前臂，将手背向前旋转的运动为旋前，向后旋转则为旋后。

4. 环转（circumduction）

环旋是屈、外展、伸和内收依次连续的运动。

五、骨骼肌

骨骼肌是运动系统的动力部分，绝大多数附着于骨骼，少数附着于皮肤，后者亦称为皮肌。骨骼肌在人体内分布极为广泛，有600多块，约占体重的40%。每块肌都具有一定的形态、结构、位置和辅助装置，执行一定的功能，有丰富的血管和淋巴管分布，并接受神经的支配，所以每块肌都可视为一个器官。

（一）骨骼肌概述

1. 肌的形态和构造

每块骨骼肌包括肌腹（muscle belly）和肌腱（tendon）两部分。肌腹主要由肌纤维（即肌细胞）组成，色红而柔软。肌腱主要由平行致密的胶原纤维束构成，色白、强韧而无收缩功能，位于肌腹的两端，肌借腱附着于骨骼。

肌的形态多样，按其外形大致可分为长肌、短肌、扁肌和轮匝肌四种。长肌的肌束通常与肌的长轴平行，收缩时肌显著缩短，可引起大幅度的运动，多见于四肢。

短肌小而短，具有明显的节段性，收缩幅度较小，多见于躯干深层。扁肌宽扁呈薄片状，多见于胸腹壁，除运动功能外还兼有保护内脏的作用，其肌腱呈薄膜状，称为腱膜（aponeurosis）。轮匝肌主要由环形的肌纤维构成，位于孔裂的周围，收缩时可以关闭孔裂。

2. 肌的起止、配布和作用

肌通常以两端附着在两块或两块以上的骨面上，中间跨过一个或多个关节。肌收缩时使两骨彼此靠近或分离而产生运动。一般来说，两块骨必定有一块骨的位置相对固定，而另一块骨相对地移动。通常把接近身体正中面或四肢部靠近近侧的附着点看作肌肉的起点（origin）或定点（fixed attachment）；把另一端则看作止点（insertion）或动点（movable attachment）。肌肉的定点和动点在一定条件下可以相互转换。每一个关节至少配布有两组运动方向完全相反的肌，这些在作用上相互对抗的肌称为拮抗肌（antagonist）。而在一个关节的同侧，具有相同功能的两组或多组肌，其功能相同，互相协同，称为协同肌。

3. 肌的命名

肌按形状、大小、位置、起止点或作用等命名。如斜方肌、三角肌等是按形状命名的；冈上肌、冈下肌、骨间肌等是按位置命名的；肱二头肌、股四头肌等是按肌的形态结构和部位综合命名的；胸大肌、腰大肌等又以大小和位置综合命名；胸锁乳突肌、胸骨舌骨肌等是按其起止点命名的；旋后肌、大收肌等是按作用命名的；腹外斜肌、腹横肌是根据位置和肌束的方向命名的。

4. 肌的辅助装置

在肌的周围有辅助装置协助肌的活动，具有保持肌的位置、减少运动时的摩擦和保护等功能，包括筋膜、滑膜囊和腱鞘。

（1）筋膜（fascia）。遍布全身，分浅筋膜和深筋膜两种。

①浅筋膜（superficial fascia） 又称皮下筋膜，位于真皮之下，由疏松结缔组织构成，内含脂肪、血管和神经等。临床上皮下注射即将药物注入此层。

②深筋膜（deep fascia） 又称固有筋膜，位于浅筋膜的深面，由致密结缔组织构成，包被体壁、四肢的肌和血管神经等。深筋膜与肌的关系非常密切，在四肢，深筋膜插入肌群之间，并附着于骨，构成肌间隔。深筋膜还包绕血管、神经形成血管神经鞘。在肌数目众多而骨面不够广阔的部位，深筋膜可供肌附着作为肌的起点。

（2）滑膜囊（synovial bursa）。为封闭的结缔组织囊，壁薄，内有滑液，多位于腱与骨面相接触处，以减少两者之间的摩擦。

（3）腱鞘（tendinous sheath）。是包围在肌腱外面的鞘管，存在于活动性较大的部位，如腕、踝、手指和足趾等处。腱鞘可分外层的纤维层和内层的滑膜层两部分。腱鞘滑膜层的脏、壁两层互相移行，之间为腔隙，内含少量滑液，使肌腱能在鞘内自由滑动。

5. 肌的血管、淋巴管和神经

每块肌都有自己的血液供应，血管束多与神经伴行，沿肌间隔、筋膜间隙行走，分支进入肌门，经反复分支，最后在肌内膜形成包绕肌纤维的毛细血管网，然后由毛细血管网汇入微静脉和小静脉离开肌门。肌的淋巴回流始于肌的毛细淋巴管，它们位于肌外膜和肌束膜内，离肌后沿途伴随静脉回流，并汇入较大的淋巴管中。每块肌的神经多与主要的血管束伴行，入肌部位取决于该肌的肌纤维排列和长度，主要有两种形式：一种与肌纤维平行，如梭形肌；另一种与肌纤维垂直，如阔肌。

（二）骨骼肌的分布

1. 头肌 可分为面肌和咀嚼肌两部分。

（1）面肌。为扁薄的皮肌，位置浅表，大多起自颅骨的不同部位，止于面部皮肤，主要分布于面部口、眼、鼻等孔裂周围，可分为环形肌和辐射肌两种，有闭合或开大上述孔裂的作用，同时牵动面部皮肤显示喜怒哀乐等各种表情，故面肌又称表情肌。

①枕额肌（occipitofrontalis） 阔而薄，它由两个肌腹和中间的帽状腱（galea aponeurotica）构成。前方的肌腹位于额部皮下，称为额腹，后方的肌腹位于枕部皮下，称为枕腹，它们与颅部的皮肤和皮下组织紧密结合共同组成头皮，与深部的骨膜隔以疏松的结缔组织。枕腹起自枕骨，额腹止于眉部皮肤。枕腹可向后牵拉帽状腱膜，额腹收缩时可提眉并使额部皮肤出现皱纹。

②眼轮匝肌（orbicularis oculi） 位于眼裂周围，呈扁椭圆形，分眶部、睑部、泪囊部。睑部纤维可眨眼，与眶部纤维共同收缩使眼裂闭合。泪囊部纤维可扩大泪囊，使囊内产生负压，以利泪液的引流。

③口周围肌 包括辐射状肌和环形肌。辐射状肌分别位于口唇的上、下方，能上提上唇、降下唇或拉口角向上、向下或向外。在面颊深部有一对颊肌（buccinator），此肌紧贴口腔侧壁，可以外拉口角，并使唇、颊紧贴牙齿，帮助咀嚼和吸吮，与口轮匝肌共同作用，能做吹口哨的动作，故又称吹奏肌。环绕口裂的环形肌称为口轮匝肌（orbicularis oris），收缩时闭口，并使上、下唇与牙贴紧。

（2）咀嚼肌。包括咬肌、颞肌、翼外肌和翼内肌，配布于下颌关节周围，参加咀嚼运动。

①咬肌（masseter） 起自颧弓的下缘和内面，纤维斜向后下止于咬肌粗隆，收缩时上提下颌骨。

②颞肌（temporalis） 起自颞窝，肌束如扇形向下会聚，通过颧弓的深面，止于下颌骨的冠突，收缩时使下颌骨上提，后部纤维使下颌骨向后。

（3）翼内肌（medial pterygoid） 起自翼窝，纤维方向同咬肌，止于下颌角内面的翼肌粗隆，收缩时上提下颌骨，并使其向前运动。

（4）翼外肌（lateral pterygoid） 在颞下窝内，起自蝶骨大翼的下面和翼突的外侧面，向后外止于下颌颈和颞下颌关节的关节盘等处。收缩时拉颞下颌关节的关节盘连同下颌头向前至关节结节的下方，做张口运动，一侧作用时使下颌移向对侧。

2. 颈肌 颈以斜方肌前缘分为前、后两部，前部为狭义的颈，后部为项部。颈肌可依其所在位置分为颈浅肌和颈外侧肌、颈前肌、颈深肌三群。

（1）颈浅肌和颈外侧肌。

①颈阔肌（platysma） 位于颈部浅筋膜中，为一皮肌，薄而宽阔，起自胸大肌和三角肌表面的筋膜，向上止于口角。作用：拉口角向下，并使颈部皮肤出现皱折。

②胸锁乳突肌（sternocleidomastoid） 斜向后上方，止于颞骨的乳突，在颈部形成明显的标志。作用：一侧肌收缩使头向同侧倾斜，脸转向对侧；两侧收缩可使头后仰；一侧病变使肌挛缩时，可引起斜颈。

（2）颈前肌。包括舌骨上肌群和舌骨下肌群。

1）舌骨上肌群 在舌骨与下颌骨之间，每侧 4 块肌。

①二腹肌（digastric） 在下颌骨的下方，有前、后二腹。前腹起自下颌骨二腹肌窝，斜向后下方；后腹起自乳突内侧，斜向前下；两个肌腹以中间腱相连，中间腱借筋膜形成的滑车系于舌骨。

②下颌舌骨肌（mylohyoid） 二腹肌前腹深部的三角形扁肌，起自下颌骨，止于舌骨，与对侧下颌舌骨肌会合于正中线，组成口腔底。

③茎突舌骨肌（stylohyoid） 居二腹肌后腹之前上并与之伴行，起自茎突，止于舌骨。

④颏舌骨肌（geniohyoid） 在下颌舌骨肌深面，起自颏棘，止于舌骨。

舌骨上肌群的作用：当舌骨固定时，下颌舌骨肌、颏舌骨肌和二腹肌前腹均能拉下颌骨向下而张口。吞咽时，下颌骨固定，舌骨上肌群收缩上提舌骨，使舌升高，推挤食团入咽，并关闭咽峡。

2）舌骨下肌群 位于颈前部，在舌骨下方正中线的两侧，居喉、气管、甲状腺的前方，每侧有 4 块肌，分浅、深两层排列，各肌均依起止点命名。为薄片带状肌，在颈部正中线的两侧。

①胸骨舌骨肌（sternohyoid） 为窄带状肌，位于颈部前面正中线的两侧。起自胸骨柄和锁骨胸骨端后面，止于舌骨体内侧部，有下降舌骨和喉的作用。

②肩胛舌骨肌（omohyoid） 在胸骨舌骨肌的外侧，为细长带状肌，分为上腹、下腹，由位于胸锁乳突肌下部深面的中间腱相连。

③胸骨甲状肌（sternothyroid） 在胸骨舌骨肌深面。

④甲状舌骨肌（thyrohyoid） 在胸骨甲状肌的上方，被胸骨舌骨肌遮盖。

舌骨下肌群的作用：下降舌骨和喉，甲状舌骨肌在吞咽时可提喉使之靠近舌骨。

（3）颈深肌。可分成内、外侧两群。现仅介绍外侧群。外侧群位于脊柱颈段的两侧，有前斜角肌（scalenus anterior）、中斜角肌（scalenus medius）和后斜角肌（scalenus posterior）。各肌均起自颈椎横突，其中前、中斜角肌止于第 1 肋，后斜角肌止于第 2 肋。前、中斜角肌与第 1 肋之间的空隙为斜角肌间隙（sealene fissure），有锁骨下动脉和臂丛神经通过。前斜角肌肥厚或痉挛可压迫这些结构，产生相应症状，称为前斜角肌综合征。作用：一侧肌收缩，使颈侧屈；两侧肌同时收缩可上提第 1、第 2 肋助深吸气。如肋骨固定，则可使颈前屈。

3. 躯干肌 可分为背肌、胸肌、膈、腹肌和会阴肌。会阴肌（包括盆肌）在生殖系统中描述。

（1）背肌。包括背浅肌、背深肌及背部筋膜。

1）背浅肌

①斜方肌（trapezius） 位于项部和背上部的浅层，为三角形的扁肌，左右两侧合在一起呈斜方形，故而得名。该肌起自上项线、枕外隆凸、项韧带、第 7 颈椎和全部胸椎的棘突，止于锁骨的外侧 1/3、肩峰和肩胛冈。使肩胛骨向脊柱靠拢，上部肌束可上提肩胛骨，下部肌束使肩胛骨下降。如果肩胛骨固定，一侧肌收缩使颈向同侧屈、脸转向对侧，两侧同时收缩可使头后仰。该肌瘫痪时，产生“塌肩”。

②背阔肌（latissimus dorsi） 为全身最大的扁肌，位于背的下半部及胸的后外侧，以腱膜起自下 6 个胸椎的棘突、全部腰椎的棘突、骶正中嵴及髂嵴后部等处，肌束向外上方集中，经肱骨的内侧至其前方，止于肱骨小结节嵴。作用：使肱骨内收、旋内和后伸。当上肢上举固定时，可引体向上。

2）背深肌 主要有竖脊肌（erector spinae），又称骶棘肌，为背肌中最长、最大的肌，纵列于躯干的背面、脊柱两侧的沟内，起自骶骨背面和髂嵴的后部，向上分出三群肌束，沿途止于椎骨和肋骨，向上可到达颞骨乳突。作用：使脊柱后伸和仰头，一侧收缩使脊柱侧屈。

3）背部筋膜 被覆于斜方肌和背阔肌表面的深筋膜较薄弱，但在竖脊肌周围的筋膜特别发达，称为胸腰筋膜（thoracolumbar fascia），其包裹在竖脊肌和腰方肌的周围，在腰部筋膜明显增厚，由于腰部活动度大，在剧烈运动中，胸腰筋膜常可扭伤，为腰背劳损病因之一。

（2）胸肌。可分为两群，一群为胸上肢肌，位于胸壁的前面及侧面浅层，为阔肌，止于上肢带骨或肱骨；一群为胸固有肌，参与胸壁的构成。

1）胸上肢肌

①胸大肌（pectoralis major） 位置表浅，宽而厚，呈扇形，覆盖胸廓前壁的大部，起自锁骨的内侧半、胸骨和第 1～第 6 肋软骨等处，各部肌束聚合向外，止于肱骨大结节嵴。作用：使肩关节内收、旋内和前屈。如上肢固定，可上提躯干，也可提肋助吸气。

②胸小肌（pectoralis minor） 位于胸大肌深面，呈三角形，起自第 3～第 5 肋，止

于肩胛骨的喙突。作用：拉肩胛骨向前下方。当肩胛骨固定时，可上提肋以助吸气。

③前锯肌（serratus anterior） 为宽大的扁肌，位于胸廓侧壁，以数个肌齿起自上8个或9个肋骨，肌束斜向后上内，经肩胛骨的前方，止于肩胛骨内侧缘和下角。作用：拉肩胛骨向前和紧贴胸廓，下部肌束使肩胛骨下角旋外，助臂上举，当肩胛骨固定时，可上提肋骨助深吸气。若此肌瘫痪，则肩胛骨下角离开胸廓而突出于皮下，称为“翼状肩”，此时不能完全上举臂或做向前推的动作。

2）胸固有肌

①肋间外肌（intercostales externi） 肋间外肌位于肋间隙的外面，共11对。起于上位肋骨下缘。纤维自外上方到内下方，止于下位肋骨上缘。上固定时，上提肋骨，使胸廓额状径和矢状径扩大，起到吸气作用。

②肋间内肌（intercostales interni） 位于肋间外肌的深面，起自下位肋骨的上缘，止于上位肋骨的下缘，肌束方向与肋间外肌相反。作用：降肋助呼气。

（3）膈（diaphragm）。是主要的呼吸肌，由颈部的肌节迁移至胸腹腔之间而形成的向上膨隆呈穹隆形的扁肌，膈的肌纤维起自胸廓下口的周缘和腰椎前面。

膈上有三个裂孔：在第12胸椎体前方，左右两个膈脚与脊柱之间有主动脉裂孔，有主动脉和胸导管通过；主动脉裂孔的左前上方，约在第10胸椎水平，有食管裂孔，有食管和迷走神经通过；在食管裂孔的右前上方的中心腱内有腔静脉孔，约在第8胸椎水平，有下腔静脉通过。

作用：膈，收缩时，膈穹隆下降，胸腔容积扩大，以助吸气；松弛时，膈穹隆上升恢复原位，胸腔容积减小，以助呼气。膈与腹肌同时收缩，则能增加腹压，协助排便、呕吐、咳嗽、喷嚏及分娩等活动。

（4）腹肌。位于胸廓与骨盆之间，参与腹壁的组成，按其部位可分为前外侧群和后群两部分。

1）前外侧群 构成腹腔的前外侧壁，包括腹直肌和三块宽阔的扁肌（腹外斜肌、腹内斜肌和腹横肌）。

①腹外斜肌（obliquus extermus abdominis） 为宽阔扁肌，位于腹前外侧部的浅层，以8个肌齿起自下8个肋骨的外面，肌纤维斜向前下，后部肌束向下止于髂嵴前部，其余肌束向内移行于腱膜，经腹直肌前，并参与构成腹直肌鞘的前层，至腹正中线终于白线。腹外斜肌腱膜的下缘卷曲增厚连于髂前上棘与耻骨结节之间，称为腹股沟韧带。在耻骨结节外上方，腱膜形成三角形的裂孔，为腹股沟管浅（皮下）环。

②腹内斜肌（obliquus internus abdominis） 在腹外斜肌深面。起始于胸腰筋膜、髂嵴和腹股沟韧带的外侧1/2，肌束方向与腹外斜肌垂直，大部分肌束向前上方延为腱膜，在腹直肌外侧缘分为前、后两层包裹腹直肌，参与构成腹直肌鞘的前层及后层，在腹正中线终于白线。腹内斜肌下部的肌束行向前下，越过精索前，延为腱膜，与腹横肌的腱膜会合形成腹股沟镰（inguinal falx）或称联合腱（conjoint tendon），止于耻骨梳的内侧端及耻骨结节附近。腹内斜肌的最下部发出一些细散的肌纤维，包绕精索、睾丸和阴囊，称为提睾肌，收缩时可上提睾丸。

③腹横肌（transversus abdominis） 在腹内斜肌深面，起自下6个肋软骨的内面、胸腰筋膜、髂嵴和腹股沟韧带的外侧1/3，肌束横行向前延为腱膜，腱膜越过腹直肌后

面参与组成腹直肌鞘后层，止于白线。腹横肌最下部的肌束和腱膜下缘的内侧部分分别参与构成提睾肌和腹股沟镰。

④腹直肌（rectus abdominis） 位于腹前壁正中线的两旁，居腹直肌鞘中，起自耻骨联合和耻骨嵴，肌束向上止于胸骨剑突和第5~第7肋软骨前。肌的全长被第3~第4条横的腱划分成几个肌腹。在腹直肌的后面，腱划不明显，未与腹直肌鞘的后层愈合，所以腹直肌的后面是完全游离的。

2）后群 有腰大肌和腰方肌，腰大肌将在下肢中叙述。腰方肌（quadratus lumborum）位于腹后壁，在脊柱两侧，其内侧有腰竖脊肌，腰方肌的前后面被胸腰筋膜的深层和中层所包裹，并与其他肌肉相分割自髂嵴的后部，向上止于第12肋和第1~第4腰椎横突。作用：下降和固定第12肋，并使脊柱侧屈。

3）腹肌的肌间结构 为外侧群腱膜的衍生结构，包括腹直肌鞘、白线、腹股沟管和海氏（腹股沟）三角。

①腹直肌鞘（sheath of rectus abdominis） 包绕腹直肌，由腹前外侧壁三块扁肌的腱膜形成。鞘分前、后两层，前层由腹外斜肌腱膜与腹内斜肌腱膜的前层构成；后层由腹内斜肌腱膜的后层与腹横肌腱膜构成。在脐以下4~5cm处三块扁肌的腱膜全部转到腹直肌前构成腹直肌鞘的前层，使后层缺如，因此，腹直肌鞘的后层由于腱膜中断而形成一凸向上方的弧形边界线称弓状线或半环线，此线以下腹直肌后面上腹横筋膜相贴。

②白线（linea alba） 位于腹前壁正中线上，为左右腹直肌鞘之间的隔，由层扁肌腱膜的纤维交织而成，上方起自剑突，下方止于耻骨联合，中部有脐环。白纹坚韧面少血管，因此腹部手术常可用作正中切口的部位。

③腹股沟管（inguinal canal） 为男性精索或女性子宫圆韧带所通过的一条肌和腱之间的裂隙，位于腹前外侧壁的下部，在腹股沟韧带内侧半的上方，由外上斜贯向内下，长约4.5cm。管的内口称腹股沟管深（腹）环，在腹股韧带中点上方约1.5cm处，为腹横筋膜向外的突口，其内侧有腹壁下动脉。管的外口即腹股沟管浅（皮下）环。管有四个壁，前壁是腹外斜肌腱膜和腹内斜肌；后壁是腹横筋膜和腹股沟镰；上壁为腹内斜肌和腹横肌的弓状下缘；下壁为腹股沟韧带。此管为腹股沟斜疝的好发部位。

④海氏（腹股沟）三角（inguinal/Hesselbach's triangle） 位于腹前壁下部，是由腹直肌外侧缘、腹股沟韧带和腹壁下动脉围成的三角区。若腹腔内容物从此处膨出，则为腹股沟直疝。

4. 四肢肌

（1）上肢肌。分为肩肌、臂肌、前臂肌和手肌。

1）肩肌 配布于肩关节周围，均起自上肢带骨，止于肱骨，能运动肩关节并能增强关节的稳固性。

①三角肌（deltoid） 位于肩部，呈三角形。起自锁骨的外侧段、肩峰和肩胛冈，止于肱骨体外侧的三角肌粗隆，使肩部呈圆隆形。作用：外展肩关节，前部肌束可以使后关节屈和旋内，后部肌束能使肩关节伸和旋外。

②冈上肌（supraspinatus） 位于斜方肌深面，起自肩胛骨的冈上窝，肌束向外经肩峰和喙肩韧带的下方，跨越肩关节，止于肱骨大结节的上部。作用：使肩关节外展。

③冈下肌（infraspinatus） 位于冈下窝内，肌的一部分被三角肌和斜方肌覆盖。起自冈下窝，肌束向外经肩关节后面，止于肱骨大结节的中部。作用：使肩关节旋外。

④小圆肌（teres minor） 位于冈下肌的下方，起自肩胛骨外侧缘背面，止于肱骨大结节的下部。作用：使肩关节旋外。

⑤大圆肌（teres major） 位于小圆肌的下方，其下缘后面被背阔肌遮盖。该肌起自肩胛骨下角背面，肌束向上外方集中，止于肱骨小结嵴。作用：使肩关节内收和旋内。

2）臂肌 覆盖肱骨，以内侧和外侧两个肌间隔分隔成前、后两群，前群为屈肌，后群为伸肌。

①前群

肱二头肌（biceps brachii）呈梭形，起端有两个头，长头以长腱起自肩胛骨盂上结节，通过肩关节囊，经结节间沟下降；短头在内侧，起自肩胛骨喙突，两头在臂的下部合并成一个肌腹，向下移行为肌腱，止于桡骨粗隆。作用：屈肘关节；当前臂在旋前位时，能使其旋后；协助屈肩关节。

喙肱肌（coracobrachialis）在肱二头肌短头的后内方，起自肩胛骨喙突，止于肱骨中部的内侧。作用：协助肩关节屈和内收。

肱肌（brachialis）位于肱二头肌的深面，起自肱骨体下半的前面，止于尺骨粗隆。作用：屈肘关节。

②后群

肱三头肌（triceps brachii）起端有三个头，长头以长腱起自肩胛骨盂下结节，向下行经大、小圆肌之间；外侧头与内侧头分别起自肱骨后面桡神经沟的外上方和内下方的骨面，三个头向下以一坚韧的肌腱止于尺骨鹰嘴。作用：伸肘关节，长头还可使肩关节后伸和内收。

3）前臂肌 位于尺、桡骨的周围，分为前（屈肌）、后（伸肌）两群，主要运动腕关节、指骨间关节。除了屈、伸肌外，还配布有旋肌。前臂肌大多数是长肌，肌腹位于近侧，细长的腱位于远侧，所以前臂的上半部膨隆，下半部逐渐变细。

①前群 共9块肌，除肱桡肌起自肱骨外上髁外，其他均以屈肌总腱起自肱骨内上髁以及前臂深筋膜。

浅层：有6块肌，自桡侧向尺侧依次为肱桡肌、旋前圆肌、桡侧腕屈肌、掌长肌、尺侧腕屈肌、指浅屈肌。

肱桡肌（brachioradialis） 起自肱骨外上髁的上方，向下止于桡骨茎突。作用：屈肘关节。

旋前圆肌（pronator teres） 止于桡骨外侧面的中部。作用：使前臂旋前、屈肘关节。

桡侧腕屈肌（flexor carpi radialis） 以长腱止于第2掌骨底。作用：屈肘、屈腕和使腕外展。

掌长肌（palmaris longus） 肌腹很小而腱细长，连于掌腱膜。作用：屈腕和紧张掌腱膜。

尺侧腕屈肌（flexor carpi ulnaris） 止于豌豆骨。作用：屈腕和使腕内收。

指浅屈肌（flexor digitorum superficialis） 起自肱骨内上髁、尺骨和桡骨前面，肌束往下移行为四条肌腱，通过腕管和手掌，分别进入第2~第5指的屈肌腱鞘，每一个腱分为两脚，止于中节指骨体的两侧。作用：屈近侧指骨间关节、屈掌指关节和屈腕。

深层：共3块，分别为拇长屈肌、指深屈肌、旋前方肌。

拇长屈肌（flexor pollicis longus） 位于外侧半，起自桡骨前面和前臂骨间膜，以长腱通过腕管和手掌，止于拇指远节指骨底。作用：屈拇指指骨间关节和掌指关节。

指深屈肌（flexor digitorum profundus） 位于内侧半，起自尺骨的前面和前臂骨间膜，向下分成四条肌腱，经腕管入手掌，在指浅屈肌腱的深面分别进入第2~第5指的屈肌腱鞘，在鞘内穿经指浅屈肌腱二脚之间，止于远节指骨底。作用：屈第2~第5指的远侧指骨间关节、近侧指骨间关节、掌指关节和屈腕。

旋前方肌（pronator quadratus） 是方形的小肌，贴在桡、尺骨远端的前面，起自尺骨，止于桡骨。作用：使前臂旋前。

②后群 共10块肌，分为浅、深两层排列。

浅层：有5块肌，以一个共同的腱，即伸肌总腱，起自肱骨外上髁以及邻近的深筋膜，自桡侧向尺侧依次如下。

桡侧腕长伸肌（extensor carpi radialis longus） 向下以其长腱至手背，止于第2掌骨底。作用：伸腕，还可使腕外展。

桡侧腕短伸肌（extensor carpi radialis brevis） 在桡侧腕长伸肌的后内侧，止于第3掌骨底。作用：伸腕、腕外展。

指伸肌（extensor digitorum） 肌腹向下移行为四条肌腱，经手背，分别到第2~第5指。在手背远侧部，掌骨头附近，四条腱之间有腱间结合相连，各腱到达指背时向两侧扩展为扁的腱膜，称指背腱膜，止于中节和远节指骨底。作用：伸指和伸腕。

小指伸肌（extensor digiti minimi） 是一条细长的肌，附于指伸肌内侧，肌腱移行为指背腱膜，止于小指中节和远节指骨底。作用：伸小指。

尺侧腕伸肌（extensor carpi ulnaris） 止于第5掌骨底，作用：伸腕，使腕内收。

深层：也有5块肌，除旋后肌外其余4肌皆起自桡、尺骨和骨间膜的背面，且作用同其名。从上外向下内依次如下。

旋后肌（supinator）位置较深，起自尺骨近侧，肌纤维斜向下外并向前包绕桡骨，止于桡骨上1/3的前面。作用：使前臂旋后。

拇长展肌（abductor pollicis longus）止于第1掌骨底。

拇短伸肌（extensor pollicis brevis）止于拇指近节指骨底。

拇长伸肌（extensor pollicis longus）止于拇指远节指骨底。

示指伸肌（extensor indicis）止于示指的指背腱膜。

4）手肌 位于手的掌侧，短小而数目多，分为外侧、中间和内侧三群。

①外侧群 较为发达，在手掌拇指侧形成一隆起，称为鱼际（thenar），有4块肌，分浅、深两层排列。浅层外侧有拇短展肌，内侧有拇短屈肌；深层外侧有拇对掌肌，内侧有拇收肌。各肌作用与其名称一致。

②内侧群 在手掌小指侧，形成一隆起称小鱼际（hypothenar），有3块肌，也分浅、深两层排列。浅层内侧的是小指展肌，浅层外侧的是小指短屈肌，小指对掌肌位

于上述两肌深面。各肌作用与其名称一致。

③中间群　位于掌心，包括蚓状肌和骨间肌。

蚓状肌（lumbricales）为4条细束状小肌，起自指深屈肌腱桡侧，经掌指关节桡侧至第2~第5指的背面，止于指背腱膜。作用：屈掌指关节、伸指骨间关节。

骨间肌（interossei）位于掌骨间隙内，3块骨间掌侧肌起自第2、第4、第5掌骨，止于该指的指背腱膜。作用为使第2、第4、第5指向中指靠拢（内收）。4块骨间背侧肌位于4个掌骨间隙的背侧，各有两头起自相邻骨面，止于第2指的桡侧、第3指的桡侧及尺侧、第4指尺侧的指背腱膜。作用：以中指为中心能展第2、第3、第4指。

5）上肢的局部记载

①腋窝（axillary fossa）位于臂上部内侧和胸外侧壁之间的锥形空隙，有顶、底和前、后、内侧及外侧四个壁。前壁为胸大、小肌；后壁为肩胛下肌、大圆肌、背阔肌和肩胛骨；内侧壁为上部胸壁和前锯肌；外侧壁为喙肱肌、肱二头肌短头和肱骨。顶即上口，由锁骨、肩胛骨的上缘和第1肋围成的三角形间隙，由颈部通向上肢的腋动、静脉和臂丛等即经腋窝上口进入腋窝。底由腋筋膜和皮肤构成。此外，窝内还有大量的脂肪及淋巴结、淋巴管等。

②肘窝（cubital fossa）　位于肘关节前面，为三角形凹窝。外侧界为肱桡肌，内侧界为旋前圆肌，上界为肱骨内、外上髁之间的连线。窝内主要结构自外向内有肱二头肌腱、肱动脉及其分支、正中神经。

③腕管（carpal canal）　位于腕掌侧，由屈肌支持带即腕横韧带和腕骨沟围成。管内有手指浅、深屈肌腱、拇长屈肌腱和正中神经通过。

（2）下肢肌。可分为髋肌、大腿肌、小腿肌和足肌。由于下肢功能主要是维持直立姿势、支持体重和行走，故下肢肌比上肢肌粗壮。

1）髋肌　主要起自骨盆的内面和外面，跨过髋关节，止于股骨上部，主要运动髋关节。按其所在的部位和作用，可分为前、后两群。

①前群

髂腰肌（iliopsoas）　由腰大肌和髂肌组成。腰大肌（psoas major）起自腰椎体侧面和横突。髂肌（iliacus）呈扇形，位于腰大肌的外侧，起自髂窝。两肌向下会合，经腹股沟韧带深面，止于股骨小转子。作用：使髋关节屈和旋外。下肢固定时，可使躯干屈，如仰卧起坐。

阔筋膜张肌（tensor fasciae latae）　位于大腿上部前外侧，起自髂前上棘，肌腹在阔筋膜两层之间，向下移行于髂胫束，止于胫骨外侧髁。作用：使阔筋膜紧张并屈髋。

②后群

臀大肌（gluteus maximus）　位于臀部浅层、大而肥厚，形成特有的臀部隆起，起自髂骨翼外面和骶骨背面，肌束斜向下外，止于髂胫束和股骨的臀肌粗隆。作用：使髋关节伸和旋外。下肢固定时，能伸直躯干，防止躯干前倾，是维持人体直立的重要肌肉。

臀中肌（gluteus medius）　前上部位于皮下，后下部位于臀大肌的深面。

臀小肌（gluteus minimus）　位于臀中肌的深面，臀中肌、臀小肌都呈扇形，皆起自髂骨翼外面，肌束向下集中形成短腱，止于股骨大转子。作用：使髋关节外展、前部肌束能使髋关节旋内，后部肌束则使髋关节旋外。

梨状肌（piriformis） 自盆内骶骨前面，纤维向外出坐骨大孔达臀部，止于股骨大转子。作用：使髋关节外展和旋外。

2）大腿肌 分为前群、后群和内侧群。

①前群

缝匠肌（sartorius） 是全身最长的肌，呈扁带状，起于髂前上棘，经大腿的前面，斜向下内，止于胫骨上端的内侧面。作用：屈髋关节和膝关节。

股四头肌（quadriceps femoris） 是全身最大的肌，有四个头，即股直肌、股内侧肌、股外侧肌和股中间肌。股直肌起自髂前下棘；股内侧肌、股外侧肌和股中间肌起自股骨体的前面。四个头向下形成一腱，包绕髌骨的前面和两侧，向下续为髌韧带，止于胫骨粗隆。作用：是膝关节强有力的伸肌，股直肌还可屈髋关节。

②内侧群 共有5块肌，位于大腿的内侧，均起自闭孔周围的耻骨支、坐骨支和坐骨结节等骨面，分层排列。

耻骨肌（pectineus） 长方形的短肌，位于髂腰肌的内侧。

长收肌（adductor longus） 三角形，位于耻骨肌的内侧。

股薄肌（gracilis） 长条肌，位于大腿最内侧。

短收肌（adductor brevis） 近似三角形的扁肌，在耻骨肌和长收肌的深面。

大收肌（adductor magnus） 在上述肌的深面，大而厚，呈三角形。

除股薄肌止于胫骨上端的内侧以外，其他各肌都止于股骨粗线，大收肌还有一个腱止于股骨内上髁上方的收肌结节，此腱与股骨之间形成一裂孔，称为收肌腱裂孔，有股血管通过。作用：主要使髋关节内收。

③后群

股二头肌（biceps femoris） 位于股后部的外侧，有长、短两个头，长头起自坐骨结节，短头起自股骨粗线，两头会合后，以长腱止于腓骨头。

半腱肌（semitendinosus） 位于股后部的内侧，肌腱细长，几乎占肌的一半，止于胫骨上端的内侧。

半膜肌（semimembranosus） 在半腱肌的深面，上部是扁薄的腱膜，几乎占肌的一半，肌的下端以腱止于胫骨内侧髁的后面。

作用：后群3块肌可以屈膝关节、伸髋关节。屈膝时股二头肌可以使小腿旋外，而半腱肌和半膜肌使小腿旋内。

3）小腿肌 可分为三群，前群在小腿骨间膜的前面，后群在小腿骨间膜的后面，外侧群在腓骨的外侧。小腿肌的后群强大，与行走或跑时足的跖屈动作、产生巨大推动力以及维持人体直立姿势有关。因小腿旋转机能甚微，故缺乏回旋肌，其旋转功能来自大腿肌。另外，小腿肌的分化程度不如前臂，所以，肌的数目较前臂为少。

①前群有以下3块肌。

胫骨前肌（tibialis anterior） 起自胫骨外侧面，肌腱向下穿经伸肌上、下支持带的深面，止于内侧楔骨内侧面和第1跖骨底。作用：伸踝关节（背屈）、使足内翻。

趾长伸肌（extensor digitorum longus） 起自腓骨前面、胫骨上端和小腿骨间膜，向下经伸肌上、下支持带深面至足背分为四个腱到第2~第5趾，成为趾背腱膜，止于中节、远节趾骨底。作用：伸踝关节、伸趾。

踇长伸肌（extensor hallucis longus） 位于上述两肌之间，起自腓骨内侧面下 2/3 和骨间膜，止于踇趾远节趾骨底。作用：伸踝关节、伸趾。

②外侧群有腓骨长肌（peroneus longus）和腓骨短肌（peroneus brevis）。两肌皆起自腓骨外侧面，腱均经外踝后方转向前，腓骨短肌腱向前止于第 5 跖骨粗降，腓骨长肌腱绕至足底，斜行向足内侧，止于内侧楔骨和第 1 跖骨底。作用：使足外翻和屈踝关节（跖屈）。

③后群分浅、深两层。

浅层有强大的小腿三头肌（triceps surae），浅表的两个头称为腓肠肌（gastrocnemius），起自股骨内、外侧髁的后面，内、外侧头会合，约在小眼中占移行为腱性结构；位置较深的一个头是比目鱼肌（soleus），起自腓骨后面的上部和胫骨的比目鱼肌线，肌束向下移行为肌腱，和腓肠肌的腱合成粗大的跟腱（tendo calcaneus）止于跟骨。作用：屈踝关节和屈膝关节。

深层有 3 块肌，与前群肌相对应。

胫骨后肌（tibialis posterior）位于趾长屈肌和跟长屈肌之间，起自胫骨、腓骨和小腿骨间膜的后面，长腱经内踝之后、屈肌支持带深面到足底内侧，止于舟骨粗隆和内侧、中间及外侧楔骨。作用：屈踝关节和使足内翻。

趾长屈肌（flexor digitorum longus）位于胫侧，起自胫骨后面，它的长腱经内踝后方、屈肌支持带深面至足底，然后分为 4 条肌腱，止于第 2~第 5 趾的远节趾骨底。作用：屈踝关节和屈第 2~第 5 趾。

长屈肌（flexor hallucis longus）起自腓骨后面，长腱经内踝之后、屈肌支持带深面至足底，与趾长屈肌腱交叉，止于踇趾远节趾骨底。作用：屈踝关节和屈趾。

4）足肌 可分为足背肌和足底肌。足背肌较薄弱。足底肌的配布情况和作用与手肌相似，主要作用在于运动足趾和维持足弓。

（3）下肢的局部记载。

①股三角（femoral triangle） 在大腿前面的上部，上界为腹股沟韧带，内侧界为长收肌内侧缘，外侧界为缝匠肌的内侧缘。内有股神经、股血管和淋巴结等。

②收肌管（adductor canal） 位于大腿中部，缝匠肌的深面，前壁为大收肌腱板，后壁为大收肌，外侧壁为股内侧肌。管的上口为股三角尖，下口为收肌腱裂孔，通至腘窝。管内有股血管、隐神经通过。

③腘窝（popliteal fossa） 在膝关节的后方，呈菱形。窝的上外侧界为股二头肌，上内侧界为半腱肌和半膜肌，下外侧界和下内侧界分别为腓肠肌的外侧头和内侧头，底为膝关节囊。窝内有腘血管、胫神经、腓总神经、脂肪和淋巴结等。

（三）体表的肌性标志

1. 头颈部

（1）咬肌。当牙咬紧时，在下颌角的前上方，颧弓下方可摸到坚硬的条状隆起。

（2）颞肌。当牙咬紧时，在颞窝，于颧弓上方可摸到坚硬的隆起。

（3）胸锁乳突肌。当头向一侧转动时，可明显看到从前下方斜向后上方呈长条状的隆起。

2. 躯干部

（1）斜方肌。在项部和背上部，可见斜方肌的外上缘的轮廓。

（2）背阔肌。在背下部可见此肌的轮廓，它的外下缘参与形成腋后壁。

（3）竖脊肌。脊柱两旁的纵形肌性隆起。

（4）胸大肌。胸前壁较膨隆的肌性隆起，其下缘构成腋前壁。

（5）前锯肌。在胸部外侧壁，发达者可见其肌齿。

（6）腹直肌。腹前正中线两侧的纵形隆起，腹肌发达者可见脐以上有三条横沟，即为腹直肌的腱划。

3. 上肢

（1）三角肌。在肩部形成圆隆的外形，其止点在臂外侧中部呈现一小凹。

（2）肱二头肌。当屈肘握拳旋后时，可明显在臂前见到膨隆的肌腹。在肘窝中央，亦可摸到此肌的肌腱。

（3）肱三头肌。在臂的后面，三角肌后缘的下方可见到肱三头肌长头。

（4）肱桡肌。当握拳用力屈肘时，在肘部可见到肱桡肌的膨隆肌腹。

4. 下肢

（1）股四头肌。在大腿屈和内收时，可见股直肌在缝匠肌和阔筋膜张肌所组成的夹角内。

（2）股内侧肌和股外侧肌。在大腿前面的下部，分别位于股直肌的内、外侧。

（3）臀大肌。在臀部形成圆隆外形。

（4）股二头肌。在腘窝的外上界，可摸到它的肌腱止于腓骨头。

（5）半腱肌、半膜肌。在腘窝的内上界，可摸到它们的肌腱止于胫骨，其中半腱肌腱较窄，位置浅表且略靠外，而半膜肌肌腱粗而圆钝，位于半腱肌肌腱的深面内侧。

（6）小腿三头肌（腓肠肌和比目鱼肌）。在小腿后面，可明显见到该肌膨隆的肌腹及跟腱。

六、老年人运动系统的生理改变

（一）老年人运动系统的具体生理改变

1. 老年人骨的生理改变 随着年龄的增长，骨中的有机物骨胶原纤维和黏多糖蛋白含量逐渐减少或消失，无机盐（如碳酸钙）等逐渐增加。无机盐含量越高，骨越坚硬，但弹性、韧性则越差。老年人骨的生理改变主要表现在以下两方面。

（1）骨质密度降低。骨质发生进行性萎缩，骨基质变薄，骨小梁减小并变细，骨质密度降低导致骨质疏松，可出现脊柱弯曲、变短和身高降低。随着老年人骨质逐渐减少，骨骼力学性能明显减退，甚至不能承受正常的生理负荷，骨骼脆性增加，容易发生变形和骨折。骨质疏松越严重，骨骼性能越差，骨折发生的危险性越高。

（2）骨骼代谢减缓。因骨细胞与其他组织细胞同时老化，使骨的新陈代谢缓慢，造成老年人骨的修复与再生能力逐渐减退，骨折愈合需要的时间较长，不愈合的比例增加，有些老年人由于偏食、牙齿松动、脱落、咀嚼困难、肠胃功能减退，造成食物中蛋白质、钙、维生素 D 等摄入不足，也会影响骨骼代谢。由于老年人性腺功能衰退，性激素分泌过少，导致骨生成能力下降，同样会造成骨骼的改变。

2. 老年人关节的生理改变 随着年龄的增长，老年人普遍存在关节的退行性改变，尤以承重较大的膝关节最明显。

（1）关节软骨变化。关节软骨面变薄，软骨粗糙、破裂，形成小碎片，脱落于关节腔内，形成游离体，即“关节鼠”，可使老年人在行走时关节疼痛；有时可因关节软骨全部退化，使老年人活动时关节两端的骨面直接接触而引起疼痛；另外在退化的关节软骨边缘出现骨质增生形成骨刺，导致关节活动障碍更加明显。

（2）韧带、关节囊变化。随着年龄的增长，韧带发生退行性改变，弹性降低；关节囊出现纤维组织增生，老年人滑膜萎缩变薄，滑膜代谢功能减退，滑膜下层的弹力纤维和胶原纤维均随退变而增多，滑膜纤维化和钙化，失去弹性，导致关节活动受限，也可进一步影响关节软骨的新陈代谢，加快关节软骨的衰老退变。

（3）滑液变化。滑液是由滑膜分泌的。骨节软骨退变时，滑液因量减少而变黏稠，并且可悬浮有许多软骨碎片等，并发滑膜炎症时，滑液中有大量炎症细胞生成。

（4）椎间盘变化。颈部和腰部的椎间盘因长期负重，承受各种冲击和挤压力，使纤维环中的纤维变粗，弹性下降，老年人原本富有弹性的髓核逐渐被纤维组织的软骨细胞所代替，椎间盘逐渐演变成一个软骨实体，另外，椎间盘周围韧带松弛，在椎体活动时出现错动不稳，多种因素作用使一些老年人出现颈、腰椎病的症状和体征。

由于关节软骨、韧带、关节囊及椎间盘的老化和退变，关节活动范围随年龄增长而缩小，尤其是肩关节的后伸、外旋，肘关节的伸展，前臂的旋后，髋关节的旋转，膝关节的伸展及脊柱的整体运动等活动明显受限。

3. 老年人骨骼肌的生理改变 人类 20~30 岁是肌肉强度的高峰时期，此后，随年龄增长，肌肉强度持续降低，并进行性加速，衰老改变比其他组织更加明显。

（1）肌肉总量减少。30 岁时男性肌可占体重的 42%~44%，而 60 岁以上的老年人仅占体重的 24%~26%。

（2）肌力下降。肌肉力量会随年龄增长而下降，60~70 岁时为 20~30 岁时的 80%。

（3）肌韧带萎缩，弹性消失、变硬。韧带弹性丧失，关节更不稳定。

（4）肌细胞内水分减少。老年人骨骼肌的肌细胞内部水分降低，而细胞间液体增加，导致肌失去弹性，从而使肌功能减退。

（5）肌纤维变细。随年龄变化肌纤维的直径和数量均减少，肌纤维由脂肪和胶原所替代，肌肉可出现进行性的丧失。其弹性、伸展性、兴奋性和传导性都大大减弱。肌组织内有脂肪和纤维组织生长，个别生长特别明显，使肌假性肥大、效率降低，且易疲劳。

由于肌强度、持久力、敏感度持续下降，加之老年人脊髓和大脑功能衰退，使老年人活动进一步减少，最终致老年人动作迟缓、笨拙，举步抬腿不高，行走缓慢不稳。

（二）老年人运动系统生理改变的相关问题

1. 易发骨折 老年人的骨结构发生变化，使骨骼容易发生变形和骨折，有时，即使受轻微外力或平地跌倒也可发生骨折。老年人常见的骨折部位是腰椎、股骨颈及桡骨下端。随着年龄增加，骨的修复与再生能力逐渐减退，骨折愈合时间更长，骨折不愈合的比例明显增加。同时，由于骨折导致不活动而带来的并发症更为严重。如骨折后长期卧床增加了压疮、肺炎和肺栓塞等并发症的发病风险。

2. 易感疲劳 老年人的肌力和活动速度逐渐降低，反应时间延迟（也由于神经系统随年龄增长而改变所致）并发生肌肉疲劳和松弛。受损的肌肉并列在一起还能增加创伤和突发事件的危险性。

3. 运动困难 由于胶原细胞的形成减少，老年人的关节发生退行性变，关节的弹性及伸缩性均减低。变化最多的是关节软骨，软骨出现退行性变及钙化。随着年龄增长，逐渐发生软骨变性与骨质增生，使关节灵活性和活动度降低，造成明显的关节活动范围减小。尤其肩关节的后伸、外旋，肘关节的伸展，前臂的旋后，髋关节的旋转及膝关节伸展等活动明显受限。韧带弹性丧失，关节更不稳定；由于韧带松弛，膝和肘可能轻微屈曲。关节间隙变窄，关节软骨纤维化、磨损及骨化，滑囊硬化致使关节僵直、屈曲困难。规律的、安全的运动有助于老年人维持关节活动力并延缓肌肉的萎缩。

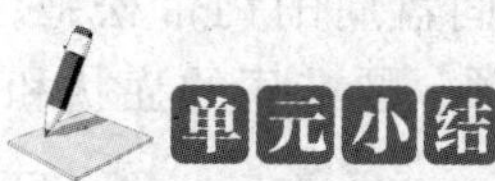

单元小结

人体的运动系统由骨、骨连结和骨骼肌组成。了解运动系统的组成和功能，保护运动系统，使其更好地发挥支持人体、保护体内器官和运动等功能，提高人们生活、工作的质量和效率。老年人运动系统会随着年龄的增加功能逐渐降低，发生意外的风险不断提高，培养防范意识，提高防护技能，做到有效保障老年人人身健康和安全。

单元 2 运动系统疾病常用的评估方法

案例导入

患者，女，62 岁。前一天洗澡不慎滑倒，当时右膝关节有错位感并剧烈疼痛。查体：右膝关节稍肿胀，内侧关节间隙压痛，活动膝关节时内有异响和异物感。请问患者可能发生了什么情况？应立即做何处理？患者受伤的关节有哪些结构特点？

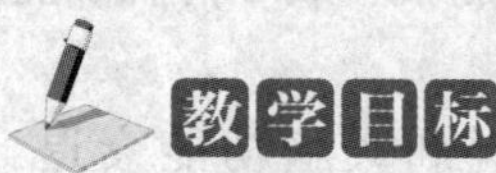

教学目标

知识目标：

1. 掌握骨科理学检查的原则。

2. 熟悉运动系统一般检查和特殊检查的内容和方法。

能力目标：

能够运用所掌握的知识对老年人进行运动系统的一般检查。

素质目标：

关注老年人感受，体谅老年人病痛，给予老年人尊重。

思政目标：

敬畏生命，尊重他人生命健康权。

老年人随着年龄的增加，运动系统功能下降，甚至出现疾病。及时有效地对老年人运动系统进行关注、检查、评估有助于尽早排除健康隐患，维护老年人运动系统健康水平。

一、骨科检查评估

（一）骨科理学检查评估的原则

1. 检查有序 一般情况下，骨科检查评估时应按照望、触、动、量和其他特殊检查的顺序进行。先健侧后患侧，先健处后患处，先主动后被动。

2. 充分显露 为患者检查上肢或腰背部时应要求患者脱去上衣，检查下肢时应要求患者脱去长裤，以免因衣服的遮盖而遗漏重要体征检查。

3. 系统全面 要处理好全身和局部的关系，注意有无休克、重要脏器合并伤及重要全身性疾病。关节部位的检查，需包括引起该关节运动的肌肉和神经。

4. 两侧对比 许多患者的体征只有在两侧对比之下才能显示出来，如肢体的长短、肌肉萎缩、关节活动度等。如患者的两侧均有伤病，则可将其与正常人体征进行对比。

5. 认真细致 检查评估患者疾病状态要认真仔细，有时需做到反复检查，如实地反映客观情况，并做好记录。

6. 尊重患者 为患者进行检查评估前，应主动告知患者相关环节，征得患者同意，使患者获得身心上的放松，从而配合检查和评估。同时要确保室内温度适宜，注重保护患者隐私。

（二）一般检查内容

1. 视诊 观察患者皮肤有无擦伤、发绀、瘀斑、水肿、浅静脉怒张、瘢痕、溃疡、窦道等现象，肌肉有无肌萎缩情况。观察骨关节有无畸形、短缩，两侧是否对称。观察四肢躯干的姿势、活动度及步态。

2. 触诊 通过触诊检查评估患者皮肤温度、张力、弹性、毛细血管充盈反应、压痛点及有无凹陷性水肿。有无肌肉痉挛和萎缩。有无皮下捻发音及关节积液。骨性标志是否正常，有无骨擦音及异常活动度。包块的大小、质地、活动度、是否有压痛，与周围组织的关系，有无波动，所属淋巴结是否肿大。

3. 叩诊 是否有局部叩击痛、放射痛及轴向叩击痛。

4. 动诊 检查关节的活动度及肌力大小，观察有无主动活动及活动范围，然后进行被动检查。

5. 测量 测量肢体的长度、周径、轴线及关节主动、被动活动度（关节活动度见关节活动度评定部分）。

（1）肢体长度。

①上肢全长 自肩峰至尺骨茎突或中指尖。上臂由肩峰至肱骨外上髁。前臂自尺

骨鹰嘴至尺骨茎突或自肱桡关节至桡骨茎突。

②下肢全长　自髂前上棘至内踝下端。大腿长度自髂前上棘至内收肌结节或膝关节间隙。膝内、外翻小腿自膝关节间隙至外踝下端。

（2）肢体周径。选择肌肉萎缩或肿胀明显的平面，两侧对称平面测量对比。如髌上10cm处测量大腿周径，测量时使用软尺。

（3）肢体轴线测量。

①上肢轴线　上肢伸直、前臂旋后位，肱骨头、肱骨小头、桡骨头和尺骨小头4点连成一条直线。上臂与前臂之轴线相交形成一向外偏的角度（5°~15°）称为提携角。如该角度增大或减少称为肘外翻（cubitus valgus）或肘内翻（cubitus varus）。

②下肢轴线　患者仰卧或立位，两腿伸直并拢，正常时两膝内侧和两内踝可同时接触，髂前上棘、髌骨中点与第1、第2趾之间可连成一条直线。膝内翻（genu varum），两踝并拢时两膝之间有距离；膝外翻（genu valgum），两膝并拢时两侧内踝间有距离。

（三）神经系统检查

1. 感觉　一般检查痛觉和触觉即可，必要者进一步检查温觉、两点辨别觉和实体觉。常用棉花签测触觉，用曲别针测痛觉；记录障碍边界，了解病损部位及程度，观察疾病进展状况及治疗效果。

2. 运动检查　包括肌力、肌张力及步态等。如可以采用Lovett分级法对肌力进行分级。0级，无肌肉收缩；1级，肌肉稍有收缩；2级，不可对抗重力，能达到关节完全活动度；3级，可对抗重力，能达到关节完全活动度，但不能对抗阻力；4级，对抗重力并加一定阻力，能达到关节完全活动度；5级，正常。

3. 反射检查　各种深、浅反射，两侧对比观察有无减弱、消失或亢进，并检查有无病理反射。

4. 神经营养和括约肌功能检查　检查皮肤有无出汗、萎缩，毛发和指甲情况。大、小便有无失禁，肛门括约肌收缩力是否正常。

（四）关节检查

1. 肩关节

（1）肩部外形。肩关节脱位、三角肌瘫痪，呈“方肩”畸形，副神经损伤表现斜方肌萎缩，表现为垂肩。高肩胛症及脊柱侧弯，肩部高低不对称。

（2）压痛点。肱二头肌腱鞘炎在结节间沟处压痛，冈上肌损伤多在肱骨大结节上压痛，肩峰下滑囊炎在肩峰下方稍内侧压痛。肩部骨折处局部压痛。

（3）特殊体征。

①杜加征正常时屈肘位手能触及对侧肩部，肘部可同时贴胸，为阴性。当肩关节脱位时，手和肘不能同时接触对侧肩部及贴胸，为阳性。

②疼痛弧　肩关节运动时，当冈上肌腱有病损时，肩外展在70°~120°能引起疼痛，疼痛最常见的部位在肩峰下，在此范围内肌腱与肩峰下面摩擦撞击，在此范围外无疼痛。

2. 肘关节

（1）肿胀、畸形和压痛点。肘部骨折、脱位时，局部可有肿胀、畸形及压痛点。

（2）提携角的改变。正常提携角为5°~15°，大于15°为肘外翻，小于5°为肘内翻。

3. 前臂（上下尺桡关节）

（1）旋转活动度检查。

（2）前臂伸肌紧张试验。又称Mills征，患肢伸直肘关节，握拳、屈腕，然后将前臂旋前时，诱发肘外侧疼痛为阳性。见于肱骨外上髁炎或称网球肘。

（3）肘部骨性标志。正常肘关节伸直时，肱骨内、外上髁和尺骨鹰嘴突三个骨性标志应在一条直线上，肘关节屈曲时呈一等腰三角形称为肘后三角。肘关节后脱位时，肘后三角关系改变。

4. 腕关节

桡骨远端Colles（伸直型）骨折，呈“餐叉”或“枪刺”畸形，局部肿胀、压痛。腕舟骨骨折时，鼻烟窝处肿胀和压痛明显。

5. 手部掌指关节和指间关节

手部骨关节损伤、骨关节炎、类风湿关节炎等有畸形、肿胀及压痛。

6. 髋关节

（1）步态髋。关节外伤、感染、各种关节炎等可引起步态改变。

（2）压痛点及叩击痛。关节感染、结核、股骨颈骨折等，在关节前方均有压痛，纵向叩击肢体远端或叩击大转子可出现疼痛。

（3）大转子位置的测量。股骨颈骨折、髋关节后脱位时，大转子向上移位，可通过以下方法测得。

①髂坐线（Nelaton线） 即髂前上棘至坐骨结节的连线。患者侧卧，髋关节半屈曲或伸直位时，正常时大转子顶点在髂坐线上。股骨颈骨折、髋关节后脱位时，大转子上移超出此线之上。

②髂股三角（Bryant三角） 患者仰卧位，从髂前上棘向地平面画一条垂直线作为三角形底边，再自髂前上棘与股骨大转子顶端画一条连线，最后自大顶端转子画一条垂直于底边的线，为三角形水平边，比较两侧水平边的长度。股骨颈骨折或髋关节后脱位时，水平边变短。

③Shoemaker线 自两侧大转子顶端与同侧髂前上棘连线的延长线，正常时相交于脐或脐上中线，一侧大转子上移，则延长线相交于脐下且偏离中线。

（4）特殊体征。

①托马斯征（Thomas sign） 患者平卧位，健侧髋、膝关节尽量屈曲，双手抱健膝，使腰部贴于床面，如患髋不能伸直，或虽能伸直但腰部出现前突，则Thomas征阳性。见于髋关节病变或髂腰肌痉挛。

②单腿站立提腿试验（trendelenburg test） 患者站立，患侧下肢负重，提起健肢髋膝屈曲，观察健侧臀皱襞，如健侧皱襞下垂，躯干向患侧倾斜为阳性，见于髋关节脱位或臀中肌、臀小肌麻痹，反之则为阴性。

③望远镜试验（telescope test） 患者平卧位，下肢伸直，检查者一手握住小腿，沿身体纵轴向上推拉，另一手摸着同侧大转子，如触及有活塞样活动感觉，为阳性。见于髋关节脱位，尤以幼儿体征更为明显。

7. 膝关节

（1）观察有无跛行，能否下蹲，单腿下蹲和起立动作有无困难，两侧对比。有无膝内翻（O 形腿）；有无膝外翻（X 形腿）。

（2）关节有无红、肿，皮肤温度情况。

（3）内外侧间隙及侧副韧带处是否有压痛。

（4）特殊体征。

①浮髌试验　膝伸直位，检查者一手掌按压髌上囊，使关节液集中于髌骨下，另一手示指以垂直方向挤压髌骨，如感觉髌骨浮动或有撞击股骨髁之感觉，即为阳性。见于关节积液、积血。

②髌骨摩擦试验　膝关节伸直，股四头肌放松，检查者一手压住髌骨并使其在股骨髁关节面上、下、左、右摩擦移动，如有粗糙摩擦感或患者感觉疼痛，即为阳性。见于髌骨软化症、骨关节炎患者。

③麦氏征（Mc Murray's test）　患者仰卧位，检查者一手握住踝部，另一手按住患膝部，使膝关节完全屈曲，当小腿于内收、外旋位，同时伸直膝关节时，如引起疼痛或响声为阳性，说明内侧半月板损伤。反之小腿外展、内旋，同时伸直膝关节，如有弹响或疼痛，表示外侧半月板损伤。

④侧方挤压试验　膝伸直位，强力被动内收或外展膝部，一侧半月板受挤压，而另侧副韧带承受张力。此试验既可检查半月板有无损伤，又可检查侧副韧带有无损伤。

⑤重力试验　患者侧卧位，患肢在上，检查者托住患者大腿，并嘱膝关节做主动屈伸活动，检查者可于小腿向下加一定压力，如引起内侧痛说明内侧半月板损伤，如引起外侧痛说明外侧副韧带损伤。反之，当患肢在下侧卧位做重力试验时，出现内侧痛表示内侧副韧带损伤，出现外侧痛，表示外侧半月板损伤。

⑥Apley 试验（研磨试验）　患者俯卧位，屈膝 90°，检查者一条腿压在患者大腿上，双手握住足部，向下挤压并做内外旋转，如出现一侧疼痛，说明该侧半月板损伤。向上提起并作内外旋转，出现一侧疼痛，说明该侧副韧带损伤。

⑦抽屉试验　患者仰卧位，屈膝 90°，足平放于床上，检查者握住小腿上部做前拉后推动作，正常时前后有少许活动度。如前拉活动度加大，表明前交叉韧带断裂。如后推活动度加大，表明后交叉韧带损伤。

⑧关节内响声　盘状半月板、关节内游离体等，在膝关节屈伸活动时常有响声，有时伴有疼痛或不适感。

8. 踝关节与足

（1）足部畸形。常见有扁平足、马蹄足、内翻足、外翻足、仰趾足、外翻、弓形足等。

（2）肿胀。创伤、关节炎等均可出现肿胀。

（3）压痛点。创伤及各种关节炎可有局限性压痛或较广泛的压痛。

9. 脊柱骨盆的检查法

（1）步态跛行。可反映骨盆倾斜、脊柱侧弯、肢体疼痛、关节病变及下肢不等长等情况。

（2）脊柱畸形。先天性发育畸形、特发性脊柱侧弯均可出现脊柱侧弯畸形，腰椎间盘突出症亦可出现脊柱侧弯。强直性脊柱炎可引起驼背畸形，脊柱结核或椎体压缩骨折，多有后凸畸形。

（3）脊柱活动度。令患者站立，伸直两膝，做前屈、后伸、侧弯及旋转动作，观察其活动度及有无疼痛。各种原因的疼痛及腰肌痉挛均可使脊柱活动度受限。

（4）局部压痛。让患者俯卧肌肉松弛时检查。局部压痛部位大多是病变所在。如腰肌劳损时骶棘肌大多有压痛。腰骶和骶髂劳损时，腰 5 骶 1 间及骶髂关节有局限压痛。棘突压痛常见于棘上韧带损伤或棘突骨折；腰椎间盘突出症多在突出平面的棘突间旁侧（患侧）有压痛，并可引起小腿及足跟部放射痛。

（5）特殊体征。

①直腿抬高试验　患者仰卧，两腿伸直，分别做直腿抬高。正常时两侧抬高幅度相等（>70°）且无疼痛。若一侧抬高幅度明显降低和疼痛，即为阳性。在腰椎间盘突出症者，直腿抬高受限，并有向患侧小腿和足放射痛。在直腿抬高试验阳性时，缓慢放低患肢高度，待放射痛消失后，再将踝关节被动背屈，如再度出现放射痛，则称为直腿抬高加强试验阳性，为腰椎间盘突出症的主要诊断依据。腰骶劳损、急性骶髂劳损时，患侧抬高受限，但无小腿或足部放射痛。

②颈静脉压迫试验　在腰椎间盘突出症，压迫患者两侧颈静脉约 1 分钟，可引起患侧下肢放射痛和麻木感，咳嗽、打喷嚏、用力解大便时也可引起类似症状。

③骨盆分离及挤压试验　患者仰卧，用两手将髂骨翼由两侧向中间压挤或向两侧分离。如有骨盆骨折，则引起骨折处疼痛，检查时动作轻柔，以免加重损伤；骶髂关节有劳损或病变，亦可引起患部疼痛。

④跟膝试验（“4”字试验）　将患侧足跟置于对侧膝部并向后推压膝部，可使骶髂韧带紧张，如有病变可引起疼痛。

⑤拾物试验　患者拾取地上物件，仅屈膝与髋，而腰挺直不能弯曲者为阳性（检查脊柱有无屈曲运动障碍），多见于胸腰椎病变。

二、特殊检查

（一）X 线检查

骨与关节损伤、炎症、退变、肿瘤、瘤样病变、先天畸形等，常需 X 线片检查。一般摄正、侧位，手足摄正斜位，脊柱必要时加摄斜位，此外，有的还需拍摄特殊位置，如舟状骨放大位片，跟骨、髌骨的轴位片等。必要时两侧对照。

（二）造影检查

关节内病变可通过造影协助诊断。常用于肩关节、腕关节、髋关节和膝关节。造影剂有气体和有机碘剂两种，造影前需做碘过敏试验。血管损伤、动脉瘤、动静脉瘘、血管瘤、静脉栓塞等可通过动脉或静脉造影协助诊断。

（三）计算机体层摄影检查

计算机体层摄影检查（computer tomography，CT）已在骨科临床广泛应用，它对许多疾病有重要的诊断价值，如骨肿瘤、椎间盘突出、椎管狭窄、脊柱损伤、骨折、炎症、骨坏死、先天畸形、退行性变等。螺旋 CT 可快速重建骨骼的三维图像。

（四）磁共振成像

磁共振成像（magnetic resonance imaging，MRI）是近年来应用于临床的重要检查技术。对不同软组织分辨率高，尤其对脊柱脊髓、关节、肢体骨与软组织的疾病具有重要的诊断价值。可做矢状、冠状、横断等多维成像。

（五）放射性核素检查

通常应用^{99m}Tc标记的磷酸化合物和有机磷酸盐作显像剂，静脉注射后，在血供丰富、代谢活跃的骨组织中分布浓聚。它对骨肿瘤、骨髓炎、骨坏死、骨代谢性疾病、骨移植术后成活情况，具有较重要诊断价值。既可做局部检查，也可进行全身检查。

（六）关节穿刺

关节因创伤积血、关节内感染、慢性创伤性炎症或其他关节炎而致的肿胀，为了诊断和治疗，常需做关节穿刺抽液，检查液体颜色、比重、细胞，必要时涂片染色查找细菌，做细菌培养及药物敏感试验。最常穿刺的是膝关节，其次为髋关节、肩关节、腕关节、肘关节、踝关节。

膝关节穿刺点可在髌骨内下、外下、内上、外上约1cm处。髋关节穿刺点在髂前上棘与耻骨嵴连线中点、股动脉外侧1cm处，垂直进针。肩关节穿刺途径可在肩关节前方或侧方，常在三角肌前缘进针。肘关节穿刺点一般在肘后鹰嘴与肱骨外上髁之间。腕关节穿刺点可在腕背尺骨茎突的桡侧或拇长伸肌腱与示指固有伸肌腱之间。踝关节穿刺点可在胫前肌腱与内踝之间或趾长伸肌腱与外踝之间。

关节穿刺必须在严格无菌条件下进行，穿刺点先行局麻，穿刺时边进针边穿刺，不宜过深，以免损伤关节软骨；根据疾病不同可注入抗生素、肾上腺皮质激素等。

（七）病理检查

在肿瘤或其他病变常需做活体组织检查，以确定诊断。活检的方法有穿刺活体组织检查和手术切取活体检查；在活体检查取材时，要选择在肿瘤组织与正常组织交界处、骨破坏处、软组织浸润处；要有足够大小。它对肿瘤和某些病变具有最终确诊意义。

（八）电生理检查

通过肌电图、诱发电位检查，对神经源性疾病或肌原性疾病具有鉴别意义，对周围神经损伤及修复后的恢复情况具有重要诊断价值，也可用于脊柱脊髓手术的术中监护。

（九）关节镜检查

关节镜（arthroscopy）是应用于关节疾病和损伤的一种诊疗器械。可用于肩、肘、腕、髋、踝及下颌关节，最常用的是膝关节镜。通过关节镜直观检查或切取组织进行病理检查，有助于诊断。还可借助关节镜进行一些手术，如游离体摘除、半月板修复或切除术、关节滑膜切除术及交叉韧带修复术等。

（十）骨密度测定

目前对于骨质疏松（osteoporosis）的检测手段颇多。X线平片、单光子吸收法、双光子吸收法、双能X线吸收法、定量CT法、定量超声法等均有助于骨质疏松的诊断。其中双能X线吸收法是目前较先进的检测方法，测量结果若低于正常成年人峰骨量25标准差以上，应视为骨质疏松。双能X线吸收法测量部位主要为腰椎和股骨近端，也可做全身测量。

单元小结

科学地对运动系统进行检查评估，有利于及时准确地对老年人运动系统疾病进行诊断。本单元所学习的一般检查和特殊检查内容是对人体运动系统进行检查和评估的主要方面，应熟练掌握。在为老年人进行检查评估时，技术要扎实，方法要科学，态度要和蔼，时刻为老年人着想。

单元 3　运动系统疾病常见症状、体征及护理

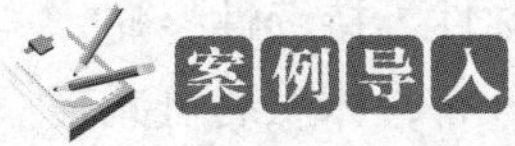

梁某，男，65 岁。下雪天外出，不慎跌倒，右手掌着地，中指着地用力过猛，起身后该手指剧烈疼痛并发生弯曲。梁某忍痛用力揉搓，尝试捋直手指，但疼痛加剧，且手指仍旧弯曲。自作主张居家一周观察，仍不见好转，疼痛难耐。请问梁某可能发生了什么情况？你赞同梁某采取的措施吗？为什么？

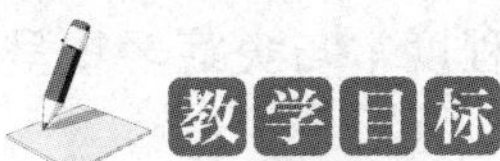

知识目标：

1. 熟悉运动系统疾病常见的症状和体征。
2. 掌握运动系统疾病的护理方法。

能力目标：

能够运用所掌握的知识对老年人运动系统常见疾病进行评估和现场急救；能够对运动系统疾病患者进行正确的护理，预防并发症的发生。

素质目标：

具有高度的责任感和细致耐心的工作态度，冷静应对意外情况。

思政目标：

培养学生的社会责任感，做健康生活宣传者、守护者。

运动系统疾病是发生于骨、关节、肌肉、韧带等部位的疾病，临床常见。既可表现为局部疾病，也可表现为全身性疾病。局部者如外伤、骨折、关节脱位、畸形等。全身性疾病如类风湿关节炎，可发生于手、腕、膝与髋等部位。无论是骨、关节、肌、肌腱、韧带、筋膜、滑囊及其相关的血管、神经等，均可因慢性损伤而受到损害，表现出相应的临床症状。人体对长期、反复、持续的姿势或职业动作在局部产生的应力是以组织的肥大、增生为代偿，超越代偿能力即形成轻微损伤，累积、迁延而成慢性损伤。当人体有慢性疾病或退行性变时，可降低对应力的适应能力；局部有畸形时，可增加局部应力；在工作中注意力不集中、技术不熟练、姿势不准确或疲劳等，这些都是慢性损伤的病因。手工业和半机械化产业工人、体育工作者、戏剧和杂技演员、伏案工作者及家庭妇女均是本类疾病的好发者。慢性损伤是可以预防的，应预防其发生和复发，并防治结合，以增加疗效。

一、运动系统疾病的常见症状与体征

（一）关节疼痛与肿胀

1. 病因

类风湿关节炎、强直性脊柱炎、骨性关节炎、风湿热、痛风等。

2. 关节疼痛与肿胀的表现

（1）疼痛关节的分布与特点。

①类风湿关节炎：以腕关节、掌指近端关节易受累及，呈对称性、持续性疼痛。

②骨性关节炎：以膝关节和髋关节易受累及，呈单侧或双侧分布，休息后可减轻。

③风湿热：常累及髋、膝、踝、肩、肘和腕等大关节，呈对称性分布，疼痛呈游走性。

④痛风：常累及第一跖趾关节，呈单侧分布，疼痛剧烈。

⑤强直性脊柱炎：常累及骶髂关节、膝关节、踝关节，呈中轴性或不对称性分布，持续性疼痛。

（2）关节肿胀与压痛。关节腔积液或滑膜肥厚所致滑膜炎或周围软组织炎的体征，常出现在疼痛的关节。红、肿、压痛多表现在炎症活动期，压痛程度常与炎症轻重呈正比。

（3）伴随症状。常伴有发热、消瘦、疲乏等全身症状和心脏、肺、肾等多系统损害的表现。

（二）关节僵硬与活动受限

关节僵硬是指患者关节静止或休息一段时间后再活动时出现的一种关节局部不适，如胶黏样感，活动后缓解或消失。通常晨起后表现最明显，故又被称为晨僵。晨僵是判断滑膜关节炎症 活动性的客观指标，其持续时间与炎症的严重程度相一致。早期关节活动受限主要是由肿胀、疼痛引起，晚期则主要由于关节骨质破坏、纤维骨质粘连和关节半脱位引起，此时关节活动严重障碍，最终导致功能丧失。

1. 病因

其病因复杂，常见病因有类风湿关节炎、强直性脊柱炎、骨性关节炎、大骨节病等。

2. 关节僵硬与活动受限的表现

（1）关节僵硬持续时间：关节僵硬持续时间长短不一。轻度的关节僵硬在活动后可减轻或消失，重度者需 1 小时至数小时才能缓解。类风湿关节炎晨僵持续时间较长，常与疾病的活动程度一致，可作为病变活动性评估指标之一。

（2）活动受限：当骨和软骨遭到破坏时，加之关节周围的肌腱、韧带受损，使关节不能保持在正常位置，出现关节外形改变，活动范围受到限制，躯体移动受到约束。骨性关节炎表现为膝、髋等负重关节僵硬，在白天休息后明显，持续时间不超过30 分钟，活动后僵硬消失。病情严重时，在休息时也可有关节痛和活动受限。

（三）皮肤受损

风湿性疾病多数伴有皮肤损害，其病理基础是血管炎症性反应。皮肤损害因受累血管大小、炎性反应强弱、持续时间长短、累及范围大小和病理变化而异。

1. 病因

病因复杂，常见病因有皮肌炎、血管炎、系统性红斑狼疮、类风湿关节炎、原发性干燥综合征、系统性硬化症等。

2. 皮肤受损常见的表现

（1）皮肤损害：常见的皮损有皮疹、红斑、水肿、溃疡、类风湿结节等。①系统性红斑狼疮：皮肤损害表现多样，有面颊部蝶形红斑、丘疹，盘状红斑，手掌部或甲周红斑，指端缺血，面部及躯干皮疹，紫癜或紫斑、水疱和大疱等。②皮肌炎：为对称性眼睑、眼眶周围紫红色斑疹及实质性水肿。③类风湿关节炎：可有皮下结节，多位于肘关节鹰嘴附近、枕、跟腱等关节隆凸部及受压部位的皮下，结节呈对称分布，质硬，无压痛，大小不一，直径数毫米至数厘米。

（2）雷诺现象：因寒冷、情绪激动等刺激，部分患者可出现突然发作的肢端和暴露部位的皮肤苍白，继而青紫，再发红，并伴有局部发冷、疼痛的表现，临床上称之为雷诺现象。

二、运动系统疾病护理方法

1. 分散应力 运动系统疾病是慢性损伤性炎症等所致，故限制致伤动作、纠正不良姿势、增强肌力、维持关节的不负重活动和定时改变姿势使应力分散是护理的关键。

2. 理疗、按摩 可改善局部血循环、减少粘连，有助于改善症状。局部涂擦外用非甾体抗炎药或中药制剂后再以电吹风加热也可收到较好近期效果。

3. 局部注射肾上腺皮质激素（醋酸泼尼松龙、甲泼尼龙、得宝松等） 有助于抑制损伤性炎症，减少粘连，是临床上最常用的行之有效的方法。国内使用这一疗法已40余年，绝大多数患者由此而解除痛苦。

4. 应用非甾体抗炎药物 目前用于临床的非甾体抗炎药物不下40余种，长期使用均有不同程度的不良反应，其中以胃肠道黏膜损害最多见，其次为肾、肝损害。

5. 手术治疗 对某些非手术治疗无效的慢性损伤可行手术治疗。

6. 预防各种运动系统疾病 对运动员、戏剧、杂技演员进行科学训练；流水线工作人员定时做工间操；长期固定姿势工作者，定时改变姿势等均有助于分散应力、改善血循环，以减少局部累积性损伤。当慢性损伤症状首次发生后，在积极治疗的同时，应提醒患者重视损伤局部的短期制动，以巩固疗效、减少复发。

单元小结

随着年龄的增长，老年人运动系统功能有所下降，这是生命发展的必然。熟悉运动系统疾病常见的症状和体征，能够在一定程度上对疾病的发生和发展进行有效干预。同时掌握老年运动系统疾病的照护知识与技能，对于降低并发症的风险，加快身体康复，建立生活自信会有很大的帮助。

单元4　骨关节炎的护理

案例导入

患者，女，65岁，1年前入住夕阳红养老院。因双膝关节反复肿胀、疼痛4年，加重1天到医院检查。患者4年前于劳累后出现双膝关节肿胀、疼痛，行走困难，不能下蹲，自行服用布洛芬并休息后症状减轻。后每当遇到天气变化及劳累后关节症状反复，双膝关节肿痛明显，并逐渐出现双手指远端指间关节肿痛，劳累后加重。体格检查：体温36.6℃，脉搏70次/分，呼吸17次/分，血压120/80mmHg，双膝肿胀，活动时有骨摩擦音，浮髌试验（+），屈100°、伸20°。双手指远端指间关节海伯登结节，关节僵硬，握拳无力。辅助检查：膝关节X线检查示关节间隙变窄、关节增生。请问目前患者存在的主要功能障碍有哪些？针对患者存在的功能障碍，应如何护理？

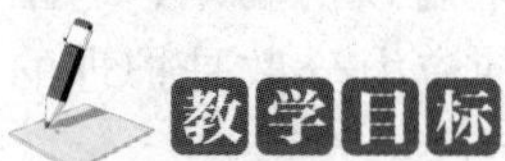

教学目标

知识目标：

1. 掌握骨关节炎常见的临床表现及护理措施。
2. 熟悉骨关节炎的治疗要点与常见护理诊断问题。
3. 了解骨关节炎的病因、发病机制和辅助检查。

能力目标：

能正确地为患有骨关节炎的老年人实施整体护理，能为骨关节炎老年人提供健康指导。

素质目标：

关心、尊重、理解老年患者疾苦，具有主动为其缓解不适的职业意识与态度。

思政目标：

以老年人为中心，培养学生求真务实和乐于奉献的精神，教育学生热爱生活、珍爱生命、关爱老人、向善向上。

一、概述

骨关节炎（osteoarthritis，OA）又称骨性关节病、增生性关节炎、退行性关节炎（病）等，是以关节软骨进行性损害为特征的慢性关节紊乱症候群，是一种常见的慢性、进展性关节疾患，也是影响中老年人生活质量的最常见病因之一。研究显示，55~64岁的人群中骨性关节炎的发病率高达40%；65岁以上的人群中，半数有膝关节骨性关节炎的X线证据；75岁以上老年人中，每人至少有一个关节有骨性关节炎变化，该病的致残率高达53%。在45~55岁的人群中，男女发病率相当，55岁以上则女性患者明显增多。骨性关节炎以手、膝和脊柱关节易受累，其中膝关节最常见。骨性关节炎最早的病理变化发生在关节软骨，表现为关节软骨局部发生软化、糜烂，造成软骨下骨裸露，继发滑膜、关节囊及关节周围肌肉的改变，使关节活动受限、关节不稳定。由于关节的应力失调，关节面承受应力大小不均，从而促进关节进一步破坏，形成恶性循环，病变不断加重。

（一）病因及发病机制

1. 原发性骨关节炎 病因不清，患者没有创伤、感染或先天性畸形的病史，无遗传缺陷，无全身代谢及内分泌异常。多见于中老年肥胖者。

2. 继发性骨关节炎 可发生于任何年龄，主要原因有以下几方面。

（1）关节的先天性畸形。如先天性马蹄内翻足等可出现骨性关节炎的表现。

（2）创伤。正常的关节和活动甚至剧烈运动后是不会出现骨性关节炎的。异常状态下的关节，如在骨切除术后关节处于不稳定状态时，当关节承受肌力不平衡并加上局部压力，就会出现软骨的退行性变。

（3）关节面不平整。如骨缺血性坏死可出现关节面的不平整，最终导致骨关节炎。

（4）关节不稳定。如韧带、关节囊松弛等关节不稳定，容易导致关节退行性变。

（5）肥胖。体重的增加和膝关节骨性关节炎的发病成正比。肥胖也是膝关节骨性关节病情加重的因素。

（6）骨密度。骨质疏松患者软骨下骨小梁变薄、变僵硬，承受压力的耐受性减少，骨性关节炎的发生率增高。

（二）临床表现

1. 症状

（1）关节疼痛。骨性关节炎最显著的症状是疼痛。最初感到关节轻度不适，不少患者表现为腘窝酸胀不适。运动过量出现疼痛，休息后可缓解。变换姿势时，会感觉不便、疼痛（比如从座位上站起），活动一段时间后症状反而减轻，关节感到舒适；若活动量增加，步行较长距离，则疼痛症状加重，活动受限。上下台阶时均感到疼痛吃力，需手抓扶手协助。疾病进展到中、晚期，疼痛加重，为持续性，休息后不易缓解。晚期骨性关节炎常出现夜间痛。

（2）关节晨僵。晨僵是指在早晨起床时关节僵硬及发紧感，活动后可缓解。持续时间较短，常为几分钟至十几分钟，一般不超过 30 分钟。

（3）活动受限。由于关节炎病变或附近肌腱和韧带破坏、骨赘形成等均可导致关节活动受限，如持物、行走和下蹲困难。

（4）其他。随病情进展，可出现行走时失去平衡、不能下蹲、腿不能完全伸直，甚至严重时不能行走等。

2. 体征

（1）摩擦感（音）。早期患者可感觉到或触到轻度关节摩擦，晚期则可触及明显的沙粒样摩擦感。

（2）关节肿胀。滑膜炎关节内积液、关节周围囊肿、肌腱附着部炎等都可使关节肿胀。

（3）关节畸形。关节软骨、软骨下骨破坏，膝关节出现内、外翻畸形，内翻（O 形腿）多见。

(4) 关节压痛。多局限于损伤严重的关节，伴有渗出液时更加明显，关节局部皮温可以较高。

(三) 辅助检查

X 线检查早期软骨仅有轻度退变，X 线平片无明显变化；中期出现关节间隙变窄，骨质增生形成骨赘，软骨下骨硬化、囊变；晚期关节间隙消失，甚至骨破坏、关节脱位。

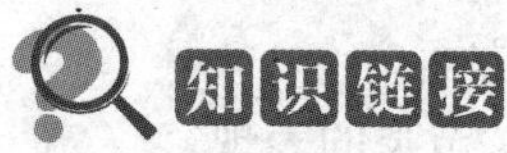

膝关节、髋关节关节炎诊断标准

序号	膝关节骨关节炎诊断标准	髋关节骨关节炎诊断标准
1	近 1 个月内反复膝关节疼痛	近 1 个月内反复髋关节疼痛
2	X 线片示关节间隙变窄、软骨下骨硬化和(或)囊性变、关节缘骨赘形成	红细胞沉降率≤20mm/h
3	关节液(至少 2 次)清亮、黏稠，WBC<2000 个/毫升	X 线片示骨赘形成，髋臼缘增生
4	中老年患者(≥40 岁)	X 线片示关节间隙变窄
5	晨僵≤3min	—
6	活动时有骨摩擦感(音)	—

注：①综合临床、实验室及 X 线检查，符合 1+2 条或 1+3+5+6 条或 1+4+5+6 条，可诊断膝关节骨关节炎；②满足诊断标准 1+2+3 条或 1+3+4 条，可诊断为髋关节骨关节炎。

二、骨关节炎的治疗要点

骨关节炎的治疗是以非药物与药物治疗相结合、必要时手术治疗及治疗方案个体化为原则，以减轻或消除疼痛，矫正畸形，改善或恢复关节功能、日常生活能力、社会参与能力，以及提高患者的生活质量为目标。非甾体抗炎药可以在一定程度上缓解疼痛，但没有任何药物可以抑制关节软骨退变的发展。大量的研究表明，透明质酸钠关节内注射，也可以有限地缓解疼痛。急性期相对制动休息，关节镜清理术也都是目前常用的治疗方法。晚期关节功能衰竭时行人工关节置换手术治疗是目前的临床治疗热点。国外大量的研究表明，综合康复治疗膝关节骨关节炎，可以有效地缓解疼痛，延缓疾病发展速度，康复治疗是药物及手术治疗的基础。

1. 控制活动量 骨关节炎的疼痛是关节过度使用所致，因此，处理关节疼痛的重点是把体力活动限制在关节能耐受的范围内。如急性炎性疼痛或不稳定性关节常用支具与辅助器具以减少关节活动，有利于消肿止痛或保持关节功能位。

2. 物理因子治疗 物理因子治疗具有改善局部血液循环、消炎止痛、防治关节软骨退变及改善关节功能的作用，包括热疗、冷疗、超声波疗法、脉冲磁疗法、低能量激光疗法及经皮神经电刺激疗法等。其中，经皮神经电刺激疗法具有肯定的治疗效果。

3. 运动治疗 运动的强度与方法应根据骨关节炎患者的情况而定，目的是增加肌肉的力量从而改善关节稳定性，增加关节活动度，主要包括肌力训练、关节活动度训练、有氧运动。但对骨关节炎急性发作期的患者宜休息受累关节，以避免加重病情。

4. 作业治疗 主要包括功能性作业、日常生活活动（ADL）作业、使用合适的辅助装置及家庭环境改造。在对骨关节炎患者实施作业治疗时，应重视能量节约技术，因为能量节约技术可以让骨关节炎患者维持足够的肌力，更有效地完成日常生活活动（ADL）及日常工作，保持良好的姿势。特别是针对病变关节更应重视关节保护技术的应用。

5. 药物疗法 非甾体抗炎药可以缓解疼痛。活血化瘀中草药内服及外部热敷、熏洗浸泡等可缓解症状，延缓病程。

6. 手法治疗 可松解其周围的肌肉、韧带和关节囊，达到解除痉挛、促进血液循环、消除疼痛的目的。

7. 手术治疗 骨关节炎晚期出现畸形或持续性疼痛，生活不能自理时，可行手术治疗。

三、骨关节炎的常见护理诊断/问题

1. 疼痛 与关节软骨变性、破坏等有关。

2. 躯体移动障碍 与关节畸形、僵硬等有关。

3. 活动无耐力 与活动减少、肌肉萎缩等有关。

4. 知识缺乏 缺乏疾病防治的相关知识。

四、骨关节炎的康复护理措施

根据骨关节炎的病情变化，临床将其分为急性期、亚急性期和慢性期。因病程长、病情反复，需要长期耐心的康复治疗与护理。

（一）急性期

急性期以关节疼痛、肿胀为主要临床表现，局部炎症及全身症状较明显，护理的目的是解除疼痛，消除炎症和预防功能障碍。

1. 合理休息及正确体位 急性炎症期伴有发热、乏力等全身症状时应卧床休息，以减少体力消耗，但不宜长时间卧床。过分的静止休息易造成关节僵硬、肌肉萎缩和体能下降，应动静合理安排。卧床时要注意良好体位，日间采取固定的仰卧姿势，夜间可以头下垫枕，枕头不宜过高。尽量避免睡软床，床的中部不能下垂凹陷，以免臀部下沉，引起双髋关节屈曲畸形。为减轻疼痛，可在双膝下方垫软枕，但应注意防止膝关节屈曲挛缩。为避免双足下垂畸形，卧床时应在足部放支架，将被服架空，以防被服压双足（特别仰卧时）而加速垂足出现。鼓励患者定期将双足蹬于床尾端横档处，以矫正足下垂畸形。仰卧、侧卧交替，侧卧时避免颈椎过度向前屈。

2. 夹板治疗 夹板的作用是保护和固定急性炎性组织，减轻疼痛和避免炎症加剧。急性期炎症渗出、关节疼痛和肿胀严重时，应用夹板治疗使关节制动。制动是消肿止痛的有效方法，但可能出现关节的强直，因此制动时应将关节置于功能位，夹板应每天去除 2~3 次，并施行适度训练，以预防关节僵硬的发生。

（二）亚急性期

该期护理的重点是防止病情加剧和纠正畸形，维持全身健康状态。

1. 适度休息与活动 患者仍需卧床休息，但时间应逐渐减少。白天要逐步减少夹板固定的时间，直至仅在晚上使用夹板。当患者可以主动练习时，可按以下程序进行：患者卧床进行肌肉的等长收缩练习和主动助动练习；坐位继续锻炼并逐步延长锻炼时间；站立位训练，重点练习平衡；在扶车或有他人支持下进行走路练习，也可使用轮椅代步；使用拐杖练习行走。

2. 保持良好的姿势 不适当体位和姿势常引起肢体挛缩。不适当姿势由不正常关节位置所造成，站立时，头部应保持中立，下颌微收，肩取自然位，不下垂、不耸肩，腹肌内收，髋、膝、踝均取自然位；坐位时选择直角硬垫靠背椅，椅高为双足底平置地面，膝呈90°屈曲为宜。保持伸屈肌力的平衡十分重要。

3. 作业治疗和日常生活活动训练 日常生活自理能力较差的患者，要鼓励其尽量独立完成日常生活活动训练，如进食、取物、倒水、饮水、梳洗、拧毛巾、穿脱衣裤、解扣、开关抽屉、手表上弦、开关水龙头、坐、站、移动、下蹬、步行、上下楼梯等。

4. 矫形器及辅助用具的应用 如果已有四肢关节活动功能障碍，影响日常生活，则应训练健肢操作和使用辅助器具，必要时还要调整和改善家居环境，来适应患者的需要。夹板、拐杖、轮椅等的应用能减轻关节畸形发展，缓解疼痛，防止因关节不稳定而进一步受损。夹板通常用于急性期或手术后的腕、掌、指关节及指间关节。如行走困难，可用拐杖或助行器等步行辅助器具，来减轻下肢负荷，可安装把柄以减少对手、腕、肘、肩的负重。手指关节严重活动障碍，可用长柄梳、长柄勺等辅助器具，补偿关节活动受限所带来的生活困难。这些辅助器具应在认真训练的前提下使用，反之会加重关节挛缩和肌力下降。

5. 物理治疗

在急性期和亚急性期，均可应用物理疗法。

（1）局部冷疗法。

（2）水疗。包括矿水浴、盐水浴、硫化氢浴等，温度以38℃~40℃为宜，有发热者不宜用水疗法。

（3）紫外线红斑量照射。具有消炎和脱敏的作用。

（4）磁疗。有消炎、消肿、镇痛作用。

（5）低中频电疗。可改善局部血液循环，促进渗出吸收，缓解肌紧张，达到镇痛作用。

（6）蜡疗。能改善循环和缓解挛缩。

（三）慢性期

慢性期护理的重点是应用物理因子治疗来缓解肌痉挛和疼痛，以改善关节及其周围组织的血液与淋巴循环，减轻组织的退行性改变，尽可能增加关节活动范围、肌力、耐力和身体协调平衡能力。

1. 物理治疗

（1）全身温热疗法。如湿包裹法、温泉疗法、蒸汽浴、沙浴、泥疗等。

（2）局部温热疗法。如热水袋、温水浴、蜡疗、红外线、高频电疗法，特别是微波，对全身影响较小，每天1~2次，每次20~30分钟。同时结合中草药熏洗或熨敷，效果更好。

（3）电热手套。每次30分钟，每日2次，热疗时手套内温度可达40℃，可减轻疼痛，但不能改善晨僵程度，也不能阻止关节破坏。

2. 运动治疗 目的是增加和保持肌力和耐力，维持关节活动范围，提高日常生活能力，增加骨密度，增强体质。

3. 按摩、牵伸 对关节和周围软组织进行按摩，有利于改善循环，减轻炎症、肿胀，放松肌肉，缓解疼痛，解除组织粘连，防止肌肉萎缩，提高关节活动能力。实施手法时，可由自己或他人徒手进行。对水肿的关节或肢体可从远端向近端推按、轻揉、摩擦，对病变时间较长的关节，应在关节周围寻找痛点（区）或硬结，有重点地进行揉按，但应避免直接在关节表面上大力按压或使两关节面间用力摩擦。有关节僵硬、周围软组织粘连、挛缩时，在按摩后给予关节牵引，对关节周围软组织进行牵伸。可徒手牵伸，也可利用自身重量、滑轮或棍棒（体操棒）等牵伸，选用何种牵伸方式应根据实际情况作选择。牵伸前应用温热疗法、超声波等治疗可减轻疼痛，提高牵伸效果，对有中等量至大量积液、不稳定的关节应避免用力牵伸。

4. 肌力锻炼 在急性炎症期或关节固定期，关节不宜做运动，但为保持肌力，可进行肌肉静力性收缩训练。恢复期或慢性期，在关节可耐受的情况下，加强关节的主动运动，适当进行抗阻力练习。

（1）等长收缩。用于保护患者的肌力。等长收缩可使肌肉产生最大张力而对关节的应力最小，每日只要数次的最大等长收缩就能保持或增加肌力及耐力，是关节炎患者简便安全可行的肌力锻炼方法。

（2）等张收缩。关节炎症已消失的患者可进行等张运动。游泳池内或水中均是等张运动的良好环境，浮力使作用于关节的应力减少，一定的水温更有助于松弛关节周围肌肉等软组织。

（3）关节操。可有效地预防关节僵硬，改善关节活动能力，恢复关节活动范围。在做操前先对受累的关节进行按摩或热疗，可防止损伤，提高效果。做操时用力应轻柔缓慢，切忌粗暴，尽量达到关节最大的活动范围，以不引起关节明显疼痛为度。如有条件可在温水中进行，既提高锻炼效果，又增加患者舒适度。

还可以进行步行、跑步、骑自行车、游泳、划船等运动，常用于关节炎恢复中后期增强心血管功能，提高体质。应注意根据关节的炎症情况和心肺功能确定其强度。

5. 关节保护 关节炎患者在日常生活中应重视保护关节，合理使用关节，减轻关节的炎症及疼痛；减轻关节负担，避免劳损；预防关节损害及变形；减少体能消耗。

（1）姿势正确。休息时应保持良好的关节姿势，工作时应采用省力姿势及省力动作，经常更换姿势或动作，以免关节劳损或损伤。

（2）劳逸结合。工作与休息合理安排。需长时间持续工作时，应在中间穿插休息。工作过程中最好能让关节轮流休息。

（3）用力适度。不要勉强干难以胜任的重活，用力应以不引起关节明显疼痛为度。

（4）以强助弱。多用大关节、强关节代劳小关节、弱关节，以健全的关节辅助有炎症的关节，减轻受累关节的负担。

（5）以物代劳。使用各种辅助器具协助完成日常生活活动，弥补关节功能缺陷，减轻受累关节的负担。

（6）简化工作。在工作之前先做好计划，并做好准备工作，把复杂工作分成多项简单工作来完成。

6. 节约能量 使用合适的辅助装置，在最佳体位下进行工作或日常生活活动（ADL），病变关节可在消除或减轻重力的情况下进行。可改造家庭环境，以适应疾病的需要。注意休息与活动协调，维持足够肌力，保持良好姿势。

7. 心理护理 骨关节炎无特异疗法，一般不影响寿命，但可影响正常生活和工作，患者带病生存期长，容易产生恐惧、焦虑等异常心理状态。应鼓励患者以积极心态应对疾病，坚持康复训练，建立战胜疾病的信心。

五、骨关节炎的健康指导

关节炎虽无特殊治疗方法，但经过积极正确的康复训练和护理，能够缓解病情，避免残疾或减轻残疾程度，改善患者的生活质量。具体从以下几个方面进行指导。

1. 用药指导 使用糖皮质激素、消炎镇痛药（非甾体抗炎药）时，应注意药物的不良反应，如非甾体抗炎药可能引起胃肠道出血，胰、肝、肾等脏器的损害。指导患者合理、按时服药，不可随便停药，出院后定期随诊。

2. 心理指导 指导患者及家属掌握疾病的相关知识，了解康复治疗和训练的重要性，鼓励患者建立战胜疾病的信心，家属给予积极的家庭支持。

3. 锻炼指导 指导患者在家人的协助下，进行适当的运动锻炼，以维持和改善关节的功能和减少并发症的发生。患者在日常生活中应重视保护关节，合理使用关节，减轻关节负担，避免劳损，预防关节损害及变形，并减少体能消耗。根据功能障碍程度，指导患者学会使用轮椅、拐杖等辅助用具。

4. 生活方式指导 改变不良的生活习惯，注意合理膳食；控制体重，体重超标会增加膝关节的负荷，加快膝关节的退行性变，减弱其抗损伤能力。

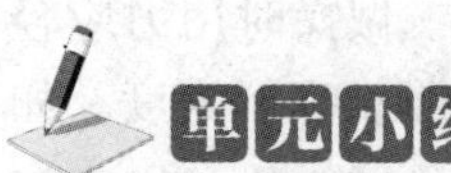

骨关节炎是以关节软骨进行性损害为特征的慢性关节紊乱症候群，既是一种常见的关节疾患，也是影响中老年人生活质量的最常见病因之一。骨关节炎的症状有疼痛、晨僵、活动受限及其他表现，体征可有摩擦音、关节肿胀、活关节畸形、压痛等。骨关节炎的治疗是以非药物与药物治疗相结合、必要时手术治疗及治疗方案个体化为原则，以减轻或消除疼痛，矫正畸形，改善或恢复关节功能、日常生活能力、社会参与能力，以及提高患者的生活质量为目标。因病程长、病情反复，需要长期耐心的康复治疗与护理。

单元5 骨质疏松症的护理

案例导入

患者，女，64岁，1年前入住夕阳红养老院，长期服用激素类药物，近日感觉腰背酸痛，活动受限，严重时翻身、起立、坐及行走都有困难。到医院经骨密度测定及实验室检查，最后诊断为继发性骨质疏松症。请问应对患者实施哪些康复护理措施？应该怎样指导患者预防该疾病？

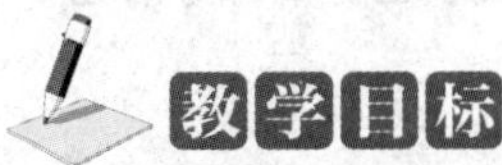

知识目标：

1. 掌握骨质疏松症的定义、分类、主要的功能障碍。
2. 掌握骨质疏松症患者的康复护理措施、康复护理指导。
3. 熟悉骨质疏松症的康复护理原则和康复护理目标。
4. 了解骨质疏松症的诊断标准。

能力目标：

能针对骨质疏松症患者的评估结果，对其实施相应的康复护理措施及指导。

素质目标：

1. 培养发现问题、分析问题、解决问题的临床思维。
2. 培养尊重患者、保护患者隐私的人文精神。
3. 树立专业、敬业、爱业的护理学价值观，培养多学科协作的团队意识。

思政目标：

培养学生的社会责任感，践行使命和责任，促进学生人文关怀精神的养成，用实际行动为“健康中国”添砖加瓦。

一、概述

骨质疏松症（osteoporosis，OP）是一种以骨量减少、骨的微观结构退化为特征，导致骨骼脆性增加、骨强度降低，易于发生骨折的全身性骨代谢疾病，特点是骨矿物质和骨基质呈等比例减少。该病可发生于不同性别和任何年龄，但多见于绝经后妇女和老年男性。骨质疏松症是由内分泌、免疫、营养、失用、遗传等多种因素共同作用的结果。

根据国际骨质疏松症基金会的报告，全球每 3 名妇女和每 8 名男性中分别有 1 人患骨质疏松症。在我国，60~69 岁老年女性骨质疏松症的发病率高达 50%~70%，老年男性发病率为 30%，80 岁以上的老年人半数以上患有骨质疏松症。

骨折是骨质疏松症的最终结局。髋部骨折是最严重的骨质疏松性骨折。其发生通常由摔倒引起，有时也可自发性造成。骨质疏松性骨折的致残率和致死率高，已严重威胁老年人的身心健康并影响他们的生活质量，其带来的家庭、社会和经济负担显而易见，骨质疏松症及骨折已成为全球关注的有关公众健康的重要问题。

（一）病因及发病机制

骨质疏松症由多种因素所致，它的基本病理机制是骨代谢过程中骨吸收和骨形成的偶联出现缺陷，导致人体内的钙磷代谢不平衡，使骨密度逐渐降低而引起临床症状。

1. 原发性骨质疏松 原发性除特发性外，分为Ⅰ型和Ⅱ型。Ⅰ型又称绝经后骨质疏松，为高转换型，主要原因为雌性激素缺乏。Ⅱ型又称老年性骨质疏松，为低转换型，与衰老导致的骨质变化有关。

2. 继发性骨质疏松 可继发于以下情况。

（1）内分泌性。皮质醇增多症、甲状腺功能亢进症、原发性甲状旁腺功能亢进症、肢端肥大症、性腺功能低下、糖尿病等均可导致骨质疏松。

（2）营养性。见于蛋白质缺乏、维生素C和维生素D缺乏、低饮食、乙醇中毒等情况。

（3）肝病。肝脏代谢异常影响钙磷代谢。

（4）胃肠性。胃、肠切除等导致钙吸收不良。

（5）肾病慢性。肾炎血液透析。

（6）肿瘤。多发性骨髓瘤转移癌、单核细胞性白血病等可引起骨质疏松。

（7）药物。类固醇、抗癫病药、抗肿瘤药（如甲氨蝶呤）、肝素等可致骨质疏松。

（8）失用性。全身性骨质疏松见于长期卧床、截瘫、太空飞行等；局部性骨质疏松见于骨折后、Sudeck肌萎缩、伤后肌萎缩等。

（9）其他原因。吸烟、短暂性或迁徙性骨质疏松。

（二）临床表现

疼痛、脆性骨折和脊柱变形是骨质疏松症最典型的临床表现。但许多骨质疏松症患者早期常无明显的症状，往往在骨折发生后经X线摄片或骨密度检查，才发现已有骨质疏松改变。

1. 症状

（1）疼痛。原发性骨质疏松症最常见的症状为腰背痛，占疼痛患者的70%~80%。疼痛沿脊柱向两侧扩散，仰卧或坐位时疼痛减轻，直立时后伸或久立、久坐时疼痛加剧，日间疼痛轻，夜间和清晨醒来时加重，弯腰、肌肉运动、咳嗽、大便用力时加重。

一般骨量丢失12%以上时即可出现骨痛。老年骨质疏松症时，椎体骨小梁萎缩数量减少，椎体压缩变形，脊柱前屈，腰大肌为了纠正脊柱前屈，加倍收缩，肌肉疲劳甚至痉挛，产生疼痛。新近胸腰椎压缩性骨折，亦可产生急性疼痛，相应部位的脊柱棘突可有强烈压痛及叩击痛，一般2~3周后可逐渐减轻，部分患者可呈慢性腰痛若压迫相应的脊神经可产生四肢放射痛、双下肢感觉运动障碍、肋间神经痛、胸骨后疼痛（类似心绞痛），也可出现上腹痛（类似急腹症）。若压迫脊髓、马尾还将影响膀胱、直肠功能。

（2）骨折。骨折是指轻度外伤或日常活动后发生的骨折，是退行性骨质疏松症最常见和最严重的并发症，在骨质疏松症患者中的发生率为20%左右。发生脆性骨折的常见部位为肋骨、腰椎、髋部、桡、尺骨远端和股骨的近端。髋部骨折以老年性骨质疏松症患者多见，通常于摔倒或挤压后发生。腰和胸椎压缩性骨折常导致胸廓畸形；后者可出现胸闷、气短、呼吸困难，甚至发绀等表现，易并发肺部感染。脊柱压缩性骨折多见于绝经后骨质疏松症患者。

2. 体征

（1）身高缩短、脊柱后凸。畸形多在疼痛后出现。脊椎椎体前部大多为松质骨组成而且此部位是身体的支柱，负重量大，尤其第11、第12胸椎及第3腰椎，负荷量更大容易压缩变形，使脊柱前倾，背曲加剧，形成脊柱后凸畸形，随着年龄增长，骨质疏松加重，脊柱后凸曲度加大，致使膝关节拘挛显著。

正常人有24节椎体，每一椎体高度约2cm，老年人骨质疏松时椎体压缩，每一椎体缩短2mm左右，身长平均缩短3~6cm。

（2）呼吸功能下降。胸、腰椎压缩性骨折，脊柱后弯，胸廓畸形，可使肺活量和最大换气量显著减少，患者往往可出现胸闷、气短、呼吸困难等症状。

（三）辅助检查

1. 骨密度评定 骨密度下降既是诊断骨质疏松症的重要指标，也是导致骨折发生的重要危险因素之一。骨密度测定包括单光子吸收法、单能X线吸收法、双能X线吸收法、定量CT法和定量超声法等多种方法，其中目前广为应用的评定方法是双能X线吸收法。可测量任意部位，测定部位的骨密度可预测该部位的骨折风险，常用的推荐测量部位是腰椎1~4和股骨颈。世界卫生组织推荐的诊断标准为：骨密度值低于同性别、同种族健康成年人的骨峰值不足1个标准差属正常；降低1~2.5个标准差之间为骨量低下（骨量减少）；降低程度等于和大于2.5个标准差为骨质疏松；骨密度降低程度符合骨质疏松诊断标准同时伴有一处或多处骨折时为严重骨质疏松。现在通常用T-Score（T值）表示，即T值>-1.0为正常；-2.5<T值<-1.0为骨量减少；T值<-2.5为骨质疏松。

2. 生化检查

（1）骨形成指标。骨形成标志物是成骨细胞在其不同发育阶段直接或间接的表达产物，反映成骨细胞功能和骨形成状况，如血清碱性磷酸酶、血清骨钙素、I型前胶原羧基端前肽等。一般认为，骨形成指标的增高与绝经后妇女明显增加的骨流失率相关。

（2）骨重吸收指标。多数骨重吸收标志物都是骨胶原的代谢产物，如血清、尿I型胶原C端肽、尿羟脯氨酸、尿脱氧吡啶酚、尿中胶原吡啶交联或I型胶原交联N末端肽，但也有非胶原蛋白标志物如血浆抗酒石酸盐酸性磷酸酶等。

（3）血、尿骨矿成分的检测。如血清总钙、血清无机磷、血清镁、血清磷酸酶、血沉、尿钙磷、镁的测定。通常血清钙、磷和碱性磷酸酶值在正常范围，当有骨折时血清碱性磷酸酶值有轻度升高。

3. X线检查 可观察骨组织的形态结构，也是对骨质疏松症所致各种骨折进行定性和定位诊断的一种较好方法，常用摄片部位包括椎体、髋部、腕部、掌骨、跟骨和管状骨等。X线片可见骨结构模糊、骨小梁减少或消失、骨小梁间隙增宽、骨皮质变薄、椎体呈双凹变形或楔形变形等，一般认为，X线片检查出典型骨质疏松时，其骨矿含量的丢失已达30%以上。

二、骨质疏松症的治疗要点

1. 骨质疏松的预防 首先是合理的膳食结构，种类要丰富，坚持摄入小麦、乳制品、绿色蔬菜、鱼类等富含钙、磷的食品。控制脂肪摄入量，食入过多脂肪或脂肪吸收不良，会增加肠内游离脂肪酸，与钙结合成钙皂排出体外。坚持适度的运动与劳动，主动运动中肌肉所产生的作用力对骨强度的影响和调控大于相关激素、维生素、钙、氨基酸、脂肪、细胞因子等因素。妇女绝经后，骨量丢失的速度加快，更应该注重合理膳食和运动的预防措施，在医生指导下适当使用抗骨质疏松药物，同时要积极治疗糖尿病、高血压等疾病。

2. 抗骨质疏松药物和钙补充剂 目前临床上常用的抗骨质疏松药物主要是降钙素类和双膦酸盐类，不同公司的产品，商品名不同，钙补充剂产品繁多，质量参差不齐。

3. 运动治疗 科学合理的运动和劳动可以有效预防和治疗骨质疏松。研究表明，每天运动25分钟，比不做运动者全身骨盐1年间增加5%。

4. 支具、矫形器 脊柱骨质疏松的老年人常会出现胸腰椎的多发性压缩骨折，进而导致脊柱进行性后凸畸形和疼痛；还会引起平衡障碍和步态异常。胸腰部支具、矫形器的使用可以改善患者姿势，缓解症状。特别是对于一般状况差、无法接受其他更积极的治疗方法的老年患者，不失为一种良好的选择。

三、骨质疏松症的常见护理/诊断问题

1. 疼痛 与骨质疏松、骨折、肌肉疲劳有关。

2. 躯体活动障碍 与疼痛、骨折活动受限有关。

3. 潜在并发症 骨折与骨质疏松有关。

4. 情境性自尊低下 与脊柱变形、身高缩短有关。

四、骨质疏松症的主要功能障碍

1. 负重能力下降 多数骨质疏松症患者表现为负重能力下降（约 2/3），甚至不能负担自己的体重。

2. 躯干活动受限 表现为不能翻身、侧转及仰卧位从床上坐起。

3. 站立与行走受限 表现为久行久站后腰背部和下肢负重关节疼痛而导致站立与行走受限。

4. 日常生活活动或职业活动能力受限 由于骨质疏松症患者常有全身乏力、体力下降、精力不足等从而导致其持续进行日常生活活动、社交活动或职业活动的能力下降，其骨质疏松的程度不同对活动能力的影响不同。

5. 呼吸功能障碍 严重骨质疏松导致长期卧床，胸腰椎压缩性骨折导致脊椎后弯、胸廓畸形，使肺活量和最大换气量减少，小叶型肺气肿发病率增加。

6. 心理障碍 由于长期的骨痛和反复的就医治疗可能导致心理的改变。

五、骨质疏松症的康复护理原则与目标

（一）康复护理原则

积极对症治疗，养成健康的生活方式和饮食习惯。适当进行户外锻炼，预防不恰当地用力和跌倒。对骨折要进行及时的处理。

（二）康复护理目标

能够运用有效的方法减轻不适；能够通过合理的饮食和适当的运动来维持躯体的功能；降低骨折的发生率；骨折患者减少并发症，降低病死率，提高康复水平；老年人能够正视自己形象的变化，减少焦虑，改善生活质量。

六、骨质疏松症的康复护理措施

（一）预防骨折的发生

骨折是骨质疏松症最严重的并发症，降低骨折发生率是康复护理的最重要和最终的目的。

1. 锻炼适当 任何过量、不适当活动或轻微损伤均可引起骨折。

2. 预防跌倒 近年来急速增长的髋部骨折中的 90%由于跌倒所致，因此预防跌倒

对预防骨折至关重要。预防老年人跌倒，可采用以下措施：合理使用助行辅具、增加下肢肌力、外出注意保暖防滑、减少镇静或安眠药物的使用、视力矫正、居家危险环境改造等。

3. 骨折处理 有骨折者应给予牵引、固定、复位或手术治疗，骨折患者要尽量避免卧床、多活动，及时给予被动活动，以减少制动或失用所致的骨质疏松。

4. 药物预防 对高危的人群，包括轻微或无暴力的骨折，尤其亦存在骨质疏松的其他危险因素时，应给予药物防治。骨质疏松症的治疗药物大致有三类。

（1）抗骨吸收药物。如降钙素、双膦酸盐、雌激素等。降钙素给药途径为肌内注射或皮下注射，不能口服，使用时要观察有无低血钙和甲状腺功能亢进的表现；使用雌激素者，要注意阴道出血情况，定期做乳房检查，防止肿瘤和心血管疾病的发生。

（2）促骨形成药物。如氟化物及核查类固醇药物等，此类药有消化道反应，在晨起空腹服用，同时饮清水200~300mL，半小时内禁饮食、禁平卧。

（3）促进骨矿化药物。如钙制剂、维生素D类等。口服钙剂每日1.0~1.5g，连续服用一年以上，使用时不可与绿叶蔬菜一起服用，防止钙螯合物形成，降低钙的吸收，同时要增加饮水，防止泌尿系统结石与便秘。维生素D可改善骨质疏松，缓解腰背痛，与降钙素、钙剂合用有较好的治疗效果，可长期小剂量安全使用。

此外，如甲状旁腺激素、生长激素、生物雌激素、选择性雌激素受体调节剂等，有的尚未广泛用于临床，有待进一步评估。

（二）运动治疗

运动治疗是防治骨质疏松症较为有效的基本方法。1989年WHO明确提出防治骨质疏松症的三大原则是补钙、运动疗法和饮食调节。运动要量力而行、循序渐进、持之以恒。应设计个人的运动处方。如患者正处于疼痛期，应先止痛及向有关医务人员查询，方可做运动。

1. 负重运动 增加骨强度，预防骨折。

（1）高强度负重运动。可根据自身身体状况选择，如跳舞、爬山、跑步、跳绳、乒乓球等强度较大的运动。每周1~2次，每次至少30分钟。

（2）低强度负重运动。可根据自身身体状况选择，如身体支撑栏杆或墙上压、手掌支撑墙面掌上压、握力训练、上下楼梯、快走等强度较低的运动。每周大于等于3次，每次至少30分钟。

2. 增加肌力和耐力的方法

（1）握力锻炼或上肢外展等长收缩，用于防治肱、桡骨的骨质疏松。

（2）下肢后伸等长运动，用于防治股骨近端的骨质疏松。

（3）防治胸腰椎的骨质疏松，可采用躯干伸肌等长运动训练，即在站位或俯卧位下进行躯干伸肌群、臀大肌与腰部伸肌群的肌力增强运动，每次10~30分钟，每周3次。

3. 改善平衡能力 提高平衡控制能力，预防摔倒。

（1）下肢肌力训练。①坐位，足踝屈伸；②坐位，轮流伸膝；③扶持立位，轮流向前提腿45°（膝保持伸直）；④从坐位立起；⑤立位，原地高提腿踏步。

（2）平衡能力训练。①立位，摆臂运动；②立位，侧体运动；③立位，转体运动；④立位，着力平衡运动；⑤立位，髋部外展。

（3）步行训练。①平地步行，每日多次，每次 50~100m，逐渐增加距离；②按照“8”字，行曲线行走，以锻炼步态稳定性和耐力，不宜走得过快。

（4）练习太极拳。临床观察及研究已证实，练习太极拳有助于改善平衡功能，减少摔倒。根据体能情况练习全套，或只练习几组基本动作。

（5）健足按摩。①按摩足底涌泉穴，早晚各做一次，以擦热为度；②按摩小腿足三里穴，每天 2~3 次，每次 5~10 分钟（自我按摩或由他人按摩）。

4. 脊柱加强训练

（1）卧位。头颈抗阻训练，每天 2 次，每次重复 10 个，每个动作持续 5 秒以上。

（2）立位。直立后屈训练，每天 5 次，每次重复 5 个，每个动作持续 5 秒以上。

（3）俯卧。俯卧抬胸训练，至少每天 1 次，感到不适停止，每个动作持续 5 秒以上。

（4）立位。伸肌训练，每天 1 次，每次重复 15~20 个。

5. 有氧运动 以慢跑和步行为主要方法，每日慢跑或步行 2000~5000 米，防治下肢及脊柱的骨质疏松。

6. 姿势训练 主要关注的是身体各部分之间的直线性，不良姿势会增加脊柱的负担，导致骨折，活动和休息时都应注意保持身体的直线性。

（1）立位。保持耳、肩、手肘、臀、膝、踝在一条直线上。

（2）坐位。保持脊柱直立，臀部和膝盖在一条直线上，如坐在较软的沙发上，可用枕支撑背部。

（3）卧位。仰卧放松训练，有利于增加背伸肌的耐力，保持脊柱的直立性，每天 5~10 分钟为宜。

（三）物理因子治疗

物理因子治疗根据疗效可分为两类：①消炎止痛功效的物理因子疗法，如低频及中频电疗法、电磁波及磁疗法、按摩疗法等；②促进骨折愈合类的物理因子疗法，如可采用温热疗法、光疗法、超声波疗法、离子导入疗法及磁疗法。

在进行物理因子治疗时，需注意以下护理要点：明确物理治疗的适应证和禁忌证，以便及时发现问题，避免造成患者不必要的痛苦和损伤；向患者解释治疗的目的及康复作用，介绍治疗的方法、注意事项，以取得合作；做好治疗前的心理护理，说明所应用治疗方法的感受和反应，解除患者对治疗的顾虑和恐惧等不良心理反应。治疗后观察和询问患者的精神状况及反应，如有不适，及时向医生和治疗师反映并给予处理。

（四）继发骨折的康复护理

脊柱压缩性骨折静卧期间可进行床上维持和强化肌力训练，主要进行腰背肌、臀肌、腹肌的等长运动训练，3~4 周后逐渐进行坐位、站立位的上述肌肉肌力和耐力训练。应坚持早期和以躯干肌等长训练为主的原则，禁止屈曲运动以免引起椎体压缩性骨折，卧位坐起时应保持躯干在伸直位，经侧卧位坐起，或戴腰围后坐起，以防屈曲躯干而加重疼痛或加重椎体压缩。

七、骨质疏松症的健康指导

（一）用药指导

需对骨质疏松患者进行用药指导，补钙及维生素 D 时，注意复查血钙和尿钙，以免产生高钙血症和高钙尿症，以致发生尿路结石，若尿钙>300mg/d 和尿钙/尿肌酐比值>0.3 时，应暂停服用。长期雌激素替代治疗，要密切衡量其利弊，因可能增加乳癌及子宫内膜癌的发生率，应定期行妇科及乳腺检查，并应注意血栓栓塞症发生的危险，由于有如此的危险性，现已较少应用此疗法。双膦酸盐治疗期间注意服药方法，防止药物对上消化道损伤。

（二）饮食调理

骨质疏松症患者饮食调理包括：饮食一日三餐要均衡，避免酸性食物摄入过多，适量进食蛋白质及含钙丰富的食物、蔬菜、水果。少饮酒、少吃甜食、戒烟。

（三）保持正确姿势

保持良好的姿势，如正确的卧位和坐位：卧位时用硬床垫和较低的枕头，尽量使背部肌肉保持挺直，站立时肩膀要向后伸展，挺直腰部并收腹；坐位时双足触地，挺腰收颈，椅高及膝；站立时有意识地把脊背挺直，收缩腹肌增加腹压，使臀大肌收缩，做吸气的动作，使胸廓扩展，伸展背部肌肉；其次是面向前方，收回下腭，双肩落下。尽量做到读书或工作时不向前弯腰，尽量避免持重物走路。

（四）指导佩戴腰围上下床方法

指导患者正确佩戴腰围上下床方法。腰围佩戴时间为 3 个月，每日大约佩戴 13 小时。注意上床时佩戴腰围躺好后才能取下，下床时先佩戴好腰围才能起床。患者也不能过分依赖腰围，应根据腰背肌力量缩短佩戴腰围的时间，长时间佩戴腰围可致腰部力量减弱和腰背肌萎缩，反而产生腰背痛。

（五）安全措施

骨质疏松症患者需采取一系列安全措施，每年 65 岁以上的人群中约有 1/3 的人发生跌倒。而跌倒最常见的结局就是骨折，跌倒的常见原因包括室内和户外的危险，某些生活方式也可以增加跌倒的风险。因此要预防跌倒、注意室内室外活动安全。室内活动时：保持室内有充足的光线；地面要保持干燥，无障碍物，地毯要固定；患者的鞋需防滑，鞋底有坑纹、平而富于弹性；把常用物品放置在易于拿取的地方，避免做大量的弯腰动作；对站立不稳的患者，应配置合适的助行器；行动不便的老年人外出需有人陪同。室外活动时：避免在易滑、障碍物较多的路面行走；上下楼梯和电梯时注意使用扶手；夜晚出行时应尽量选择灯光明亮的街道；外出时尽量使用背包、腰包、挎包等，使双手闲置出来。

（六）强调三级预防

1. 一级预防　从青少年开始，注意合理的饮食，适当的体育锻炼，养成健康的生活方式，如注意合理营养，应多食蛋白质及含钙丰富的食物，如牛奶、豆制品、蔬菜及水果。钙是提高骨峰值和防治骨质疏松症的重要营养素，WHO 指出钙剂是骨质疏松的膳食补充剂，补钙是预防骨质疏松的基本措施，我国营养学会建议，成年人每日元素钙摄入推荐量是 800mg。避免嗜烟和酗酒，少喝咖啡和碳酸饮料。对骨质疏松症的高危人群，要重点随访。防治影响骨代谢疾病；限制影响骨代谢药物的应用等。

2. 二级预防　着重于对高危人群的骨密度检测，以早期发现骨质疏松患者，并进行有针对性、有效的治疗，防止骨量继续快速丢失。

3. 三级预防　对已发病或已发生骨折的患者进行必要的康复治疗，尽可能地改善生活质量，并避免再发生骨折。

知识链接

世界骨质疏松日

骨质疏松症是一个世界范围的、越来越引起人重视的健康问题。患者数逐年增加，其发病率已跃居常见病、多发病的第七位。随着人口老龄化的日趋明显，该病作为中老年多发的退行性疾病，备受老年病学者的关注，也引起了各国政府的重视。1997 年，WHO 将每年的 10 月 20 日定为“世界骨质疏松日”。

单元小结

骨质疏松症是中老年人多发的退行性疾病，其典型的临床表现是疼痛、脆性骨折和脊柱变形。对患者进行康复评定的内容很多，其中应用双能 X 线吸收法进行骨密度评定是诊断骨质疏松症的重要方法，一些生化指标的检测对判断骨折风险性或有无骨折起着重要作用。运动疗法是本病重要的康复治疗方法，运动方式包括耐力训练、抗阻力量训练、柔韧性和协调性训练，训练前应做适当的预备运动，训练时注意运动强度及频率；对该病引起的疼痛选择性地运用各种物理因子治疗作为首选方法；同时有目的、有针对性地从生活、工作、社交等活动中选择一些作业，以完成任务的方式对患者进行训练，可改善其躯体、心理功能。本病的预防比治疗更重要，预防应从儿童、青少年期开始。

单元 6　颈椎病的护理

案例导入

患者，男，67 岁，3 年前入住养老院。颈部活动受限，颈肩部疼痛 9 年，有长时间从事伏案工作和睡眠姿势不当的病史，近 1 周症状加重伴右上肢放射性疼痛或麻木，到医院检查。查体：$C_4 \sim C_7$ 棘突及右侧压痛，右侧神经牵拉试验（+），压头试验（+）。X 线片示：$C_4 \sim C_7$ 轻度骨质增生，生理弯曲变直。诊断：神经根型颈椎病。请问患者就诊的主要原因是什么？目前有哪些功能障碍？应该采取哪些康复护理措施？

教学目标

知识目标：

1. 掌握颈椎病患者的主要功能障碍、康复护理措施及康复护理指导。
2. 熟悉颈椎病的临床表现。
3. 了解颈椎病的概念、病因。

能力目标：

能对老年颈椎病患者进行正确的康复护理评估，并进行康复护理指导。

素质目标：

1. 培养尊重老年人、保护老年人隐私的人文精神。
2. 树立专业、敬业、爱业的价值观，培养多学科协作的团队意识。

思政目标：

培养学生养老“初心”，坚持一切为人民健康服务的宗旨。

一、概述

颈椎病（cervical spondylosis）是由于颈椎椎间盘退行性改变及其继发病理改变累及周围组织结构（神经根、脊髓、椎动脉、交感神经等），出现一系列功能障碍的临床综合征。它是中老年人群的常见病与多发病，近年来发病年龄趋向年轻化。

（一）病因及发病机制

颈椎病发病机制至今尚不清楚，一般认为颈椎病的发生与椎间盘病变、骨质增生压迫脊髓或神经根、椎动脉、椎管狭窄等因素有关。随着年龄的增长，颈椎椎间盘逐渐变性，弹性减弱，椎间隙变窄，椎间韧带松弛；椎体骨质增生，使颈椎椎管狭窄或椎间孔变小、变形，直接压迫或刺激脊神经根、脊髓、椎动脉或交感神经，导致颈椎病的发生。但这种单纯的骨性压迫并非唯一的发病原因，颈部长期经受风寒、劳损、反复落枕、坐姿不当、颈椎先天性畸形、不适当的治疗和锻炼、创伤等均可导致本病的发生和发展。

1. 关节退变 椎间盘、钩椎关节及关节突关节的退变是一种随年龄增长而进行的长期病理过程。首先发生在活动量最大的颈 5~6 椎间盘。颈椎日常活动或过度劳累将使椎间关节产生损伤，加速退变过程，关节退变性关节病也随之发生。

2. 长期慢性劳损 如不良的睡眠体位、不当的工作姿势和不适当的体育锻炼等是颈椎病发病的主要原因。

3. 发育性颈椎 椎管狭窄、颈椎先天性畸形也是常见的病因。

（二）临床表现

颈椎病通常以病理变化为基础，根据受累组织和结构的不同分为以下 5 种类型。

1. 神经根型 神经根型颈椎病临床最为多见，占 60%~70%，多因椎间盘突出、关节突移位、骨质增生形成等刺激或压迫单侧或双侧脊神经根所致。其表现为与脊神经根分布区相一致的感觉、运动及反射障碍，一般起病缓慢，多为单侧、单根发病，但是也有双侧、多根发病者。多见于 30~50 岁者，多数患者无明显外伤史。好发于 C_4~C_5、C_5~C_6 和 C_6~C_7 间隙。

（1）症状。主要症状以颈肩部疼痛或颈肩酸胀沉重感，受压神经支配的相应部位出现麻木疼痛、乏力、皮肤感觉异常，有时出现持物坠落。严重时出现肌力及肌张力下降，或出现肌肉萎缩等。这种疼痛和麻木沿着受累神经根的走行和支配区放射，具有特征性，因此称为根性疼痛。疼痛或麻木可呈发作性，也可以呈持续性。有时症状的出现与缓解和患者颈部的位置及姿势有明显关系，颈部活动、咳嗽、打喷嚏、用力及深呼吸等，可以造成症状的加重。

（2）体征。查体可见颈部僵直、活动受限。患侧颈部肌肉紧张，病变部位颈椎棘突、棘突旁、肩胛骨内侧缘以及受累神经根所支配的肌肉有明显压痛，压痛可向远端放射。压头试验阳性，臂丛神经牵拉试验阳性，受累神经支配的腱反射异常（活跃、减退或消失）。颈4神经根受累时，上颈部和头枕部感觉减退，颈项肌肌力减弱，肱二头肌反射减弱或消失。颈5神经根受累时，上臂外侧和前臂桡侧痛觉减退，三角肌肌力减弱。颈6神经根受累时前臂桡背侧和拇指示指感觉减退，肱二头肌、桡侧腕伸肌、旋后肌、旋前圆肌肌力减弱，肱二头肌反射减弱或消失。颈7或颈8神经根受累则中、小指痛觉减退，肱三头肌肌力减弱，握力差，手内在肌萎缩，肱三头肌和桡骨膜反射消失。X线片可出现颈椎生理曲度异常（变浅、变直、反张），椎间孔变形、椎间隙变窄，钩椎关节增生，韧带钙化等变化。

2. 脊髓型 该型较少见，但症状严重，多以隐形侵袭的形式发展，极易被误诊而延误治疗时机。主要由于脊髓受到压迫或刺激而出现脊神经根的感觉、运动、反射与排便功能等障碍，特别是出现双下肢的肌力减弱为诊断脊髓型颈椎病的重要依据。由于可造成单瘫、截瘫或四肢瘫痪，因而致残率高。本型通常起病缓慢，以40~60岁的中年人多见，多数患者无颈部外伤史。

（1）症状。

①锥体束征 为脊髓型颈椎病的主要特征。临床表现从下肢无力、双腿发紧及抬步沉重感开始，渐而出现抬腿打漂、足踏棉花、易跪倒（或跌倒）、足尖不能离地、步态拙笨等症状。

②肢体麻木 出现一侧或双侧上肢麻木、疼痛，双手无力、不灵活，躯干部出现感觉异常，患者常感觉在胸部、腹部或双下肢有如皮带样的捆绑感，称为“束带感”，痛觉、温觉感觉障碍，而触觉功能可能正常，即分离感觉障碍。同时，下肢可有烧灼感、冰凉感。

③自主神经症状 临床上有时可出现，甚至涉及全身系统，多以胃肠道、心血管及泌尿系统为常见。

④膀胱和直肠功能障碍 如排尿无力、尿频、尿急、尿不尽、尿失禁或尿潴留等排尿障碍，大便秘结。

（2）体征。颈部多无体征。患者出现肌力下降，双手握力下降。四肢肌张力增高，可有折刀感（抵抗随牵张力量的增加而加强，最后抵抗消失）。反射障碍：生理反射异常，如上肢的肱二头肌反射、肱三头肌反射、桡骨骨膜反射以及下肢的膝跳反射和跟腱反射亢进或活跃，踝阵挛和髌阵挛阳性，后期减弱和消失。出现病理反射阳性：如上肢Hoffmann征、Rossolimo征，下肢Chacdack征、Babinski征等。浅反射如腹壁反射、提睾反射减弱或消失，屈颈试验阳性。X线片可见椎管有效矢状径减小、椎体后缘明显骨赘形成、后纵韧带骨化等征象。造影、CT或MRI检查可见椎间隙后方脊髓有受压的凹陷征。

3. 椎动脉型 该型是由于各种机械性与动力性因素致使椎动脉遭受刺激或压迫，以致血管狭窄、折曲而造成以椎-基底动脉供血不全为主要症候群的一类疾病。正常人头向一侧歪曲或扭动时，其同侧椎动脉受压、椎动脉血流减少，但是对侧的椎动脉可以代偿，从而保证椎-基底动脉血流不受太大的影响。当颈椎出现节段性不稳定和横突孔狭窄时，可以造成椎动脉扭曲并受到挤压；椎体边缘以及钩椎关节等处的骨赘可以直接刺激或压迫椎动脉周围的交感神经纤维，使椎动脉痉挛而出现椎动脉血流瞬间变化，导致椎-基底动脉系统供血不全而出现症状。

（1）症状。

①颈椎病的一般症状　如颈痛、后枕部痛、颈部活动受限等。如病变波及脊髓或神经根，则出现相应症状。

②前庭症状　发作性眩晕，复视伴有眼震，有时伴随恶心、呕吐、耳鸣或听力下降。这些症状与颈部位置改变有关。

③迷路症状　表现为耳鸣、听力减退及耳聋症状，多由于内耳动脉供血不全所致。

④视力障碍　主要由于大脑枕叶视觉中枢及第Ⅲ、第Ⅳ、第Ⅴ脑神经核和内侧束缺血所致，表现为视力减退、视力模糊、复视及短暂失明等。

⑤猝倒　多因椎动脉痉挛引起椎体交叉处突然缺血所致，表现为下肢突然无力猝倒，但是意识清醒，多在头颈处于某一位置时发生。

⑥偏头痛　为多发症，常因头颈部突然旋转而诱发，以颞部为剧，多呈跳痛或刺痛，一般为单侧。

⑦偶有肢体麻木、感觉异常，可出现一过性瘫痪，发作性昏迷。

（2）体征。查体可见枢椎棘突有向一侧偏歪改变，有些患者头部转向健侧或改变体位时可出现头晕或耳鸣加重，严重者可猝倒。X 线片可见钩椎关节增生、椎间孔狭小（斜位片）或颈椎节段性不稳。

4. 交感神经型　由于椎间盘退变或外力作用导致颈椎出现节段性不稳定，从而对颈部的交感神经节以及颈椎周围的交感神经末梢造成刺激，引发交感神经功能紊乱。该型症状繁多，多数表现为交感神经兴奋症状，少数为交感神经抑制症状。由于椎动脉表面富含交感神经纤维，当交感神经功能紊乱时常常累及椎动脉，导致椎动脉的舒缩功能异常。因此交感神经型颈椎病在出现全身多个系统症状的同时，常伴有椎-基底动脉系统供血不足的表现。

（1）症状。

①头部症状　如头晕或眩晕、头痛或偏头痛、头沉、枕部痛，睡眠不佳、记忆力减退、注意力不易集中等。偶有因头晕而跌倒者。

②眼部症状　眼花、眼胀、干涩、视力变化、视物不清等。

③耳鼻喉部症状　耳鸣、听力下降、鼻塞、咽部异物感、口干、声带疲劳等。

④胃肠道症状　恶心、呕吐、腹胀、腹泻、嗳气以及咽部异物感等。

⑤心血管症状　心悸、胸闷、心率变化、心律失常、血压变化（升高或降低）等。

⑥神经症状　面部或某一肢体出汗异常（多汗或无汗）、畏寒或发热，有时感觉疼痛、麻木但不按神经节段或走行分布。以上症状往往与颈部活动有明显关系，坐位或站立时加重，卧位时减轻或消失。颈部活动多、长时间低头，如在电脑前工作时间过长或劳累时明显，休息后好转。

（2）体征。颈部活动多正常，有棘突位移征、颈椎棘突间或椎旁小关节周围的软组织压痛、膝反射活跃等。有时还可伴有心率、心律、血压等的变化。

5. 混合型　在实际临床工作中，具有两型或两型以上的混合型颈椎病比较常见。

临床表现常以某一类型为主，其他类型不同程度地合并出现。

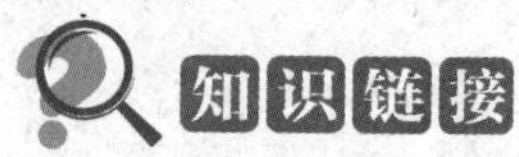

临床脊髓病评估 Nurick 量表

临床表现	分级
有神经根症状，但没有脊髓功能障碍	0
有脊髓功能障碍，但是步态正常	1
轻微步态异常，但是患者能工作	2
不用辅助器具患者能行走，但是步态异常影响就业	3
离开辅助器具不能行走	4
只能依赖轮椅或卧床不起	5

（三）辅助检查

1. 实验室检查 脊髓型颈椎病者行脑脊液动力学试验显示椎管有梗阻现象。

2. 影像学检查 颈椎 X 线检查可见颈椎曲度改变，生理前凸减小、消失或反常，椎间隙狭窄，椎体后缘骨赘形成，椎间孔狭窄。CT 和 MRI 可示颈椎间盘突出，颈椎管矢状径变小，脊髓受压。

二、颈椎病的治疗要点

神经根型、椎动脉型和交感神经型颈椎病以非手术治疗为主；脊髓型颈椎病由于疾病自然史逐渐发展使症状加重，故确诊后应及时行手术治疗。

1. 非手术治疗 原则是去除压迫因素，消炎止痛，恢复颈椎稳定性。

（1）枕颌带牵引。牵引可解除肌痉挛，增大椎间隙，减少椎间盘压力，使嵌顿于小关节内的滑膜皱襞复位，减轻对神经、血管的压迫和刺激。患者取坐位或卧位，头前屈 10°，牵引重量为 2~6kg，每次 1~1.5 小时，每日 2 次；若无不适可行持续牵引，每日 6~8 小时，2 周为 1 疗程。脊髓型颈椎病者不适宜牵引。

（2）颈围。可限制颈椎过度活动，且不影响患者日常生活。如充气型颈围除可固定颈椎，还有牵张作用。

（3）推拿按摩。可以减轻肌痉挛，改善局部血液循环。推拿按摩应由专业人士操作，以防发生颈椎骨折、脱位和脊髓损伤。脊髓型颈椎病忌用此法。

（4）理疗。采用热疗、磁疗、超声疗法等，达到改善颈肩部血液循环、松弛肌肉、消炎止痛的目的。

（5）药物治疗。目前尚无治疗颈椎病的特效药物，所用药物均属对症治疗，如非甾体抗炎药、肌松弛剂及镇静剂等。

2. 手术治疗 当患者出现以下情况时，考虑手术治疗。保守治疗半年无效或影响正常生活和工作；神经根性剧烈疼痛，保守治疗无效；上肢某些肌肉尤其手内在肌无力、萎缩，经保守治疗 4~6 周后仍有发展趋势。

三、颈椎病的常见护理诊断/问题

1. 低效性呼吸型态 与颈髓水肿植骨脱落或术后颈部水肿有关。

2. 有受伤害的危险 与肢体无力及眩晕有关。

3. 潜在并发症 术后出血、脊髓神经损伤。

4. 躯体活动障碍 与颈肩痛及活动受限有关。

四、颈椎病的康复护理原则与目标

（一）康复护理原则

（1）提高患者的防病意识，增强康复信心。

（2）掌握康复护理方法，提高康复进程。

（3）循序渐进，持之以恒。

（二）康复护理目标

1. 短期目标 减轻颈神经、硬膜囊椎动脉和交感神经的受压与刺激；解除神经根的粘连与水肿；缓解颈、肩、臂肌痉挛；治疗软组织劳损，恢复颈椎稳定性解除疼痛，减轻患者焦虑情绪，增加心理舒适感。

2. 长期目标 加强功能锻炼，加强颈部姿势的调整，采取合理的康复护理措施，使患者不舒适的症状减轻或得到控制。

五、颈椎病的康复护理措施

（一）睡姿与睡枕

颈部姿势对颈椎病症状有明显影响，其中睡眠姿势的影响尤大。绝大多数患者通过姿势调整特别是睡姿调整，适当休息以及正确的颈肩背部肌肉锻炼可取得良好效果。颈椎有正常的生理弯曲，从侧面看有轻度前凸，从正面看，颈椎排列是一直线。因此，睡姿应以仰卧为主，头应放于枕头中央，侧卧为辅，要左右交替，侧卧时左右膝关节微屈对置，俯卧、半俯卧、半仰卧或上、下段身体扭转而睡都属不良睡姿，应及时纠正。

合适的睡枕对防治颈椎病十分重要，是药物治疗所不能替代的。适合人体生理特点的睡枕：曲线造型符合颈椎生理弯曲；枕芯可承托颈椎全段，使颈椎得到充分松弛和休息；枕芯透气性良好，避免因潮湿而加重颈部不适。还需具备科学的高度和舒适的硬度。枕高应结合个体体型，一般以仰卧时枕中央在受压状态下高度8~15cm为宜，而枕两端应比中央高出10cm左右。仰卧或侧卧时，使头与颈保持在一个水平上，以利于颈肩部肌肉放松。总之，睡枕高度以醒后颈部无任何不适为宜。

（二）颈托和围领

颈托和围领是颈椎病患者治疗和康复中常用的支具，主要起制动作用，限制颈椎过度活动。颈托和围领的使用有助于组织的修复和症状的缓解，但长期应用可引起颈背部肌肉萎缩，关节僵硬，不利于患者的康复，故仅在颈椎病急性发作时、颈椎病微创术后、颈椎错位手法治疗后等颈椎需要制动、固定时使用。颈托和围领的合适高度以保持颈椎处于中立位为宜。若有颈部损伤则可应用前面宽、后面窄的颈托，使颈部处于轻度后伸位，以利颈部损伤组织的修复。

（三）颈椎牵引

颈椎牵引适用于脊髓型以外的各型颈椎病，通过对颈椎牵伸的生物力学效应，增大椎间隙和椎间孔，解除血管神经受压，改善神经根袖内血液循环，消除瘀血、水肿；使椎动脉伸展，变通畅；放松痉挛肌肉，减小颈椎应力；改善颈椎曲度，解除后关节处可能存在的滑膜嵌顿，减轻症状。

1. 坐位牵引 患者体位多取靠坐位，使颈部自躯干纵轴向前倾 10°~30°，避免过伸。要求患者充分放松颈部、肩部及整个躯体肌肉。牵引姿位应使患者感觉舒适，如有不适即应酌情调整。椎动脉型患者前倾角宜较小，脊髓型患者宜取近垂直姿位，忌前屈牵引。常用的牵引重量差异很大，可用自身体重的 1/15~1/5，多数用 6~7kg，开始时用较小重量以利患者适应。每次牵引快结束时，患者应有明显的颈部受牵伸感觉，但无特殊不适，如这种感觉不明显，重量应酌情增加。每次牵引持续时间通常为 20~30 分钟。牵引重量与持续时间可作不同的组合，一般牵引重量较大时持续时间较短，牵引重量较小时持续时间较长。一般每日牵引 1~2 次，也有每日 3 次者，10~20 天为一疗程，可持续数个疗程直至症状基本消除。

2. 仰卧位牵引 如坐位牵引疗效不显著，或症状较重或体弱不耐久坐时可采用。用枕垫保持适当姿位，牵引重量一般为 2~3kg，每次牵引持续时间通常为 20~30 分钟。由于持续卧床有诸多不利，症状有好转时即应改为坐位牵引。

枕颌带牵引时应防止其下滑压迫气管引起窒息，进食时应防止食物呛入气管。除保证牵引安全外，必须掌握好牵引角度、牵引时间和牵引重量三个要素，以达到颈椎牵引的最佳效果。牵引时要注意患者的舒适程度，牵引过程可能出现不适，必须有毅力和耐力，在牵引中要分散患者注意力，可采用读报、谈心等方法，使其消除不适感，并要注意观察其面色、神态、呼吸、脉搏，以免发生意外。少数患者颈椎牵引时有不良反应，如颈痛加重多为颈部姿势不当引起；又如颞下颌关节疼痛多为牵引重量太大引起，适当调整后多可消除。牵引时配合颈肩部热疗，有助于放松肌肉、增强疗效。

（四）手法治疗

手法治疗有很好疗效，简便易行，可疏通经脉，减轻疼痛、麻木，缓解肌肉紧张与痉挛，加大椎间隙与椎间孔，整复滑膜嵌顿及小关节半脱位，改善关节活动度，但切忌粗暴。在进行手法治疗前，要做好耐心细致的思想工作，说明手法治疗的目的和必要性，以取得患者的配合。手法治疗时要观察患者的反应，有异常情况应暂停手法治疗。

（五）心理护理

耐心倾听患者的诉说，理解、同情患者的感受，对患者提出的问题（如手术、治疗效果、疾病预后等）给予明确、有效的回答，建立良好的沟通，使其能积极配合治疗。向患者婉言说明焦虑对身心健康可能产生的不良影响，帮助并指导患者及家属应用松弛疗法如按摩、听音乐等，创造安静、无刺激的环境，限制患者与具有焦虑情绪的病友及亲友接触。帮助患者树立正确的心态，掌握科学的手段防治疾病。

六、颈椎病的健康指导

（一）纠正不良姿势

纠正生活、工作中的不良姿势，防止慢性损伤，对颈椎病的防治显得尤为重要。正确坐姿应尽可能保持自然端坐，头部保持略前倾；桌椅间高度比例应合适，桌面高度原则上以能使头、颈、胸保持正常生理曲线为准，避免头颈部过度后仰或过度前倾前屈；避免长时间处于同一姿势，一般 1~2 小时变换一次体位。长期伏案工作者应定时改换头部体位，合理调整头与工作面的高度，不宜长期低头伏案看书或工作，也不宜长期仰头工作，工作中注意纠正头、颈、肩、背的姿势，不要偏头耸肩，谈话、看书时要正面注视，不要过度扭曲颈部。

（二）体育锻炼

合理适度体育锻炼可以调整颈部组织间的相互关系，使相应的神经肌肉得到有规律的牵拉，有助于颈部活动功能的恢复，增加颈椎的稳定性，长期坚持对巩固疗效、预防复发有积极意义。进行医疗体育锻炼的方法因人而异，主要是运动颈椎、颈肩关节。应注意颈部运动的量和强度，运动时间每次 30~40 分钟，以舒适为宜，其中颈椎操可以加强颈部肌肉，增强其运动功能，保持颈椎具有较好的稳定性。

在颈椎病患者的家庭康复和预防中，调整颈椎姿势同时还应加强颈肩部肌肉的锻炼，常用方法有：①头颈部缓慢进行前屈后伸、左右侧弯、内外旋转、放松动作，双肩、肋骨并拢等动作；②坐位，双手交叉紧握并置于枕后，使头向后仰，胸部前挺，以扩大椎间隙；③仰卧位，颈项枕于枕上，使头后仰，然后可左右转动头部，可使颈肌松弛。每日数次，要求动作规范，长期坚持。既可缓解疲劳，又能使肌肉发达，韧度增强，从而有利于颈段脊柱的稳定性、增强颈肩顺应颈部突然变化的能力。

（三）防止外伤

避免各种生活意外损伤，如乘车中睡眠，急刹车时，极易造成颈椎损伤，故坐车时尽量不要打瞌睡。运动、劳动或走路时要防止闪、挫伤。在头颈部发生外伤后，应及时到医院早诊断、早治疗。另外落枕、强迫体位及其他疾病（如咽喉部炎症、高血压、内分泌紊乱）等因素均可诱发颈椎损伤，应尽可能避免。

（四）饮食指导

颈椎病患者的一般饮食原则为合理搭配。由于颈椎病是椎体增生、骨质退化疏松等引起的，所以患者需对症进食，应以富含钙、蛋白质、B 族维生素、维生素 C 和维生素 E 的饮食为主。其中钙是骨的主要成分，以牛奶、鱼、猪尾骨、黄豆、黑豆等含量为多。蛋白质也是形成韧带、骨骼、肌肉所不可缺少的营养素。维生素 B、维生素 E 则可缓解疼痛，解除疲劳。

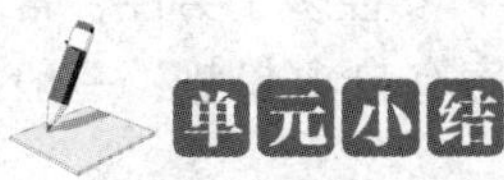

颈椎病是一种常见病和多发病，多由于颈椎间盘退行性改变及其继发的颈椎组织

病理性改变刺激或压迫颈神经根、椎动脉、脊髓和颈部交感神经等而引起一系列临床症状和体征。临床分为神经根型、椎动脉型、脊髓型、交感神经型和混合型颈椎病。目前康复治疗方法是治疗颈椎病的重要手段。

单元7 肩关节周围炎的护理

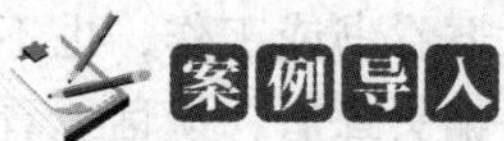

患者，男，63岁，左肩疼痛伴活动受限2月余。2个月前无明显诱因发生左肩疼痛并逐渐加重，肩胛外侧和三角肌前侧疼痛尤其明显，无明显外伤史，体检发现患者左肩外展、外旋和后伸受限，左肩部肌萎缩，压痛阳性。诊断：左肩周炎。请问该患者存在的功能障碍有哪些？应如何进行康复护理评定？如何对该患者进行肩关节功能锻炼指导？

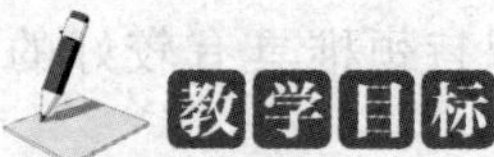

知识目标：

1. 掌握肩周炎的临床表现及康复护理措施。
2. 熟悉肩周炎的功能障碍评定方法。
3. 了解肩周炎的病因及发病机制。

能力目标：

1. 能对肩周炎患者进行功能评定。
2. 能对肩周炎患者实施康复护理。
3. 能为肩周炎患者提供健康指导。

素质目标：

具有爱心、耐心、细心的职业意识与态度。

思政目标：

1. 在为肩周炎老年患者进行康复护理服务时，具有“以老年人为中心”的服务态度，鼓励老年人通过锻炼提高自理能力。

2. 通过学习，树立科学、规范的工作态度。

一、概述

肩关节周围炎（scapulohumeral periarthritis），简称肩周炎，是指肩周肌肉、肌腱、滑囊及关节囊的慢性损伤性炎症，又称粘连性肩关节囊炎，俗称“冻结肩”或“五十肩”。以活动时疼痛、功能受限为临床特点。多见于40~50岁人群，女性多于男性，常因天气变化及劳累诱发；左肩多于右肩，亦可两侧先后发病。本病有自愈趋势，一般可达两年左右，常因功能障碍就诊。

（一）病因及发病机制

病因尚不完全明确，一般认为与以下因素有关。

1. 肩部原因 肩关节周围组织退变使得肩关节对各种外力的承受能力下降；肩关节周围软组织劳损、长期过度劳动、姿势不良等慢性致伤力，波及关节囊及周围软组织，引起关节囊的慢性炎症和粘连；外伤后肩部固定过久、活动减少，造成局部血液循环不良，肩关节周围组织继发萎缩、粘连。

2. 肩外原因 颈椎病亦可引起肩周炎，即颈椎源性肩周炎。

3. 其他因素 本病发生尚与精神心理因素、内分泌紊乱及自身免疫反应等有关。

（二）临床分期

肩周炎的病理过程可分为疼痛期、僵硬期和恢复期三个阶段。

1. 疼痛期 又称早期、急性期或凝结期，持续3~6个月。此期主要表现为肩关节周围剧烈疼痛，夜间加重，常为持续性，表现不一。

2. 僵硬期 又称中间期、慢性期或冻结期，持续4~12个月，肩关节周围软组织广泛受累，发生慢性炎症，造成关节内外粘连，进入冻结期。此期主要表现为疼痛减轻或消失，但压痛仍较广泛。做外展及前屈运动时，肩胛骨随之摆动而出现“抬肩”现象。各方向的活动范围明显缩小，以外展、外旋、上举、后伸等最为显著，甚至影响日常生活，梳头、穿脱衣服、后背系扣等动作。严重者可见三角肌、冈上肌、冈下肌等肩胛带肌，尤其是三角肌失用性萎缩。

3. 恢复期 又称末期、解冻期或功能恢复期，持续5~26个月。该期多数患者肩部疼痛基本消失，仅少数患者有轻微疼痛，且随着日常活动及治疗，炎症逐渐消退，肩关节周围软组织挛缩和粘连逐渐消除，关节活动度逐渐增加，外旋活动首先恢复，继之为外展和内旋活动。该期多数患者肩关节功能恢复到正常或接近正常，但肌肉萎缩则需长时间锻炼才能恢复正常。

（三）诊断要点

1. 症状 患者肩部周围阵发性疼痛，常因天气变化及劳累而诱发，以后逐渐发展到持续性疼痛，并逐渐加重。疼痛性质可呈钝痛、刀割样痛和刺痛等，夜间往往加重而不能入睡，不能采取患侧卧位。肩部受牵拉时，可引起剧烈疼痛，有时可放射到前臂和手。

2. 体征 可见肩部活动明显受限，肩关节以外展、外旋、后伸受限最为明显，少数为内收、内旋受限，前屈受限较少。多数患者在肩关节周围可触及明显的压痛点，尤以肩前部结节间沟处为甚。肩关节周围肌肉尤其是肱二头肌、三角肌等失用性萎缩最为明显，并伴有肌力下降。

（四）辅助检查

常规X线片检查多正常，病程久可显示骨质疏松，偶有肩袖钙化。肩关节造影可见关节囊收缩、关节囊下部褶皱消失。肩部MRI检查可出现两个典型征象：腋窝处关节囊增厚合并水肿、喙肱韧带处纤维组织增生。

二、主要功能障碍及评定

肩周炎为自限性疾病，预后良好，但处理不当会加重病变，延长病期，遗留永久性功能障碍。

（一）肩周炎的主要功能障碍

1. 肩部疼痛 疼痛是最突出的症状。疼痛点一般位于三角肌及其邻近区域，如疼痛诱发肌肉痉挛，其疼痛范围可较为广泛，可沿上臂后侧放射至肘部，亦可扩大到腕部或手指。早期肩部疼痛呈阵发性，多为慢性发作，随后疼痛逐渐加剧或呈钝痛、刀割样痛，且呈持续性，常于气候变化或劳累后加重。

2. 功能障碍 肩关节活动受限多发生于疼痛症状明显后的3~4周。活动以外展、外旋、后伸受限较为明显，前屈受限较少。

3. 日常生活活动能力受限 由于肩部疼痛及肩关节活动障碍，患者的日常生活活动能力明显受限。

（二）肩周炎的功能评定

肩周炎患者的评定主要侧重于疼痛、肩关节活动度、肌力、日常生活活动能力等方面的评定。

1. 疼痛评定 了解患肢疼痛程度，可采用视觉类比法进行评定。

2. 肩关节活动度评定 包括被动关节活动度（passive range of motion，PROM）和主动关节活动度（active range of motion，AROM）的评定，评定时用测角器进行测量，应与健侧进行对照。一般患肩关节外展上举、前屈上举、后伸及内旋等活动范围均小于正常范围。

3. 肌力评定 通常采用徒手肌力法对与肩关节活动有关的肌肉进行评定。

4. 日常生活活动能力评定 主要运用ADL评定量表评估患者日常生活活动能力受限情况。如患者有穿脱上衣困难，应了解其受限程度；询问如厕、个人卫生及洗漱（梳头、刷牙、洗澡等）受限的程度；了解从事家务劳动如洗衣、切菜、做饭等受限情况。

5. 肩关节评分量表 利用量表评定患者的肩关节功能，常用的量表有肩关节评定简表（simple shoulder test，SST）和Constant-Murley肩关节功能评分。

（1）肩关节评定简表。是一个适合于患者自测的肩关节评价系统（见表11-1）。SST由华盛顿大学肩关节外科制定，包括12个条目，每个条目包括“是”和“不是”两个选项。

表11-1 肩关节评定简表

评价内容	选项	
1. 侧卧位时肩关节舒服吗	是	不是
2. 睡眠时肩关节舒服吗	是	不是
3. 在穿衬衫时能够到衣服下摆并把衬衫塞进裤腰吗	是	不是
4. 你能把手放在脑后，同时肘转到身体的侧方吗	是	不是
5. 你能否不屈曲肘关节，将一枚硬币放在你肩膀同样高的架子上吗	是	不是
6. 你能伸直肘关节将0.5kg的重物举到与肩平齐的水平吗	是	不是
7. 你能伸直肘关节将4.5kg的重物举到与肩平齐的水平吗	是	不是
8. 你能用患肢提起10kg的重物吗	是	不是

续 表

评价内容	选项	
9. 你能用低手将垒球投出 20cm 吗	是	不是
10. 你能用高手将垒球投出 20cm 吗	是	不是
11. 你能用患侧的手清洗对侧肩关节的后方吗	是	不是
12. 你的肩关节是否能够完全适应你的日常工作	是	不是

（2）Constant-Murley 肩关节功能评分。包括疼痛（15 分）、日常生活活动（20 分）、关节活动度（40 分）和肌力（25 分）四个部分，共 100 分，其中 35 分（疼痛和日常生活活动）来自患者主诉的主观感觉，65 分（关节活动度和肌力）是检查者的客观检查。Constant-Murley 肩关节功能评定是一个全面、科学而又简便的方法（见表 11-2）。

表 11-2　Constant-Murley 肩关节功能评分

标准	评分
1. 疼痛（最高 15 分）	
无疼痛	15
轻度痛	10
中度痛	5
重度痛	0
2. 日常生活活动（最高 20 分）	
（1）日常生活活动的水平	
全日工作	4
正常的娱乐和体育活动	3
不影响睡眠	2
（2）手的位置	
举过头顶部	10
上举到头顶部	8
上举到颈部	6
上抬到剑突	4
上抬到腰部	2
3. 关节活动度	
（1）前屈、后伸、外展、内收 4 种活动分别按下列标准评分（每种活动最高 10 分，4 项最高 40 分）	
0°～30°	0
31°～60°	2
61°～90°	4
91°～120°	6
121°～150°	8
151°～180°	10

续 表

标准	评分
（2）外旋（最高 10 分）	
手放在头后肘部保持向前	2
手放在头后肘部保持向后	2
手放在头顶肘部保持向前	2
手放在头顶肘部保持向后	2
手放在头顶再充分向上伸直上肢	2
（3）内旋（最高 10 分）	
手背可达大腿外侧	0
手背可达臀部	2
手背可达腰骶部	4
手背可达腰部（第三腰椎水平）	6
手背可达第十二胸椎水平	8
手背可达肩胛下角水平（第七胸椎水平）	10
4. 肌力（最高 25 分）	
MMT0 级	0
Ⅰ级	5
Ⅱ级	10
Ⅲ级	15
Ⅳ级	20
Ⅴ级	25

三、肩周炎的康复护理问题、原则与目标

（一）肩周炎的康复护理诊断/问题

1. 疼痛　与肩关节周围组织粘连有关。

2. 躯体活动障碍　与疼痛或肩关节粘连有关。

3. 自理缺陷（卫生、穿衣等）　与肩关节疼痛和活动受限有关。

4. 知识缺乏　缺乏肩周炎预防和康复锻炼知识。

（二）康复护理原则

根据肩周炎的不同临床分期或不同症状的严重程度，采取相应的康复护理措施。

（三）康复护理目标

1. 短期目标　解除疼痛，预防关节功能障碍。

2. 长期目标　继续加强功能锻炼，增强肌肉力量，恢复三角肌等肌肉的正常弹性和收缩功能，提高患者的日常生活活动水平，达到全面康复和预防复发。

四、肩周炎的康复护理措施

（一）疼痛期护理

肩周炎急性期的主要症状为肩部疼痛，这一阶段的治疗以缓解、解除疼痛为主，

常采用制动、封闭、电磁、湿热敷、冷敷等物理疗法缓解疼痛。必要时可使用镇痛剂，如非甾体类抗炎药、活血化瘀药物等。

（二）僵硬期护理

肩周炎僵硬期患者肩部比较僵硬，容易引起局部组织粘连，康复治疗以恢复关节运动功能为重点，可采用理疗、推拿按摩、针灸、火罐等方法缓解症状，并加强肩部活动功能锻炼，如指导患者做钟摆式活动，即保持患肢下垂，然后手臂左右、前后进行钟摆式的活动。训练时注意保护肩关节，以不引起肩部疼痛为度，持之以恒，坚持每日锻炼，逐步缓解肩部僵硬状态，进而改善临床症状。

（三）恢复期护理

肩周炎恢复期以消除残余症状、恢复关节活动功能和肌肉功能为目的，常采用以下三种方式，患者可根据自己的病情合理选择。

1. 徒手操

（1）立位，弯腰 90°，上肢自然下垂，双上肢交替做前后、左右摆动及画圈动作。

（2）立位，面对墙，足尖距墙一定距离，将患侧上肢前屈触墙，尽量上移至最高处。

（3）侧立位，患侧对墙，足与墙保持一定距离，将患侧上肢外展上举以指尖触墙上移至最高处。

（4）立位，背靠墙，屈肘，将上臂及肘部靠拢体侧并贴紧墙面，以双拇指触墙，再反向触胸。

（5）立位，双手体前相握，前屈上举过头顶，触枕部。

（6）立位，双手背后相握，以健侧带动患侧内收，再以拇指沿腰椎棘突上移至最高处。

2. 器械操

（1）棍棒操。双手体前握棒，臂前屈上举、放下动作；双手体前握棒，臂前屈上举左右摆动作；双手背后握棒，臂后伸、放下动作；双手背后握棒，臂后伸左右摆动及屈肘上提动作；双手背后握棒，以健手握棒上端，患手反握棒下端，斜背棒并向健侧后伸上提；双手握棒两端，向左右侧上方交替外展。

（2）吊环操。坐位或立位，双手握住吊环，通过滑轮，以健肢拉动患肢前屈上举、两侧外展、后身上拉。

（3）肩梯操。患者面对或侧对肩梯，前屈或外展患肢，用手指逐步爬高，以增加肩前屈和外展的范围。

（4）肩关节回转训练。患者面对回转训练器，调整手柄在滑动杠上的位置，使患肢伸直做绕环回转动作。

（5）拉力操。患者面对、侧对或背对拉力器，患手握住拉力绳柄，拉动训练患肩相关肌肉。

（6）手指爬墙。面对墙壁，用双手或患手沿墙壁徐缓地向上爬动，使上肢尽量高举，然后缓慢向下回到原处，反复进行。

3. 关节松动术

可有效改善肩部血液循环，松解组织粘连，缓解疼痛。主要手法有摆动、滚动、推动、旋转、分离和牵拉等。在急性期，因疼痛剧烈，多采用较为柔和的一级手法，即在肩关节活动的起始端进行小范围的松动按摩，以每秒 1~2 次的频率进行，时间为

45~60 秒；在缓解期，因肩关节活动受限，多采用二、三级手法，即在肩关节活动范围内大幅度的松动，这两种手法以是否接触关节活动的终末端来区别，时间为 60~90 秒；三、四级手法都接触终末端，对改善活动度效果显著，但若使用不当，可引起较明显的疼痛。每种手法可重复使用 2~3 次。

五、肩周炎的康复指导

（一）加强生活护理

叮嘱患者劳逸结合，注意保护肩关节，防风受寒、防止外伤、防止过量运动。尽量减少使用患臂提重物或过多活动肩关节，以免造成进一步疲劳性损伤。

（二）良肢位摆放

教会患者良肢位的摆放，即仰卧位时在患侧肩下放置一薄枕，使肩关节呈水平位，此种体位下肌肉、韧带及关节可获得最大限度的放松与休息；健侧卧位时在胸前放置大枕，将患肢放于枕上。尽量选择仰卧位或健侧卧位，避免俯卧位和患侧卧位，以免症状加重。

（三）坚持康复锻炼

教会患者各种主动运动及辅助运动的方法，叮嘱其每日坚持进行肩关节锻炼，可结合自身情况选择合理的训练方法。注意劳逸结合，适量运动，以患处不感到疼痛为度。疼痛时注意休息，放松肌肉并进行局部自我按摩。

（四）用药指导

患者痛点局限时，可局部注射醋酸泼尼松或复方倍他米松，以缓解疼痛。持续疼痛影响夜间入睡时，可短期服用非甾体抗炎药，并口服适量肌松弛剂。

（五）心理指导

因肩周炎病程较长，且疼痛和功能障碍影响患者的日常生活，患者多存在焦虑情绪，应对患者进行及时的心理疏导，指导其正确认识疾病、学会自我放松和缓解疼痛的方法。

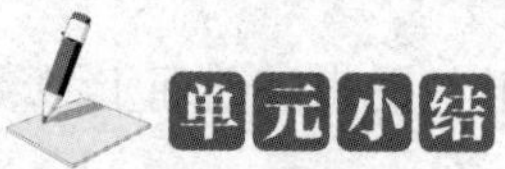

肩周炎是最常见的慢性软组织损伤性疾病之一，主要表现为疼痛和功能障碍，患者的生活自理能力常常受限。需进行疼痛、关节活动度、肌力和日常生活能力评定，在疾病不同的时期采取不同的康复护理措施，并对患者进行康复教育，鼓励患者积极进行康复锻炼，改善肩关节功能，预防永久性功能障碍的发生。

单元 8　腰椎间盘突出症的护理

案例导入

患者，男，61 岁。腰痛反复发作十年余，右下肢发麻、无力 6 个月。患者十年前劳累后突感腰部酸痛，理疗后症状减轻，劳累或久坐后症状加重。半年前活动时不慎扭伤腰部，疼痛加剧，出现右下肢放射痛、麻木、无力。查体：腰部前屈功能受限，$L_4 \sim S_1$ 棘突旁压痛明显，右侧为甚。右侧直腿抬高试验（+）。MRI：$L_4 \sim S_1$ 椎间盘突出，周围组织水肿，椎管轻度狭窄。请问该患者可能出现的功能障碍有哪些？应如何进行评定？患者目前存在的主要康复护理问题是什么？针对患者应该采取哪些康复护理措施？

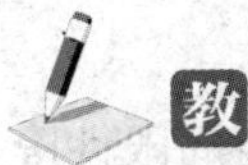

教学目标

知识目标：

1. 掌握腰椎间盘突出症的临床表现及康复护理措施。
2. 熟悉腰椎间盘突出症的功能障碍评定内容与常见护理诊断。
3. 了解腰椎间盘突出症的病因及诱发因素。

能力目标：

1. 能对腰椎间盘突出症患者进行功能障碍评估。
2. 能对腰椎间盘突出症患者实施正确的康复护理措施。
3. 能对腰椎间盘突出症患者进行健康教育。

素质目标：

1. 注重人文关怀，在对患者进行评估及护理时，动作轻柔，保护患者的隐私。
2. 工作中能采用节力原则，注重个人职业防护意识的培养。

思政目标：

1. 养成尊重和爱护老年人、公正和平等对待老年人的职业道德。
2. 树立大健康、预防为主的理念，努力提升人民群众的健康水平。

一、概述

腰椎间盘突出症（lumbar disc herniation，LDH）是由于椎间盘变性、纤维环破裂、髓核组织突出刺激和压迫马尾神经或神经根所引起的一种综合征，是骨科的常见病和多发病，是引起腰腿痛的最常见原因。腰椎间盘突出症可发生于任何年龄，最多见于20~50岁，男性多于女性，男女比例（4~6）：1。好发部位为 $L_4 \sim L_5$、$L_5 \sim S_1$（占90%以上），随着年龄增长，$L_2 \sim L_3$、$L_3 \sim L_4$ 间盘突出发生率增加。

（一）病因及发病机制

1. 椎间盘退变 是腰椎间盘突出的根本原因。腰椎间盘在脊柱的运动和负荷中承受巨大的应力。随着年龄的增长，椎间盘逐渐发生退变，纤维环和髓核的含水量逐渐下降，髓核失去弹性，纤维环逐渐出现裂隙。在此基础上，劳损积累和外力作用使椎间盘发生破裂，髓核、纤维环甚至终板向后突出，严重者压迫神经产生症状。

2. 积累损伤 腰椎间盘突出的主要原因。反复弯腰、扭转等动作最易引起椎间盘损伤，故本病与职业有一定关系。驾驶员长期处于坐位和颠簸状态，从事重体力劳动者，因过度负荷，均易造成椎间盘早期退变。急性的外伤可以作为椎间盘突出的诱发因素。

3. 妊娠 妊娠期间整个韧带系统处于松弛状态，而腰骶部又承受比平时更大的应力，增加了椎间盘突出的风险。

4. 遗传因素 小于20岁的青少年患者中约32%有阳性家族史。

5. 发育异常 腰椎骶化、骶椎腰化和关节突不对称等腰骶部先天发育异常，使下腰椎承受异常应力，均会增加椎间盘的损害。

（二）分型

根据椎间盘突出程度及影像学特征，可分为以下五种类型。

1. 膨出型 纤维环有部分破裂，但表层完整，此时髓核因压力向椎管内局限性隆起，但表面光滑。这一类型保守治疗大多可缓解或治愈。

2. 突出型 纤维环完全破裂，髓核突向椎管，但后纵韧带仍然完整。此型常需手术治疗。

3. 脱出型 髓核穿破后纵韧带，形同菜花状，但其根部仍然在椎间隙内。需手术治疗。

4. 游离型 大块髓核组织穿破纤维环和后纵韧带，完全突入椎管，与原间盘脱离。需手术治疗。

5. Schmorl（许莫氏）结节及经骨突出型 前者指髓核经上下软骨板的发育性或后天性裂隙突入椎体松质骨内；后者是髓核沿椎体软骨终板和椎体之间的血管通道向前纵韧带方向突出，形成椎体前缘的游离骨块。这两型临床上无神经症状，无须手术治疗。

（三）临床表现症状

1. 腰痛 腰痛是最先出现的症状。由于纤维环外层及后纵韧带受到突出髓核刺激，经窦椎神经而产生的下腰部感应痛。

2. 坐骨神经痛 绝大部分患者是 $L_4 \sim L_5$、$L_5 \sim S_1$ 椎间盘突出，压迫下位神经根，极外侧突出者压迫同位神经根，引起坐骨神经痛。从下腰部向臀部、大腿后方、小腿外侧，直至足部的放射痛，并可伴麻木感。可因咳嗽、大便或打喷嚏时腹压增高而使疼痛加剧。高位椎间盘突出可引起股神经痛。

3. 马尾神经受压 中央型突出的髓核或脱垂、游离的椎间盘组织可压迫马尾神经，出现大小便障碍，鞍区感觉异常。

（四）体征

1. 腰椎侧凸 这是一种为减轻疼痛的姿势性代偿畸形。如髓核突出在神经根外侧，上身向健侧弯曲，腰椎凸向患侧，可松弛受压的神经根；如髓核突出在神经根内侧时，上身向患侧弯曲，腰椎突向健侧可缓解疼痛。

2. 腰部活动受限 患者以前屈受限最明显，是由于前屈位时进一步促使髓核向后移位并增加对受压神经根的牵张。

3. 压痛及骶棘肌痉挛 在相应的病变间隙棘突旁侧1cm处有深压痛，并可向下肢放射，约1/3的患者腰部固定于强迫体位。

4. 直腿抬高试验及加强试验阳性 患者仰卧、伸膝、被动抬高患肢，抬高在60°以内即出现放射痛，称为直腿抬高试验阳性。缓慢放下患肢，待放射痛消失，再被动背伸踝关节，如又出现放射痛则为加强试验阳性。

5. 感觉、肌力、腱反射改变 L_5 神经根受损时，小腿前外侧及足背内侧痛觉、触觉减退，足趾背伸力减弱；S_1 神经根受损时，外踝附近及足外侧痛觉、触觉减退，踝反射减弱或消失。

（五）辅助检查

（1）X 线平片可提示椎体边缘增生及椎间隙变窄等退行性变。

（2）CT、MRI 可显示椎管形态、椎间盘突出的程度和方向等。

（3）MRI 能显示脊髓、髓核、马尾神经、脊神经根的情况，对本病有较大的诊断价值。

（4）脊髓造影可间接显示有无腰椎间盘突出和突出症。

（5）电生理检查可协助确定神经损伤的范围及程度，同时还可观察治疗效果。

二、主要功能障碍及评定

（一）主要功能障碍

1. 腰痛 超过 90%的患者有腰痛表现，也是最早出现的症状。疼痛部位多在下腰部及腰骶部，程度轻重不一，重者卧床不起，翻身困难，甚至体位变化出现剧痛。咳嗽、打喷嚏或用力排便均可使疼痛加重。

2. 下肢放射痛 95%左右的患者出现一侧下肢坐骨神经区域放射痛。典型表现为从下腰部向臀部、大腿后方、小腿外侧直至足部的放射痛，呈刺痛或电击样痛，常伴有麻木。咳嗽、打喷嚏时因腹压增高，疼痛加剧。部分患者为了减轻疼痛，松弛坐骨神经，行走时取前倾位，卧床时取弯腰侧卧屈髋屈膝位。

3. 感觉和运动功能障碍 由于神经根受损，导致其支配的区域感觉异常、肌力下降和反射异常。患者出现小腿外侧、足背痛觉和触觉减退，部分患者出现踝反射、肛门反射减弱或消失。

4. 腰部活动受限 几乎所有患者都有不同程度的腰部活动受限，其中以前屈受限最明显，是由于前屈位时进一步促使髓核向后移位并增加对受压神经根的牵张之故。

5. 强迫体位和异常步态 患者可出现强迫弯腰翘臀位及拘谨、跛行步态。

（二）功能评定

腰椎间盘突出症的功能评定常采用 JOA 腰背痛评分、疼痛评定、腰椎活动度评定、肌力评定和感觉评定等。

1. JOA 腰背痛评分 由日本矫形外科学会（Japanese Orthopaedic Association，JOA）制定，主要用于腰椎间盘突出症、腰椎滑脱等腰椎疾患的疗效评价，正常总分为 29 分，包括 3 个主观症状（9 分）、3 个临床症状（6 分）、7 个日常活动（14 分），可根据治疗前、后评分计算改善指数和改善率。该标准简洁明了，临床上应用广泛（见表 11-3）。

表 11-3 JOA 腰背痛评分

评定内容	得分	
1. 主观症状（9 分）		
（1）下腰背痛（3 分）		
无任何疼痛	3	
偶尔稍微疼痛	2	
频发的稍微疼痛或偶发严重疼痛	1	
频发或持续的严重疼痛	0	

续 表

评定内容	得分		
（2）腰痛和（或）麻刺痛（3分）			
无任何疼痛		3	
偶尔稍微疼痛		2	
频发的稍微疼痛或偶发严重疼痛		1	
频发或持续的严重疼痛		0	
（3）步行能力（3分）			
正常		3	
即使感到肌肉无力，也可步行超过500m		2	
100m<步行<500m 即出现腿痛、刺痛、无力		1	
步行<100m 即出现腿痛、刺痛、无力		0	
2. 临床体征（6分）			
（1）直腿抬高试验（包括加强试验）（2分）			
正常		2	
30°~70°		1	
<30°		0	
（2）感觉障碍（2分）			
无		2	
轻度障碍		1	
明显障碍		0	
（3）运动障碍（2分）			
正常（肌力5级）		2	
轻度无力（肌力4级）		1	
明显无力（肌力0~3级）		0	
3. 日常生活受限程度（14分）	明显受限	轻度受限	正常
平卧翻身	0	1	2
站立	0	1	2
洗漱	0	1	2
身体前屈	0	1	2
坐位（大约1小时）	0	1	2
举重、持物	0	1	2
行走	0	1	2
4. 膀胱功能（-6~0分）			
正常		0	
轻度受限		-3	
明显受限（尿潴留、尿失禁）		-6	

2. 疼痛评定 疼痛是腰椎间盘突出症患者的主要症状，常用视觉模拟评分法、数字疼痛评分法、口述分级评分法等进行疼痛评定。

3. 腰椎活动度评定 主要包括屈伸、侧屈、旋转的评定。既可用脊椎活动度的简易评价或方盘量角器进行脊柱屈伸、左右侧弯及旋转的活动度检查，也可用三轴位运动测量器，置于两侧肩胛之间的背部，紧贴胸椎棘突，让患者配合做尽可能大的前屈、后伸、左右侧屈和旋转，记录其活动幅度。

4. 肌力评定 腰椎间盘突出症患者常伴有腰肌及髂肌肌力减弱，当神经根或马尾神经受压时，还可出现下肢肌力减弱。常采用徒手肌力检查法（MMT）评定相应肌肉的肌力。

5. 感觉评定 腰椎间盘突出症患者当神经根或马尾神经受压时可出现下肢感觉功能异常，需进行感觉功能评定。

三、腰椎间盘突出症的康复护理诊断/问题

1. 疼痛 与椎间盘突出压迫神经、肌肉痉挛等有关。

2. 躯体活动障碍 与神经受压、肌力下降、牵引等治疗受限有关。

3. 自理能力下降 与局部疼痛、肌力下降有关。

4. 排泄形态改变 与马尾神经受压有关。

四、腰椎间盘突出症的康复护理原则与目标

（一）康复护理原则

1. 个体化原则 根据腰椎间盘突出症存在的不同功能障碍，制订不同的康复护理方案。

2. 整体化原则 对疼痛、神经功能障碍、日常生活功能障碍、腰部活动障碍、步态和姿势异常、心理障碍等方面进行全面的康复评估及康复护理。

3. 循序渐进原则 在治疗过程中，不应强求治疗效果，而是在腰腿痛症状不加重的情况下，逐渐增加活动量，直至恢复正常活动。

4. 安全性原则 在治疗过程中，保护患者，注意牵引、推拿反应、防止意外损伤。

（二）康复护理目标

1. 短期目标 患者疼痛减轻或消除；腰部活动受限得到改善，生活自理能力提高；情绪稳定。

2. 长期目标 患者能坚持康复锻炼，日常生活中能采取正确的姿势，活动时能良好地运用人工力学原理，维持治疗效果，预防疾病复发。

五、腰椎间盘突出症的康复护理措施

（一）非手术治疗的康复护理

1. 卧床休息 卧床休息可减少椎间盘承受的压力，缓解脊柱旁肌肉痉挛引起的疼痛。一般选用硬板床，取平卧位，卧床时间以 2~3 周为宜。卧床时间过久会引起肌肉萎缩、骨质疏松，还可能造成心理障碍，不利于功能恢复。因此，症状缓解后，可佩戴腰围下床活动，3 个月内不宜进行弯腰持物活动。早期起床后宜站立与卧位交替，取坐位时宜使椅背后倾 20°左右，并在腰后置靠垫以维持腰椎的生理性前凸。

2. 牵引辅助 牵引可增大腰椎间隙，减轻对椎间盘的压力和对神经的压迫，改善局部血液循环，减轻水肿。多采骨盆持续牵引，牵引重量一般为 7~15kg，持续 2 周。

3. 物理治疗 正确的理疗，如推拿、按摩可缓解肌肉痉挛及疼痛，减轻椎间盘压力和对神经根的压迫。按摩治疗是中国治疗腰椎间盘突出症最常用的方法之一，包括擦、揉、推、滚、按、搓、抖、扳、拍打等，作用不尽相同，每次按摩时间以 20~30 分钟为宜，手法宜由轻而缓到重而快，然后又回到轻而缓，以达到最好的治疗效果。

4. 运动疗法 可增强患者的腰腹肌力量，提高腰椎稳定性，从而稳固治疗效果。一般在症状得到初步缓解后，开始循序渐进地进行腰背肌锻炼，但要避免腰椎明显屈曲或过伸的动作。可采用五点支撑法、四点支撑法、三点支撑法和飞燕式运动，神经根症状消失后应开始恢复脊柱活动度的练习。

5. 现代康复手法 Maitland（麦特兰德）脊柱松动技术和 Mckenzie（麦肯基）脊柱力学治疗法是国外物理治疗腰痛最常用的方法。Maitland 脊柱松动技术主要手法包括垂直按压棘突、横向推压棘突、腰椎旋转和腰椎牵引等。Mckenzie 脊柱力学治疗法主要包括俯卧、俯卧伸展运动、卧式伸展运动、站立伸展运动、平躺弯曲运动、坐式伸展运动及站立弯曲运动等，该手法操作注重患者的主动性及在日常生活中保持正确的姿势，教会其自我锻炼，再次出现症状后如何应对。

6. 其他康复护理措施 口服非甾体类抗炎药物、皮质激素硬膜外注射、髓核化学溶解法等对缓解症状也有较好的疗效，可配合上述手段同时进行，以加速症状的缓解。

（二）手术后的康复护理

1. 病情观察 术后重点观察生命体征、伤口敷料、引流情况、疼痛情况以及有无并发症。

2. 体位 术后平卧，不宜过早翻身，以免引起伤口活动性出血；4~6 小时以后可通过轴线翻身侧卧。

3. 功能锻炼 适当的功能锻炼可预防长期卧床所致的肌肉萎缩、关节僵硬等并发症，因此患者术后应尽早开始床上肢体功能锻炼。若患者不能进行主动锻炼，在病情许可的情况下，可由医护人员或家属协助活动各关节、按摩肌肉等。

（1）四肢肌肉、关节的功能锻炼。指导患者卧床期间坚持活动四肢关节，防治关节僵硬。

（2）直腿抬高练习。术后第 1 日开始进行股四头肌等长收缩和直腿抬高练习，以防神经根粘连。每分钟 2 次，抬与放时间 1∶1，每次 15~30 分钟，每日 2~3 次，以能耐受为限，逐渐增加抬腿幅度。

（3）腰背肌训练。根据术式及医嘱指导患者进行腰背肌锻炼，以增加腰背肌力，预防肌肉萎缩，增强脊柱稳定性。一般术后 7 日开始，用五点支撑法，1~2 周后采用三点支撑法，每日 3~4 次，每次 50 下，循序渐进，逐渐增加训练次数。但腰椎有破坏性改变、内固定物植入、年老体弱或心肺功能障碍者不宜进行腰背肌锻炼。

（4）行走训练。根据手术情况制订合理的活动计划，帮助患者按时下床活动。一般术后 2 周，病情稳定，可借助腰围或支架下床活动，下床时间需根据患者情况适当缩短或延长。

六、腰椎间盘突出症的健康指导

（一）疾病预防指导

1. 保持正确的姿势 正确的姿势可使腰部肌肉充分放松，降低腰椎间隙压力，减轻腰椎间盘后突。坐位时选择高度合适、有扶手的靠背椅，保持身体与桌子的适当距离，膝关节与髋关节保持同一水平，身体靠向椅背，并在腰部加靠垫。站立时腰部尽量平坦伸直，收腰、提臀。行走时抬头、挺胸、收腹，利用腹肌收缩支撑腰部。卧位选用硬板床，仰卧位时在膝下垫枕；侧卧位时屈髋屈膝，两腿分开，大腿下垫枕；俯卧位时在腹部及踝部垫薄枕，便于脊柱放松。

2. 变换姿势 避免长时间保持同一体位，适当进行原地活动或腰背部活动，以解除腰背肌肉疲劳。

3. 合理利用人体力学原理 为保护腰椎，搬运重物时，宁推勿拉；提举重物时采取屈髋、屈膝、下蹲姿势，避免双腿伸直站立，物体尽量贴近胸腹部，以减少躯干的重力矩。

4. 保护腰椎 选择舒适鞋子，鞋跟以 3cm 高度为宜，避免长时间穿高跟鞋站立或行走。避免从事超负荷工作，如弯腰提重物、长时间弯腰工作等，勿做急蹲、急弯腰、急转身等动作。必要时佩戴腰围等护具。

（二）体育锻炼

适当体育锻炼，可以增强腰背肌力、增加脊柱的稳定性。运动时应循序渐进，运动前做好充分的准备活动，运动后有效放松，避免错误的运动和腰部突然用力，以防腰部损伤。

（三）心理指导

腰椎间盘突出症患者因疾病折磨，会出现焦虑、紧张、烦躁等不良情绪，照护人员应耐心倾听患者诉说，向患者讲解疾病相关知识，帮助其树立战胜疾病的信心，保持良好的心情，积极参与康复治疗。

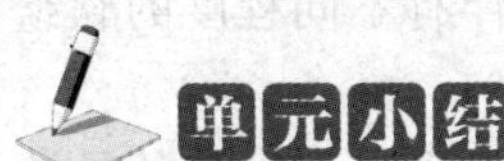

单元小结

腰椎间盘突出症以腰痛和下肢放射痛为主要症状，可伴有腰部活动受限、感觉和运动功能障碍，是引起腰腿痛最常见的原因。功能评定侧重于 JOA 腰背痛评定、疼痛评定、腰椎活动度评定、肌力评定和感觉评定等。照护人员应根据老年人的康复评定结果合理选择康复护理措施。保持正确的姿势、定期变换姿势、保护腰椎、合理使用人体力学原理等措施可有效预防腰椎间盘突出症。

单元 9　骨折的护理

案例导入

患者，女，62 岁。因出行道路湿滑，不慎滑倒，倒地时造成右腿小腿骨折，已及时到医院进行接骨治疗，需要请人护理。请问如何为骨折患者提供护理？如何为患者进行饮食指导？

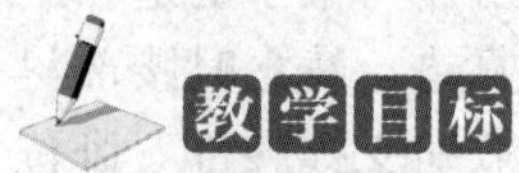

知识目标：

1. 掌握骨折常见的临床表现及护理措施。

2. 熟悉骨折的治疗要点与常见护理诊断问题。

3. 了解骨折患者愈后注意事项。

能力目标：

1. 能正确实施整体护理。

2. 能为骨折老年人提供健康指导。

素质目标：

关心、尊重、理解老年患者疾苦，具有主动为其缓解不适的职业意识与态度。

思政目标：

在为老年人服务过程中，谨记“以老年人为中心”的服务理念。

一、概述

骨折（fracture）是指骨的完整性被破坏和连续性中断。

（一）病因及发病机制

骨折可由创伤或骨骼疾病所致。创伤性骨折多见，如交通事故、坠落或跌倒等。骨髓炎、骨肿瘤等疾病导致骨质破坏，在轻微外力作用下即发生的骨折，称为病理性骨折。本单元重点介绍创伤性骨折。

1. 直接暴力 暴力直接作用于局部骨受伤部位发生骨折，常伴有不同程度的软组织损伤。如小腿被车轮碾压的部位出现骨折。

2. 间接暴力 暴力通过传导、杠杆、旋转和肌肉收缩等方式使受力点以外的骨骼部位发生骨折。如跌倒时以手掌撑地，由于上肢与地面的角度不同，暴力向上传导可致桡骨远端骨折或肱骨髁上骨折；骤然跪倒时，股四头肌猛烈收缩，可致髌骨骨折。

3. 疲劳性骨折 长期、反复、轻微的直接或间接外力可致肢体某一特定部位骨折。如长途行军易致第 2、第 3 跖骨及腓骨下 1/3 骨干骨折。

（二）临床表现

1. 全身表现 大多数骨折只会引起局部症状，但严重骨折和多发性骨折可导致全身反应。

（1）休克。多由于出血所致，特别是骨盆骨折、股骨骨折和多发性骨折，严重时出血量可超过 2000mL。严重的开放性骨折或并发重要内脏器官损伤时可导致休克甚至死亡。

（2）发热。骨折后体温一般正常。股骨骨折、骨盆骨折等的出血量较大，血肿吸收时可出现吸收热，但一般不会超过 38℃。开放性骨折出现高热时，应考虑感染的可能。

2. 局部表现

（1）一般表现。

①疼痛和压痛　骨折和合并伤处疼痛，移动患肢时疼痛加剧，伴有明显压痛。由骨长轴远端向近端叩击和冲击时可诱发骨折部位的疼痛，为纵向叩击痛。

②肿胀和瘀斑 骨折处血管破裂出血形成血肿，软组织损伤导致水肿，这些都可使患肢严重肿胀，甚至出现张力性水疱和皮下瘀斑。由于血红蛋白的分解，皮肤可呈紫色、青色或黄色。

③功能障碍 局部肿胀和疼痛使患肢活动受限。完全骨折时受伤肢体活动功能可完全丧失。

(2) 特有体征。

①畸形、骨折段移位 可使患肢外形改变，多表现为缩短、成角或旋转畸形。

②反常活动 正常情况下肢体非关节部位出现类似于关节部位的活动。

③骨擦音或骨擦感 两骨折端相互摩擦时，可产生骨擦音或骨擦感。

具有以上特有体征三者之一即可诊断为骨折。但是，三者都不出现不能排除骨折，如裂缝骨折和嵌插骨折。不能为了检查特有体征而刻意搬动患肢，不可故意反复检查，以免加重周围组织特别是血管和神经的损伤。

(三) 辅助检查

1. 实验室检查

(1) 血常规。骨折致大量出血时可见血红蛋白和血细胞比容降低。

(2) 血钙、血磷。在骨折愈合阶段，血钙和血磷水平常升高。

(3) 尿常规。脂肪栓塞综合征时尿液中可出现脂肪球。

2. 影像学检查

(1) X 线检查。对骨折的诊断和治疗具有重要价值，是最常用的检查方法。凡疑为骨折者都应常规进行 X 线检查，以了解骨折的部位、类型和移位等。

(2) CT 和 MRI。可发现结构复杂的骨折或常规 X 线检查难以发现的骨折（如椎体骨折），以及其他组织的损伤（如脊髓损伤）。

(四) 治疗要点

1. 现场急救 在现场急救时不仅要处理骨折，更要注意全身情况的处理。骨折急救的目的是用最为简单而有效的方法抢救生命、保护患肢并迅速转运，以便尽快妥善处理。

2. 临床处理 骨折的治疗有三大原则，即复位、固定和功能锻炼。

(1) 复位。是将移位的骨折段恢复正常或接近正常的解剖关系，重建骨的支架作用，是骨折固定和功能锻炼的基础。临床可根据对位（两骨折端的接触面）和对线（两骨折端在纵轴上的关系）是否良好衡量复位程度。

以下是复位标准。

①解剖复位 骨折端恢复了正常的解剖关系，对位和对线完全良好。

②功能复位 骨折端虽未恢复正常的解剖关系，但骨折愈合后对肢体功能无明显影响。

(2) 固定。是将骨折断端维持在复位后的位置直至骨折愈合，是骨折愈合的关键。常用方法有外固定和内固定 2 类。

1) 外固定 常用方法有小夹板、石膏绷带、头颈及外展支具、持续牵引和外固定器等。

①小夹板 利用有一定弹性的柳木板、竹板或塑料板制成的长、宽合适的小夹板，

在适当部位加固定垫，用横带绑在骨折部肢体的外面固定骨折。此法主要适用于四肢闭合性、无移位、稳定性骨折。其优点是固定范围一般不包括骨折的上、下关节，便于及早进行功能锻炼，并发症较少，治疗费用低。缺点是易导致骨折再移位，若使用不当可导致压疮和骨筋膜室综合征等后果。应掌握正确的固定方法，避免绑扎太松或太紧、固定垫应用不当等。

②石膏绷带　可根据肢体形状塑形，固定可靠，维持时间较长。缺点是无弹性，不能调节松紧度，固定范围一般须超过骨折部的上、下关节，无法进行关节活动，易引起关节僵硬。

③头颈及外展支具　前者主要用于颈椎损伤，后者可将肩、肘、腕关节固定于功能位，适用于肩关节周围骨折、肱骨骨折及臂丛神经损伤等。外展架使患肢处于抬高位，有利于消肿、止痛，且可避免因肢体重量的牵拉导致骨折分离移位。

④持续牵引　既有复位作用，也有外固定作用。方法包括皮肤牵引等。应根据患者的年龄、骨折部位、肌肉发达程度和软组织损伤情况等来选择牵引的方法和牵引重量。

⑤外固定器　骨折复位后将钢针穿过远离骨折处的骨骼，利用夹头在钢管上的移动和旋转矫正骨折移位，最后用金属外固定器固定。外固定器主要用于开放性骨折，或闭合性骨折伴有局部软组织损伤或感染灶等情况。它具有固定可靠、易于处理伤口、不限制关节活动、可早期功能锻炼等优点。

2）内固定　切开复位后，将骨折端固定在解剖位置。内固定物包括接骨板、螺丝钉、髓内钉和加压钢板等。但取出内固定器材多需要二次手术。

（3）功能锻炼。是在不影响固定的情况下，尽快地恢复患肢肌肉、肌腱、韧带、关节囊等软组织的舒缩活动。功能锻炼是尽早恢复患肢功能和预防并发症的重要保证。在锻炼过程中，可配合理疗、中医和中药治疗等。

二、主要功能障碍及评定

（一）运动功能评定

1. 关节活动度测定　当骨折累及关节面时，应重点了解关节活动有无受限及其受限程度，可用量角器测量受累关节和非受累关节，并与健侧关节进行对比。

2. 肌力测定　采用徒手肌力检查（MMT），了解肌肉力量，主要了解受累关节周围肌群的肌力。

3. 肢体长度及周径测量　进行两侧肢体长度对比，了解骨折后有无肢体缩短或延长；进行两侧肢体周径的测量，判断肢体的围度有无改变。这些评定有助于判断肢体水肿或肌肉萎缩的程度。

4. 步态分析　下肢骨折会影响步行功能，通过步态分析了解下肢的功能障碍程度。

（二）日常生活及活动能力评定

采用 Barthel 指数评定量表或功能独立性评定（FIM）量表，对骨折患者进行日常生活活动能力评定。

（三）感觉评定

通过深感觉及浅感觉的评定，了解有无神经损伤及损伤程度。

（四）疼痛评定

采用目测类比评分法（visual analogous scale，VAS）进行评定，了解患者的疼痛程度。

（五）心理功能评定

采用抑郁评估量表（贝克抑郁自评量表、自评抑郁量表及汉密尔顿抑郁量表）及焦虑评估量表（焦虑自评量表、汉密尔顿焦虑量表）进行评估，了解患者的心理问题。

三、骨折的康复护理原则与目标

（一）康复护理原则

治疗骨折的基本原理是复位、固定及功能锻炼。复位、固定是治疗的基础，功能锻炼是康复治疗的核心。

1. 良好的复位及固定 是保证早期康复的前提。骨折复位准确、对位和对线良好、骨折复位后内固定及外固定坚实可靠，才能保证骨折部位的良好愈合，恢复肢体的运动功能。

2. 锻炼与固定相辅相成 长期固定会造成肌肉失用性萎缩、骨质疏松、关节僵硬及关节粘连和挛缩等，故应尽早进行患侧肢体的锻炼。固定早期可采用静力性收缩维持患肢的肌力，并对患侧相邻关节进行关节活动，以改善其活动范围。骨痂形成期应以促进骨痂的形成为主，如肢体的运动和轴向加压训练，促进骨折愈合的物理因子治疗等。

3. 预防并发症的发生

（二）康复护理目标

1. 短期目标 消除肢体肿胀及疼痛，防止关节粘连，改善患者心理状况。

2. 长期目标 恢复关节活动功能，改善肌群肌力，促进运动功能及日常生活活动能力改善，防止并发症的发生。

四、骨折的康复护理措施

（一）生活护理及预防压疮

骨折患者经过骨科治疗后，最好能在医院多观察几天。如立即回家，要注意观察患者的病情变化，如石膏固定受伤肢体的末梢循环，每隔一两个小时看一次，看手指或脚趾有无发紫，询问患者有无肢端麻木，试着扳动伤肢的手指或脚趾，看有无剧痛的感觉。如有这些症状，或发现皮肤起水泡、感觉减退，可立即到就近医院检查。如有伤口，伤后三四天疼痛不见减轻，反而加重，并伴有发热症状，很可能是感染，要及时到医院复查、换药。如有钢针等固定物留在皮外的患者，要用75%的乙醇滴钢针眼，每日2~3次，以防针眼感染。终日卧床的患者，要定时翻身，防止骨骼突起处的皮肤长期受压发红、糜烂，形成压疮。

（二）功能锻炼

（1）骨折患者经治疗后，应向患者宣传锻炼的意义和方法，使患者充分认识功能锻炼的重要性，消除思想顾虑，主动运动锻炼。认真制订锻炼计划，并在治疗过程中，根据患者的全身状况、骨折愈合进度、功能锻炼后的反应等各项指标不断修订锻炼计划，增删锻炼内容。一切练功活动均须在医护人员指导下进行。随着骨折部位稳定程度的增长及周围损伤软组织的逐步修复，功能锻炼循序渐进，活动范围由小到大，次数由少渐多，时间由短至长，强度由弱增强。

（2）骨折临近愈合后，功能锻炼的主要形式是加强患肢关节的主动活动和负重锻炼，使各关节迅速恢复正常活动范围和肢体正常力量。功能锻炼以患者不感到疲劳、骨折部位不发生疼痛为度。锻炼时患肢轻度肿胀，经晚间休息后能够消肿的可以坚持锻炼，如果肿胀较重并伴有疼痛，则应减少活动，抬高患肢，待肿胀疼痛消失后再恢复锻炼。如果疼痛肿胀逐渐加重，经对症治疗无明显好转并伴关节活动范围减小；或骨折部位突发的疼痛时，均应警惕发生新的损伤，暂时停止锻炼并及时做进一步的检查处理。

（3）功能锻炼以恢复肢体的固有生理功能为中心。上肢要围绕增强手的握力进行活动；下肢重点在训练负重行走能力。功能锻炼不能干扰骨折的固定，更不能做不利于骨折愈合的活动，如外展型肱骨外科颈骨折不能做上肢外展运动；内收型肱骨外科颈骨折不能做上肢内收运动；尺桡骨干骨折不能做前臂旋转活动；胫腓骨干骨折不能做足的内外旋转运动。

（三）心理护理

心理因素是影响疾病转归的重要因素之一。骨科临床患者多伴有部分的功能障碍和疼痛，多需要采取手术治疗。患者一方面希望得到最好、最快的治疗，另一方面最担心手术能不能恢复功能和解除疼痛等。对手术疑虑重重、担心麻醉意外、手术失败、术中大出血、神经损伤等，患者处于紧张、焦虑之中，会造成治疗上的不配合，神经系统、内分泌系统功能的紊乱、食欲减退、睡眠质量下降，从而影响疾病的治疗和机体的康复。此时，护理人员要及时发现患者的心理变化，采取适当的护理措施，给予全面、细致的健康指导，进行恰当的劝说和解释，以改变患者的认识方式。

（四）饮食营养护理

绝大部分骨折患者虽无内脏损伤，但由于经历了创伤或手术的打击，终日卧床，运动减少，扰乱了原先的生活规律，往往食欲下降。老年患者，体质较弱或心理承受能力差的人更容易发生。在心理护理的基础上，要在饮食上多下功夫，做到营养丰富，色、香、味俱佳，以刺激食欲。手臂活动不便的要喂饭。适当多吃一些辣椒、西红柿、苋菜、青菜、包菜、萝卜等维生素含量丰富的蔬菜，以促进骨痂生长和伤口愈合。

五、骨折的健康指导

1. 心理指导 帮助患者解除因意外受伤所产生的焦虑、恐惧等不良情绪，鼓励患者调适心态，积极主动进行康复训练。

2. 功能锻炼指导 介绍骨折的治疗和康复训练方法，指导患者循序渐进、持之以恒地进行功能锻炼。根据骨折愈合情况及稳定程度，活动次数由少到多、运动范围由小到大、负重由轻到重，避免因不恰当的锻炼引起意外发生。

3. 自我观察病情 指导和教会患者自我观察病情，特别是观察远端皮肤有无发绀、发凉，有无疼痛和感觉异常等，尽早发现潜在的并发症，及时就医。

4. 饮食指导 骨折患者因长期卧床，易出现便秘，应给予易消化食物，鼓励多食蔬菜和水果。老年患者常伴有骨质疏松，骨折后易出现失用性骨质疏松，应加强营养，多食含钙较高食物。适量的高蛋白、高热量饮食有助于骨折后骨折愈合和软组织修复。

5. **防止外伤** 注意劳动保护和交通安全，预防骨折的发生。

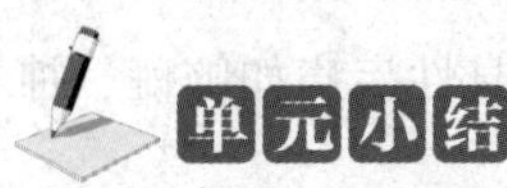

单元小结

随着医疗技术的不断发展，康复服务工作的质量要求越来越高，工作过程中需不断体现人文关怀，各项康复工作的开展应以患者为中心。将舒适护理模式应用于创伤骨折患者，通过生理舒适护理、心理舒适护理、疼痛护理及体位护理等多种途径，提升患者的舒适感，减轻其痛苦，对其康复速度的加快发挥良好的促进作用。

单元 10 人工关节置换术

案例导入

李奶奶，膝关节疼痛 2 年。表现为左膝关节疼痛，伴关节活动受限，药物外敷和口服药物均无效，不能长时间行走，严重影响了正常生活，因此 2 周前在医院做了左膝人工关节置换术。术后，需要进行康复训练，从而逐渐恢复正常生活。请问如何指导李奶奶进行膝关节置换手术后的康复训练？

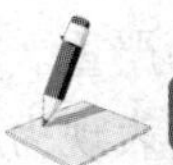

教学目标

知识目标：

1. 掌握人工关节置换术的康复护理措施。
2. 熟悉人工关节置换术的主要功能障碍及评定方法。

能力目标：

能为人工关节置换手术后的老年人提供康复护理指导。

素质目标：

关心、尊重、理解老年患者疾苦，具有主动为其缓解不适的职业意识与态度。

思政目标：

在为老年人服务过程中，树立“以老年人为中心”的服务理念。

一、概述

关节置换术（total arthroplasty，TA）是利用人工关节假体替代病变关节结构，以缓解疼痛、矫正畸形、恢复和改善关节运动功能，重建一个无痛、稳定、接近正常的关节。临床中以人工髋、膝关节置换术应用最为普遍。

（一）适应证

1. **髋关节置换术** 主要用于治疗髋关节炎、股骨头坏死、股骨颈骨折（老年、头下型、骨不连）、类风湿关节炎、先天性髋关节发育不良及髋部肿瘤等。

2. 膝关节置换术 用于治疗关节结构破坏广泛所致的严重膝关节疼痛、不稳、畸形及功能障碍，且经保守治疗无效者。

（二）禁忌证

1. 髋关节置换术 全身状态差，不能耐受手术者；严重的全身性疾病如脑瘫、神经营养性关节病等；活动性感染者等。

2. 膝关节置换术 全身或局部关节活动性感染；膝关节周围肌肉瘫痪；膝关节长时间融合于功能位；严重肥胖、手术耐受力差；严重骨质疏松及严重膝关节屈曲畸形（大于60°）。

（三）手术入路选择

手术入路包括前侧、前外侧、外侧及后侧。在康复训练时，应根据不同术式采取适当体位和训练方法，以免造成髋关节或膝关节脱位。

二、主要功能障碍及评定

（一）主要功能障碍

1. 疼痛 早期疼痛多因手术创伤引起，后期因术后被动活动髋膝关节使得部分挛缩的肌肉在被动伸展时出现疼痛。与髋关节置换术后患者相比，膝关节置换术后患者疼痛时间更久、更剧烈。

2. 感染 关节置换术后感染的发生率为3%~5%，发生原因可能与血源性感染、术中感染、术后伤口引流管引流不畅及伤口脂肪液化等有关。

3. 关节挛缩 多发生屈曲挛缩。常与体位不当或未进行早期关节活动训练，致使关节不能有效伸展、长期处于屈曲状态所致。如患者术前存在关节挛缩，术后则更为严重。

4. 神经损伤 ①髋关节置换术后患者神经损伤的发病率为0.08%~3.7%，主要表现为患侧肢体感觉及运动功能障碍，伸膝无力及踝背屈无力；②膝关节置换术后患者腓总神经损伤的发生率为0.3%~0.4%，主要表现为小腿后外侧麻木，足趾背屈肌力下降。

5. 深静脉血栓形成 因术中出血及血液成分改变使血液处于高凝状态，术后患者卧床制动导致血流缓慢，若同时伴有静脉壁损伤，促使凝结激活酶的形成和血小板聚集，导致术后深静脉血栓的形成。

（二）康复评定

1. 评测患者的心、肺功能 观察心率、血压、呼吸等生命体征。

2. 伤口情况 观察局部有无感染，有无渗出，伤口愈合情况。

3. 关节水肿 关节周围组织的周径可作为判断软组织肿胀的客观指标。可采用浮髌试验判断膝关节内有无积液及积液程度。正常膝内有液体约5mL，当关节积液超过50mL时，浮髌试验为阳性。

4. 疼痛 疼痛程度采用目测类比评分法（VAS）评定。术后2天内，患者主要感觉术后伤口疼痛，随着功能性活动训练的增加出现活动后疼痛。

5. 关节活动度 用量角器评测手术关节的被动和主动关节活动度，以了解造成关节活动范围障碍的原因（如疼痛、软组织挛缩等），指导康复训练。关节置换术后，髋关节活动范围应满足屈曲130°、外展0°、内收5°、外旋30°；膝关节活动范围至少能屈曲90°，伸展至中立位。

6. 肌力评定 徒手肌力测定了解肌肉力量对手术关节稳定性的影响。

7. 活动及转移的能力评定 根据患者术后的不同阶段，评估患者床上活动及转移能力，坐位能力（包括坐床边及坐座椅的能力），站立、行走、上下楼梯、走斜坡等活动功能。

8. 步态分析 评测患者的一般步态，如步幅、步频、步宽等，还应观察患者行走时的支撑相和摆动相步态。

9. 评估功能性活动能力 常用的髋关节和膝关节评定方法有 Charnley 髋关节功能评定和纽约特种外科医院（HSS）膝关节功能评定。

三、人工关节置换术的康复护理原则与目标

（一）康复原则

1. 个体化原则 即制订个体化的康复护理方案。关节置换术后患者的康复，除考虑本身疾病外，还应考虑其手术方式、患者的精神状态及对康复治疗配合程度等因素。

2. 循序渐进原则 术后患者的康复训练，应根据患者的具体情况进行相应的训练，切忌操之过急。

3. 全面性原则 康复护理应从患者整体情况出发，术前即可介入，且定期对患者进行康复护理评估，进而了解其肢体功能康复情况。

（二）康复目标

1. 短期目标 减轻患者痛苦，恢复患者体力，增强关节周围肌群肌力，增加关节活动度，改善关节稳定性。

2. 长期目标 改善和纠正患者因长期疾病所造成的不正常姿势和步态；提高患者平衡与协调功能，恢复日常生活活动，加强对置换关节的保护，延长人工关节使用寿命。

四、人工关节置换术的康复护理措施

（一）髋关节置换术的康复

1. 术前康复

有利于患者作好手术的心理准备，减少对手术的恐惧及精神压力；使其了解手术方式、手术可能出现的并发症、术后康复程序及进行康复训练的意义；术后日常生活活动的注意事项等。

（1）尽量维持患侧下肢于中立位，即患侧下肢伸直，无内旋、外旋，必要时用箱型足夹板或穿“丁”字鞋，避免过多移动致加重病变部位的损伤。

（2）加强健侧下肢各关节的主动活动和肌力练习，包括直腿抬高运动，髋、膝、踝的抗阻屈伸运动等。

（3）进行患肢肌力训练，重点加强髋外展肌群及股四头肌的等长收缩练习，并学会踝关节、足趾的主动活动。

（4）教会患者使用拐杖或助行器进行不负重触地式步行，为术后持拐步行作准备。

（5）指导肥胖患者进行术前体重控制，以减轻患髋的承重压力。

2. 术后康复

护理术后康复计划应考虑患者的个体情况、手术方式及手术入路。

（1）术后第 1 周。

①体位　保持患侧下肢髋关节中立位，并利用三角枕维持轻度外展 20°~30°，绝对避免患髋内收；若不能保持髋中立位，可穿防旋鞋。取外侧入路切口的患者，术后第 2 天即可取半坐位（30°~45°）5~15 分钟，而取后侧入路切口的患者不宜过早坐起。

②病情观察　除生命体征外，观察伤口渗血及负压引流情况，引流是否通畅、引流液的量和性质等；患侧肢体的肿胀程度及肢体远端的皮肤颜色，了解肢体的末梢循环情况。正常术后伤口每日引流量为 50~400mL，色淡红，若每日引流量>400mL，色鲜红，应告知医生进行处理；如术后 24~72 小时引流量≤50mL，可考虑拔管。

③术后搬动　在护理操作及协助患者排尿排便过程中，应小心抬臀及托住髋部，防止假体脱位及伤口出血等。

④术后第 2 天　进行膝部按摩，加强对髌骨的滑动和挤压；继续进行健侧下肢各关节的主动活动和肌力练习，并可进行患侧踝关节主动屈伸活动或抗阻活动。

⑤术后第 3 天　进行患侧髋、膝节被动活动，对外侧入路切口的患者被动屈髋度数由小到大（15°~30°），后侧入路切口屈髋 10°以内，动作应缓慢，以不引起明显疼痛为度，活动中注意避免髋内收及旋转；通过双肘支撑，在他人帮助下或双手握住床上方的吊环挺起上半身，同时臀部抬离床面。保持 10~15 秒，重复 5~10 次。

⑥术后第 4 天　进行伸膝训练及股四头肌等长收缩训练。

⑦术后第 5 天　在膝下垫枕使髋弯曲 10°~20°，以膝部为支点做挺髋动作，即抬臀动作。为控制患者的疼痛和肿胀，可采用冷冻疗法与口服药物配合治疗。如出现持续的过度肿胀和腓肠肌压痛，则考虑深静脉血栓形成，此时可采取患肢抬高、充气压力治疗仪、弹力绷带、弹力袜及踝泵练习。

（2）术后第 2 周。

①鼓励患者在无痛范围内进行主动的患髋膝屈伸能力训练，屈髋 45°~60°（侧入路切口）或小于 30°（后入路切口），可在患肢下放一滑板，患侧足跟置于空心圆垫上在滑板上做下肢屈伸活动。

②在无痛范围内加强患侧髋周围肌群和股四头肌的力量性训练。

③逐渐抬高床头高度，直至患者能维持半坐位。外侧入路切口患者，上半身可抬高 45°~60°；后侧入路切口为 30°以内，半坐位时间逐渐延长（30~60 分钟），一天可重复进行多次。亦可用直立床训练。

④继续进行床边体位转移训练，如半坐-躺转换、坐-站转换、卧-站体位转换、在平行杠或四脚助行器内进行健腿支撑三点式步行、转体训练等。

（3）术后第 3 周。

①患者仰卧位做双下肢空踩自行车活动 20~30 次，患髋屈曲 90°以内（侧入路切口）。

②做四点支撑半桥运动，即在双肘及双下肢屈曲位支撑下，抬臀并在空中保持 10 秒，重复进行 10~20 次，每个动作缓慢进行。

③加强步行训练，先在平行杠内进行，将步行周期中的摆动期和支撑期分解进行，分别进行前后交替迈步训练，并逐渐过渡到步行训练。

（4）术后第 4~第 8 周。进一步改善和提高第 3 周的治疗效果，逐渐改善患髋的活动范围，增加其负重能力，使人工置换的髋关节功能逐渐接近正常水平，以达到全面康复。为进一步提高步行能力，可从扶拐步行逐渐过渡到扶手杖步行；若患者能在无辅助装置下离床走动，则可进行向前迈台阶练习。

（5）术后第9~第14周。利用器械进行髋部伸肌、外展肌和屈肌的渐进性康复训练。患病3个月内，患者持拐步行、过障碍时患腿仅部分负重；上下楼梯训练时应健腿先上、患腿先下，以减少患髋的弯曲和负重；运动平板训练可改善步态、步速和步行的距离，提高患者实地步行的能力，逐渐过渡到独立步行。

（二）膝关节置换术的康复

1. 术前康复

康复训练内容包括膝关节活动度练习、肌力训练、助行器使用、步态训练及床上排尿、排便训练等。给予患者康复护理宣教，内容与髋关节置换术前宣教基本相同。

2. 术后康复

（1）术后第1周。康复的重点是控制疼痛、减轻肿胀、预防感染及血栓形成。争取达到无辅助转移，利用适当的助行装置实现平地行走，膝关节主动屈曲≥80°，伸展≤10°。

①术后观察　与髋关节置换术后观察内容基本相同。术后患者取仰卧位，患侧肢体略高于心脏水平，膝关节屈曲15°~30°，患肢使用弹力长袜。

②康复训练　进行患侧肢体的股四头肌、臀肌、腘绳肌等长收缩练习，踝关节及足趾关节的主动屈伸活动。患侧膝关节主动屈伸训练，足跟紧贴床面滑动20下，每日2次，2周1个疗程。术后2~3天，如无屈膝限制要求，可逐渐加强治疗性练习，如体位转移训练、髋、膝关节的主动屈伸训练、直腿抬高练习等。

③持续被动活动装置（continuous passive motion，CPM）　为改善膝关节活动范围，术后尽早使用，并根据患者的疼痛及术后膝部引流管的渗出液情况进行调整，膝关节活动范围术后当天控制在0°~40°，随后每日增加10°，每日2次，每次>2小时，直至膝关节屈曲达到120°。

（2）术后第2~第8周。康复的重点是恢复关节活动范围，主动辅助屈膝≥105°、伸膝达0°；继续减轻患肢水肿，提高下肢肌群肌力、平衡与协调能力、独立步行能力。

（3）术后第9~第16周。护理重点是最大限度恢复膝节活动范围，使患者完成上下台阶活动及日常生活活动。训练内容包括膝关节的屈伸训练及髌骨滑动手法操作；股四头肌及腘绳肌的牵伸训练；平衡与协调功能训练；独立进行日常生活活动能力的训练。

五、人工关节置换术后健康指导

1. 髋关节置换术后的健康指导

（1）术后体位指导。

为避免人工关节的移动或脱位，术后应根据医生要求进行特殊体位的摆放。患者在髋关节置换术8周内存在4种危险体位，即患侧髋关节屈曲>90°、患侧下肢内收超过身体中线、患侧髋伸展外旋、患侧髋屈曲内旋。所有患者均应避免伸髋外旋；后外侧入路术后，应避免患髋屈曲>90°、过度旋转和内收；前外侧入路术后，应避免外旋。

8 周后，经详细康复评定，可逐步解除禁忌。

（2）预防下肢水肿。

术后使用弹力绷带或弹力袜等，以控制手术肢体的肿胀，预防下肢静脉血栓形成。

（3）离床训练指导。

指导单侧髋关节置换术后患者从患侧离床，双侧髋关节置换术后患者从一侧离床，均应避免危险体位。

（4）坐位指导。

在坐位或如厕时，放置较硬及较厚的坐垫，以保持髋关节屈曲不大于 90°。

2. 膝关节置换术后的健康指导

（1）负重练习。

根据患者身体状态确定负重训练的时机，以避免负重后关节肿胀、积液及疼痛等情况发生。骨水泥固定者可立即进行负重；非骨水泥固定者则根据固定情况，在术后 6 周左右进行负重训练。

（2）上下楼梯指导。

上楼梯以健侧腿先上、患侧腿后上，最后手杖的顺序；下楼梯以手杖、患侧腿、健侧腿的顺序进行训练。

（3）运动指导。

嘱患者进行固定式自行车及水中运动，以减轻患膝的负荷，减少运动引起的关节肿胀及疼痛。避免进行高强度运动，保护患膝。

（4）预防下肢水肿。

术后使用弹力绷带或弹力袜等。

单元小结

随着生物医用材料的研制和医学的迅速发展，关节置换的需求越来越广泛，经过近百年的发展，目前已广泛开展，现已被认为是最成功的外科手术之一，能有效地根除关节病痛、恢复关节功能以及提高患者生活质量，对老年患者有非常良好的效果。我国人工关节置换已经有 30 多年的历史，在中国接受人工关节置换术的患者数量也呈逐年增长的趋势。对人工关节置换术前后患者的全面护理显得尤为重要。

思政课堂

思维导图

模块三　认知功能障碍康复

课程十二　认知症

扫码查看课程资源

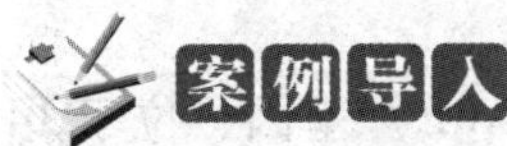

患者，男，75岁，近3年来记忆力减退、注意力下降。近1个月来有明显的记忆障碍，表现为刚刚做过的事情马上遗忘、错放东西。入院诊断为认知症。请问什么是认知症？认知症的病因有哪些？

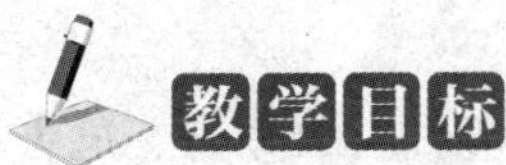

知识目标：

1. 掌握认知症老年人的康复护理评估、康复护理措施及健康教育。
2. 熟悉认知症的概念及主要功能障碍。
3. 了解认知症的病因、发病机制及辅助检查。

能力目标：

学会认知症的康复护理评估及康复护理措施，能正确实施整体护理，能为认知症老年人提供健康指导。

素质目标：

具有关心、尊重、理解老年人疾苦，主动为其缓解不适的职业意识与态度。

思政目标：

1. 在服务过程中，谨记“以老年人为中心的”的服务理念。
2. 通过学习，能树立科学的康复护理观。

单元1　认知症概述

一、概述

认知症是一种以认知功能缺损为核心症状的获得性智能损害综合征，认知损害可涉及记忆、学习、语言、执行、视空间等认知领域，其损害的程度足以干扰日常生活能力或社会职业功能，在病程某一阶段常伴有精神、行为和人格异常。最新的荟萃分析显示，我国老年人认知症的发生率为22.0%。认知症的特点是进行性加重，症状不可逆。发病至死亡平均8~10年。单纯认知功能减退者可能持续存活15年或以上。认知症的常见分类可以分为退化型、血管型、混合型3种。其中退化型认知症由神经退行性变引起，如阿尔茨海默病、额颞叶型认知症、路易体型认知症等，其中，阿尔茨海默病约占认知症的60%。血管型认知症由高血压、糖尿病、心血管疾病、高血脂、抽烟、脑血管破裂或堵塞使脑细胞受损等引起的，占认知症的10%~25%。混合型是前两种的混合体，占10%~15%，早期症状出现阿尔茨海默病症状，后出现血管性症状，也可能两种病情交替发生。

（一）病因、发病机制及诱发因素

1. 病因

（1）人口学方面的因素。高龄、女性、低教育程度等。

（2）基因因素。包括位于21号染色体的淀粉样前体蛋白（APP）基因、位于14号染色体的早老素1（PSEN1）基因、位于1号染色体的早老素2（PSEN2）基因和位于19号染色体的载脂蛋白E（ApoE）基因等。

（3）疾病因素。包括脑卒中、帕金森病、多发性硬化、慢性阻塞性肺疾病、阿尔茨海默病、糖尿病、肥胖、癫痫、焦虑、抑郁、精神分裂症、亚临床性甲状腺功能减退症、慢性肾小球肾炎、纤维肌痛、代谢性疾病等。

（4）精神危险因素。如抑郁、睡眠障碍、晚期生活焦虑、创伤后应激障碍、危害回避等。

（5）生活方式和环境危险因素。如在环境和职业中的暴露、吸烟、有害饮酒、超重或肥胖等。

（6）其他。颅脑损伤、视听觉障碍等。

2. 发病机制

认知症老年人的大脑成弥漫性萎缩，颞、顶及前额萎缩最明显，脑重常小于1000g。从脑体积来看，认知症老年人减少12.7%，脑室容积增加53.0%。近年来研究表明，认知症的临床症状与细胞骨架改变有关，认知症大脑的神经纤维缠结是细胞骨架的异常改变。神经纤维缠结（NFT）和老年斑的纤维成分主要是由异常双螺旋纤维蛋白丝（PHF）构成，而异常双螺旋纤维蛋白丝（PHF）由完全异常磷酸化的tau蛋白组成。tau蛋白是脑内一种磷酸蛋白，在正常细胞内形成细胞骨架，与微管蛋白结合聚集，使其趋于稳定，不易被磷酸化。有证据表明，这些异常磷酸化的tau蛋白聚集先于神经纤维缠结（NFT）形成。而神经纤维缠结（NFT）在细胞内聚积到一定程度时，造成细胞的破坏、消失，残留双螺旋斑块，中间位淀粉样蛋白，即老年斑。神经细胞的坏死造成认知症的临床症状。

3. 诱发因素

丧偶、独居、经济困难、生活动荡等社会心理因素可成为发病诱因。

（二）临床表现

1. 症状

临床表现主要包括记忆障碍、执行功能障碍、注意力障碍、定向障碍、语言障碍、心理和行为障碍等，其他皮质功能障碍包括失认、失用、偏瘫、理解障碍等，严重影响老年人的社会、生活和职业功能。

（1）记忆障碍。主要为学习新信息能力缺陷，不能准确回忆以前学会的东西。老年人表现出遗忘、行为重复、容易找不到物品等。

（2）执行功能障碍。首先是计算困难，此后逐渐发展为理解能力受损、判断力差、概括等能力丧失，表现出组织、计划和制订策略困难。

（3）注意力障碍。是指进行一项工作时不能持续注意，不能充分地注意比较基本的问题，但对简单刺激如声音或物体有反应；比较严重的注意力障碍包括不能把注意力从一件事转到另一件事上，或不能分别注意同时发生的两件事情。注意力代表了基本的思维水平，这个过程的破坏对其他认知领域有负面影响。

（4）定向障碍。是指对时间、地点、人物以及自身状态认识能力方面的障碍，主要表现为环境定向力障碍，不能绘画或复制图案，严重时容易迷路。进行韦氏智力测验时老年人的视空间能力测验得分最低。

（5）语言障碍。因脑部病变引起的语言能力受损有多种表现，老年人的表达、理解、复述、命名、读和书写都可受到损害。阿尔茨海默病患者表现为经皮质性感觉性失语，言语流畅但命名障碍、听觉性理解力损害、重复等。老年人虽然能够大声朗读，但对所阅读的东西理解有限，交流时往往很难找到合适词汇，有时词不达意。

（6）心理和行为障碍。老年人可以很早就出现行为举止改变，且不与认知症的严重程度呈线性关系。老年人日渐被动、退缩，情感不再细腻，自主性减退。另外，老年人会出现幻觉、妄想、身份识别障碍、抑郁、情感高涨，其他行为症状包括身体攻击行为、身体非攻击行为和语言激越行为。

2. 分期

（1）轻度认知症期（第一阶段：1~3 年）。表现为记忆减退，对近事遗忘突出；判断能力下降，不能进行分析、思考、判断，难以处理复杂问题；工作或家务漫不经心，不能独立购物、计算等，社交困难；尽管仍能做些熟悉的日常工作，但对新事物表现出茫然难解、情感淡漠、偶尔激惹，常有多疑；出现时间定向障碍，对所处的场所和人物能做出定向，对所处地理位置定向困难，复杂结构的视空间能力差；言语词汇减少，命名困难。

（2）中度认知症期（第二阶段：2~10 年）。表现为远近记忆严重受损，简单结构的视空间能力下降，时间、地点定向障碍；在处理问题、辨别事物的相似点和差异点方面有严重损害；不能独立进行室外活动，在穿衣、个人卫生以及保持个人仪表方面需要帮助；不能计算；出现各种神经症状，可见失语、失用和失认；情感由淡漠变为急躁不安，常走动不停，出现异常精神与行为，可有尿失禁。

（3）重度认知症期（第三阶段：8~12 年）。表现为记忆力严重丧失，仅存片段记忆，不认识镜子中的自己；大小便失禁，缄默、僵直，生活完全依赖照护者；出现锥体束征阳性，有强握、摸索和吸吮等原始反射；最终昏迷，一般死于肺部、尿路、皮肤感染或骨折等并发症。

3. 体征

有的老年人会出现脑部细胞的逐渐退化萎缩，选择性的神经细胞消失，出现较大量的老年斑和神经纤维缠结。

（三）辅助检查

CT扫描、MRI检查、PET检查（脑功能正电子断层扫描）、家族遗传性基因检查、脑脊液检查及认知功能性测量、精神状态检查等。

（四）治疗及用药

1. 抗焦虑药

如有焦虑、激越、失眠症状，可考虑用短效苯二氮 类药，如阿普唑仑、奥沙西泮（去甲羟安定）、劳拉西泮（罗拉）和三唑仑（海乐神），但剂量应小且不易长期应用。警惕其过度镇静、嗜睡、言语不清、共济失调和步态不稳等副作用。增加白天活动有时比服安眠药更有效。同时应及时处理其他可诱发或加剧患者焦虑和失眠的躯体病，如感染、外伤、尿潴留、便秘等。

2. 抗抑郁药

认知症中20%~50%有抑郁症状。抑郁症状较轻且历时短暂者，进行开导、心理治疗、社会支持、环境改善即可缓解，必要时可加用抗抑郁药。去甲替林和地昔帕明副作用较轻，也可选用多塞平（多虑平）和马普替林。近年来我国引进了一些新型抗抑郁药，如5-羟色胺再摄取抑制剂、帕罗西汀（赛乐特）、氟西汀（优克、百忧解）、舍曲林（左洛复）等。这类药的抗胆碱能和心血管副作用一般都比三环类轻。但氟西汀半衰期长，老年人慎用。

3. 抗精神病药

有助于控制患者的行为紊乱、激越、攻击性、幻觉与妄想。但应使用小剂量，并及时停药，以防发生毒副反应。可考虑小剂量奋乃静口服。硫利达嗪的体位低血压和锥体外系副作用较氯丙嗪轻，对老年患者常见的焦虑、激越有帮助，是老年人常用的抗精神病药之一，但易引起心电图改变，需要监测心电图。氟哌啶醇对镇静和直立性低血压作用较轻，缺点是容易引起锥体外系反应。近年来，临床常用一些非典型抗精神病药如利培酮、奥氮平等，疗效较好。心血管和锥体外系副作用较少，适合老年患者。

4. 益智药或改善认知功能的药

目的在于改善认知功能，延缓疾病进展。这类药物的研制和开发方兴未艾，新药层出不穷，对认知功能和行为有一定改善，认知功能评分也有所提高。

5. 其他辅助疗法

有心理疗法、音乐疗法、光照疗法等，其治疗的目的都在于缓解和减轻老年人智力障碍和精神行为异常的症状，最终延缓和终止疾病的恶化进程，提高认知症老年人的生活质量。

二、主要功能障碍及评定

（一）认知症的神经心理评估

认知症老年人的神经心理评估是康复训练和护理的基础，应根据老年人的特点和需求选择合适的评估工具和方法。

1. 总体认知功能评估

（1）简易精神状态检查量表。作为认知症的筛查量表应用范围广，可用于社区人群认知症的筛选。

（2）蒙特利尔认知评估量表。覆盖视空间执行能力、命名、记忆、注意、语言流畅、抽象思维、延迟记忆、定向力等认知领域，旨在快速筛查轻度认知障碍（MCI）人群。此量表已在高教育程度老年人（平均受教育年限 13 年）中验证其发现轻度认知障碍（MCI）的能力，但该量表中许多项目受教育程度影响较大，因此，专家研制了蒙特利尔认知评估基础量表，评估的认知域包括执行功能、语言、定向、计算、抽象思维、记忆、视知觉、注意和集中。

（3）老年人认知减退知情者问卷。由于老年人本人可能存在认知损害及自知力缺乏，因此病史应尽可能获得知情者证实或补充。根据知情者提供的信息完成量表，对轻度认知障碍（MCI）的筛选具有较高的参考价值。对于知情者，应选择熟悉患者病情并与其共同生活的亲属或朋友。问卷包括 16 个问题，评估者对知情者进行询问，评价患者现在的认知功能与十年前相比，下降的程度如何。

2. 记忆力评估

记忆的过程主要由编码、储存、提取三个部分组成。根据提取内容的时间长短，又分为瞬时记忆、短期记忆、近期记忆、长期记忆。老年人认知症的首发表现为记忆功能障碍，需要对老年人的记忆状况进行客观评估，主要是应用各种记忆量表，从言语记忆和视觉记忆方面进行评定。韦氏记忆量表是应用较广的全面评估记忆功能的最具权威性的成套记忆测验。共有 10 项分测验，分测验 A~C 测长时记忆，D~I 测短时记忆，J 测瞬时记忆，MQ 值表示记忆的总水平。

3. 执行功能评估

执行功能是指有效地启动并完成有目的活动的能力，涉及计划、启动、顺序、运行、反馈、决策和判断，其核心成分包括抽象思维、工作记忆、定式转移和反应抑制等，是人类智力功能的最高水平。画钟试验和连线试验是常用的评估方法。

（1）画钟试验。能够初步反映受试者的执行功能和视觉结构能力，易操作，耗时短，评分方法简单，受文化程度、种族、社会经济状况等干扰小。要求受试者在白纸上画出一个钟表的表盘，把数字放在正确位置，并用表针标出 8：20 位置。常用 4 分法评定：画出闭锁的圆得 1 分，表盘上标出全部 12 个正确数字得 1 分，将数字安放在正确位置得 1 分，将指针安放在正确位置得 1 分。得分≤3 分为异常。画钟试验是目前国内常用的评估方法。

（2）连线试验。是国际上目前主要用于检测执行功能的量表之一。连线试验分 A、B 两部分，A 部分要求受试者将 1~25 的数字按照从小到大的顺序连起来，B 部分将数字置于圆形和正方形两种图形中，要求受试者连接数字时在两种图形间交替进行。A 部分主要检测受试者的信息处理速度，B 部分主要检测受试者的推理和转换能力。以所耗时长计分，单位为秒，正常值<200 秒。

4. 注意力评估

注意力是把感知和思维等心理活动指向和集中于某一事物的能力。常用的注意力评估包括数字广度测试和斯特鲁普色词测验。

（1）数字广度测试。非常简单，分为顺背和倒背，共 14 个题目。评估者按评估表中的数字，以每秒读一个数字的速度读，然后让老年人重复说出来。顺背从 3 位至 9

位数字，倒背从2位到8位数字。计分以最高位数为准，如正确回答第七位数，便记7分。国际上以小于6分和小于4分作为顺序和倒序的划界值。

（2）斯特鲁普色词测验。常用于评估选择性注意，分为单纯颜色字的测读、对颜色命名、字与颜色的干扰测试3个部分，斯特鲁普效应就明显地出现在第3部分。

5. 失认症评估

失认症是指丧失了对物品、人、声音、形状或者气味的识别能力。常见的失认症类型及其评价方法如下。

（1）单侧忽略。是指老年人对脑损害部位对侧一半的身体和空间内的物体不能辨认的症状。常用的评定方法如下。

①平分直线　评估者在一张白纸上画一条横线，让老年人用一垂线将其分为左右两段，如果老年人画的垂线明显偏向一侧，即为阳性。

②看图说物　用一张由左至右画有多种物品的图片，让老年人看图说出物品的名称，如果老年人漏说一侧的物品，甚至因对一个物品的半侧失认而说错，即为阳性。

③绘图　评估者先在纸上画一个人，一座房子或一朵花，然后让老年人去模仿着画，如果画老年人出来的缺少一半，或者明显偏歪，即为阳性。也可以让老年人模仿画一个钟面，如果只画钟面的一半，或者将1~12的数字集中在一侧，即为阳性。

④删字　将一组阿拉伯数字放在老年人面前，让其用笔删去指定的数字，如仅删去一侧，另一侧未删，即为阳性。

（2）触觉失认。是指触觉、温度觉、本体感觉功能正常，但不能通过手触摸的方式来辨认物体的形态。评估方法如下：在老年人面前放置各种物品，如球、积木块、硬币等先让老年人闭眼用手认真摸其中一件，辨认是何物，然后放回桌面，再睁开眼，从物品中挑出刚才触摸过的物品。能在适当的时间内将所有物品辨认清楚者为正常。

（3）疾病失认。老年人否认自己有病，对自己的病漠不关心，主要依靠临床表现进行评估。

（4）视觉失认。老年人对所见的物体、颜色、图画不能辨别其名称和作用，但经触摸或听到声音或嗅到气味，则能正确说出。评估方法如下。

①形状失认　取三角形、菱形的模型块各两块，杂乱地混放于老年人面前。让其分辨，辨认不正确者为阳性。

②物品失认　将多种东西混放在一起。其中有同样的物品，让老年人将同样的物品挑选出来，能够正确完成者为正常，不能完全挑出来的为异常。也可将梳子、牙刷、钢笔、硬币、手表等日常生活用品摆放在一起，评估者说出物品名称或模仿使用动作，让老年人选出相应的物品，能在适当的时间内正确完成为正常，反之为异常。物品的分类检查是将多种物品混放在一起，让老年人根据物品的形态、材料、颜色、用途等进行分类。评估者可以任意提出以上分类的要求，老年人能在适当的时间内正确完成为正常，反之为异常。

③颜色失认　给老年人一张绘有苹果、橘子、香蕉的无色图形，让老年人用彩色笔在每张图上描上相应的颜色，不正确者为阳性。

6. 失用症评估

失用症是指在运动、感觉、反射均无异常的情况下，老年人不能完成某些以前通过学习而会用的动作。常见的失用症类型及其评价如下。

（1）结构性失用。老年人无视力、肢体运动障碍，但构筑、装配和画图等能力的减低或丧失。可以通过用笔画空心“十”字试验和用火柴棒拼图试验两种方法来进行检查评价。用笔画空心“十”字试验是给老年人纸和笔，让其照着画一个空心“十”字图形，如果不成空心、边缘歪扭、形状怪异则为阳性。用火柴棒拼图试验是由评估者用火柴棒拼成各种圆形，让老年人照样复制，不能完成者为阳性。

（2）运用失用。检查以下4个方面的动作。①面颊：吹火柴；②上肢：刷牙、钉钉子；③下肢：踢球；④全身：做拳击姿势，正步走。评定标准为正常、阳性和严重损伤。正常：即使没有实物也可以根据描述和指令完成动作。阳性：只有在给一实物的情况下才能完成大多数动作。严重损伤：即使给一实物也不能完成指定的动作。

（3）穿衣失用。老年人无肢体障碍，但由于对衣服部位辨认不清，自己不能穿上衣服。评估时让老年人给自己穿衣、系扣、系鞋带，如对衣服的正、反、左、右不分，手穿不进袖子，系扣、系鞋带困难，为阳性，不能在合理时间内完成上述指令者亦为阳性。

（4）意念性失用。意念中枢受损时，不能将任务概念化和不能自动或按要求进行有目的的运动，称为意念性失用。可完成单个简单的动作，但是不能完成一系列组合动作，特别是对复杂精细的动作失去应该有的正确观念，致使各种动作的逻辑混乱。如老年人做挤牙膏刷牙动作时可表现为直接用牙刷刷牙而不挤牙膏等。可通过活动逻辑试验对意念性失用进行评定，如果动作的顺序错乱则为阳性。

（5）意念运动性失用。意念中枢与运动中枢之间的联系受损时，运动的意念不能传达到运动中枢，因此老年人既不能执行运动的口头指令，也不能模仿他人的动作，即知道要做什么但不知道如何做。但由于运动中枢对过去学会的运动仍有记忆，有时能无意识地、自动地进行常规的运动，但有意识的运动则不能。如给他牙刷时他能自动去刷牙，但告诉他去刷牙时，他却又不能去刷牙。评定时可以让老年人按口头命令动作，让老年人执行检查者的口头动作指令，不能执行者为阳性。

（二）神经心理评估的流程

1. 评估前的准备

交谈中，如需要不断重复问题，老年人反应迟钝，则先排除听力障碍的影响，而后再考虑老年人可能存在注意力障碍等；此外，如需要反复依靠照顾者的帮助回答问题，提示老年人可能存在记忆力障碍。回避老年人，与照顾者单独交谈的情况把握：只有当老年人出现明显的不安和易激惹，或照顾者明显不情愿当着老年人的面描述老年人相关情况时，才可以考虑单独和照顾者进行交谈，通常可选择在老年人进行神经心理评估的过程中与照顾者交谈。如果老年人无法完成神经心理评估，在保证老年人情绪稳定和安全（有人照顾）的前提下，可以与照顾者交谈了解病情。根据初步临床印象和老年人的表现，预估老年人对神经心理测评的耐受力，选择难易程度合适、顺序合理的一组（套）神经心理量表，评估时间最长不超过3小时，评估量表的顺序以最重要的放在最前面，次要的放在后面为宜。

2. 正式开始评估

（1）听力和视力的筛查。在正式开始神经心理评估之前，需要对老年人进行听力和视力的初步筛查，避免老年人因为听力和视力的障碍而引起评估的“假阳性”。由于受试者为认知症老年人，需要常规准备老花镜和助听器以帮助完成神经心理评估。以正常音量和语速询问后老年人无法对答，评估者可适当提高音量，如音量提高后老年人反应改善，提示存在听力障碍可能；但如果提高音量、减慢语速后老年人仍然无法理解评估者的意图，需要考虑老年人存在失语、注意力缺陷可能；对于主诉视力有问题的老年人，可以用视力检查表初筛视力（视敏度），通常视敏度低于 20/50 提示完成神经心理评估存在困难。检查过程中，老年人如无法固定注视评估者指示的图标，眼光反复跳跃，通常提示注意力障碍；无法识别一侧（左或右侧）图标而能识别对侧，提示单侧忽略。

（2）评估环境。开展神经心理评估的房间需要安静，物品不要过多，避免老年人坐在朝向窗户的方向，室内温度要舒适，检测用具（如卡片、铅笔等）先放在老年人视野之外，老年人的座椅要相对舒适，可有一名照顾者陪伴坐在老年人旁边。

（3）评估前指导语。自评神经心理量表：强调如实填写，填写时有任何问题可随时咨询评估者。他评神经心理量表：在正式评估前，检查者需要用清楚的声音朗读一段检查前指导用语，如“王阿姨，为了进一步了解您的病情，现在为您进行认知功能评定，需要问您一些问题，请您回答。这些问题有的很容易，您很快便可回答，有的可能需要想一想才能回答，您想好了便可以回答。我说明白了吗?”

3. 评估过程中的注意事项和要点

（1）评估准备。预先了解老年人病史（尤其是年龄和文化程度），提供合适环境，注意老年人听力和视力。注意方言问题：评估者需要能熟练掌握当地的方言，避免交流障碍引起的假阳性。

（2）评估时间。老年人一次性坐位接受评估的耐受时间为 45~60 分钟，如果要完成 2~3 小时的神经心理评估，中间必须有 10~20 分钟的休息时间。一次性接受神经心理评估的总时间上限为 3 小时，超过 3 小时，量表的可信度、老年人的依从性均大打折扣。

（3）良好评估的标准。完成所有评估项目；收集信息全面可靠；与老年人及其照顾者的交流和谐通畅；生成评估方案。

（4）评估结果的解释和保存评估者应向认知症老年人及其照顾者作出解释交代。评估结果原件应作为医疗文档保存。

三、认知症康复护理原则及目标

以控制病情进展、延缓老年人生存期、提高老年人生存质量为康复原则和目标。最大限度地帮助老年人尽快康复或减轻残疾的影响，使之回归家庭和重返社会。早期干预可延缓老年人认知功能的衰退和行为问题的发展，使老年人在较长时期内维持基本的认知功能；后期干预虽有可能延缓老年人认知能力衰退的进程，却无法逆转已经发生的损害。早期进行认知训练，如记忆力、注意力、计算力、思维能力和日常生活能力、社会适应能力训练等。鼓励轻度、中度失智老年人通过多动手、多动脑，多进行力所能及的家务劳动，多参加社会活动，达到延缓病情进展、延长寿命、减少并发症、提高生活质量、维护生命尊严的目的。

四、认知症常见护理诊断/问题

1. **生活自理缺陷** 与认知功能障碍影响日常生活活动能力有关。

2. **思维过程紊乱** 与中枢神经受损致认知功能障碍有关。

3. **意识障碍** 与脑损伤有关。

五、认知症康复护理措施

（一）康复训练

1. 记忆力训练

（1）视觉记忆。根据老年人记忆障碍的类型进行针对性训练。如老年人对于人物记忆有障碍，应选择人物类照片进行训练；如果老年人对于日常用品有记忆障碍，应选择该类图片作为训练工具。或者根据老年人记忆障碍的严重程度进行训练，如记忆力受损不严重，应选择风景类、动物类图片；记忆力受损比较严重，应选择日常用品的图片训练；记忆力受损非常严重，可降低难度，训练亲人图像记忆功能，选取一些亲人的照片，训练老年人对亲人相貌的记忆能力。每天的图片选择要难易结合，既要保证训练效果，又要增强老年人治疗的信心和积极性。此外，每天让老年人说出自己的名字、年龄、照顾者姓名、家庭住址、电话号码等，反复训练老年人记忆居住的环境、物品放置、周围的人和事物。督促老年人制定生活作息时间表，让其主动关心日期、时间的变化。

（2）地图作业。在老年人面前放一张大的、有街道和建筑物而无文字标注的城市地图，先由照顾者用手指从某处出发，沿其中街道走到某一点停住，让老年人将手指放在照顾者手指停住处，从该处回到出发点，反复 10 次。连续两日无错误，再增加难度，如设置更长的路程、绕弯更多等。

（3）彩色积木排列。借助 6 块 2. 5cm×2. 5cm×2. 5cm 的不同颜色的积木和一块秒表，以每 3 秒一块的速度向老年人展示木块，展示完毕，让老年人按所展示的次序展示积木块，正确记“+”，不正确记“-”，反复 10 次。连续两日均 10 次完全正确时，加大难度进行（增加木块数量或缩短展示时间等）。

（4）怀旧疗法。随着近期记忆衰退，语言、思维、运算、理解和判断能力也会减退，老年人会渐渐减少沟通交流，与现实脱节。怀旧疗法利用老年人所拥有的记忆作媒介，回顾过去的事件、情感及想法，鼓励老年人与人沟通，具有促进积极情绪和增强社会联系的功能。可借助老照片、日记等展开不同形式的活动，如个别叙事、小组分享、观看展览和话剧等。

2. 注意力训练

（1）平衡功能训练仪。通过平衡功能训练仪的监视屏向老年人展示身体重心变化，利用视觉和听觉反馈信息实现对身体重心的控制，老年人通过前后左右方向上的重心摆动及主动调整进行注意力训练。该训练中包含了注意五大基本特征的训练：注意广度、注意维持和警觉、注意选择、注意转移、注意分配。

（2）时间感训练。给老年人一块秒表，让老年人按照顾者口令启动并于 10 秒内由老年人自动停止它。然后将时间由 10 秒逐步延长至 1 分钟，当误差小于 1~2 秒时改为不让老年人看表，启动后让老年人心算到 10 秒时停止，然后将时间延长，到 2 分钟时停止。每 10 秒误差应不超过 1.5 秒，即 30 秒时允许范围为 30 秒± （3×1.5）秒。当误差在允许范围内再改为一边与老年人交谈，一边让老年人进行上述训练，让老年人尽量控制自己，不受交谈影响而分散注意力。

3. 定向力训练

老年人一般都有脱离环境接触的倾向，而且由于病理原因致使部分大脑停止活动。因此，应该经常予以刺激，反复进行环境的定向练习。与老年人接触时反复讲解基本的生活知识，而且每次接触老年人时技巧性地请其回答曾经讲过的内容，及时表扬。定向力训练包括对时间的定向、对人物的定向、对地点的定向 3 个方面，具体如下。

（1）时间定向。利用小黑板、图片和醒目的标识等在日常生活护理时反复向老年人讲述日期、时间、上下午、地点、天气等，使认知障碍老年人逐渐形成时间概念。

（2）人物定向。在日常生活护理时反复向老年人讲述亲人及照顾者的姓名、特征等，并要求老年人能够记忆。

（3）地点定向。在老年人的房间内及常用活动场所设置易懂、醒目的标志，设置老年人熟悉的物品，如私人日用品、家庭照片等，反复训练，使其认识病房、卫生间、小区活动点、超市等的位置、特点及标识。

4. 解决问题能力的训练

解决问题的能力涉及推理、分析、综合、比较、抽象、概括等多种认知过程。可通过物品分类进行简易的训练，如给老年人一张列有 30 项物品名称的清单，要求老年人按照物品的类别如家具、食物、衣服等分类。如果老年人有困难，可给予适当帮助。训练成功后，可增加分类的难度，如将食物细分为植物、动物、奶类、豆制品等。

5. 失认症训练

（1）触觉失认。训练方法包括刺激增强-衰减法和暗箱法。

①刺激增强-衰减法　让老年人看着物体，先用健手触摸，再用双手触摸，最后用患手触摸。反复多次后，闭目进行。

②暗箱法　可将多种物体放入一个暗箱中，让老年人按指令找出正确的物体，或让老年人看图片在暗箱中找出相应的物体。

（2）听觉失认。根据检查出的障碍类型，针对性训练。可在放录音的同时展示相应内容的字卡或图片，例如听狗叫时看狗的图片或字卡等。

（3）视觉失认。包括颜色失认、物品失认、形状失认、面容失认和视空间失认。

①颜色失认　提供各种色板让老年人配对，或提供各种物体的轮廓图，让老年人填上正确的颜色。

②物品失认　可将多种物品放在一起，其中有相同的物品，照护人员先拿出一个，让老年人拿出相应的另一个，同时告诉老年人该物品的名称、作用等。

③形状失认　可用各种图形的拼板拼出图案，让老年人模仿复制，或要求老年人按图纸拼出图案。

④面容失认　照护人员可拿知名人物或熟悉人物（如家人、挚友等）的照片让老年人辨认，或让其将照片和写好的名字配对。

⑤视空间失认　包括二维法和三维法。二维法：让老年人在地图上找出本省、本

市位置，从本市的地图中查找曾经去过或熟悉的地方的位置或路线。或让老年人在地图上用手指指出从某处出发到某处的路线，再令其手指停放于终止处，原路找回出发点。三维法：让老年人从重叠图中找出是何种物品重叠在一起，或让其从白纸上拿出白毛巾；穿衣服时找出袖子、衣领、扣子、扣眼等；在一堆衣服中辨别出哪件是长袖的，哪件是短袖的等。

（4）一侧空间失认（单侧忽略）。如果老年人存在单侧忽略现象，照护人员在日常生活中应给予及时的提醒。①对忽略侧经常提供触摸、拍打、挤压或冰刺激等感觉刺激。②将老年人急需的物品故意放在其忽略侧，让老年人用另一只手越过中线去取它，反复进行训练。③在忽略侧内用移动的颜色鲜艳的物体或手电筒光提醒老年人对该侧的注意。④阅读时为避免读漏，可在忽略侧的极端放置颜色鲜艳的规尺，或让老年人用手摸着书的边缘，从边缘处开始阅读。⑤各项训练及活动尽可能在其忽略侧进行，使老年人更多地向患侧转头或转动眼睛，增强对忽略侧的注意力。

（5）身体失认。包括以下几种训练方法：①刺激老年人身体的某一部位（例如轻轻拍打瘫痪的手），让其说出其名称；②说出老年人身体名称时让其指出其部位；③让老年人先指出照护人员身体的某一部位，然后指出其自身相应的部位；④描绘身体各部分的位置，画人的轮廓，组装小型的人体模型，拼配人体和面部的拼板玩具等。

6. 失用症训练

（1）意念性失用。这类老年人在训练时，照护人员应该遵循从易到难、从简单到复杂的原则。照护人员可选择一些在日常生活中常见的，由一系列分解动作组成的完整动作来进行训练，如泡茶后喝茶、洗菜后切菜等。由于次序常混乱，照护人员除将分解动作分开训练以外，还要对一个步骤后的下一个步骤给予提醒。

（2）运动性失用。训练这类老年人时，照护人员的口令应尽可能简短明确、清晰缓慢。照护人员可边说边结合动作让老年人模仿，如老年人不能模仿，把实物放在其面前或手中。可先从面部动作开始，如轻咳、用鼻子吸气、闭眼、皱眉、吹蜡烛、鼓腮、伸舌、微笑等，肢体动作可包括招手再见、握手、敬礼、点头、摇头、刷牙等。对这类老年人进行训练时，照护人员要给予大量暗示，提醒或手把手教老年人做。症状改善后可减少暗示和提醒，并加入复杂的动作。

（3）结构性失用。照护人员可先给老年人示范画图或拼搭积木，让老年人复制，遵循从易到难、从平面到立体的原则，起初给予较多的提醒和暗示，待有进步后再逐步减少提醒和暗示的数量，并增加作业的难度。

（4）穿衣失用。照护人员最好在上衣、裤子等衣服的左右做上明显的记号，在领口、袖口处贴上颜色鲜艳的标签以便老年人易于找到。老年人穿衣时，照护人员可在旁暗示、提醒，甚至一步步地用言语指示，同时用手教老年人进行，症状有改善后再逐渐减少帮助，直到能自己独立穿衣为止。

（5）步行失用。照护人员可给老年人预备一根“L”形的拐杖。当老年人不能迈步时，将拐杖的水平部横在足前，形成障碍诱发迈步。开始行走后，可喊口令配合行走，鼓励老年人摆动手臂以帮助行走。

7. 进食训练

（1）食物分辨。教会老年人识别蔬菜、水果，并练习将食物按照种类或者颜色进行分类。

（2）餐具选择。首先，应根据老年人情况选择合适的餐具。针对认知障碍的失能老年人，餐具应颜色鲜艳，通过强烈的颜色设计促进老年人进食。碗底最好有倾斜，食物能自动聚集到碗的同一侧，方便老年人舀取。碗壁设计要与碗底垂直，防止使用者直接将食物拨出盘子外面。勺子选择粗把手、有弧度的，方便握持和盛饭。水杯杯底应有高低差，配有杯盖，以保证吸管自然稳定在杯中，让认知障碍老年人不会因吸管滑动而影响喝水的意愿。汤匙的设计和碗的弧度互相吻合，减少舀取食物的难度，也让老年人更容易握住。餐具底座最好有防滑垫，增加稳固性。

（3）训练方法。训练进食时，可分为喂食—自喂加协喂—自行进食三个步骤。在此过程中，把每一步的具体动作加以分解进行训练。先训练握勺动作，再训练将小勺送到嘴边，最后训练向嘴里填送食物。当用勺进食的几个步骤熟练后，再进行系统的练习，即握勺—到碗中盛饭—把装有饭的小勺送到口边—再送到口中。

（二）护理措施

1. 生活护理

（1）穿衣指导。衣服简单宽松，避免纽扣过多，最好用拉链代替纽扣；用松紧裤带代替皮带；袜子成双放在一起，不易穿混；少佩戴装饰品；鞋子大小合适，不选择系鞋带的款式。

（2）个人卫生指导。照顾认知症老年人洗脸时，从后面或旁边进行帮助，因为面对面为老年人洗脸，常使老年人感到很勉强而拒绝或不合作；如老年人不肯刷牙或不会刷牙，可用棉棒蘸盐水擦洗、达到清洁的效果。有义齿的老年人要检查义齿和牙槽是否吻合，餐后要清洁义齿。

（3）饮食指导。认知症老年人的护理要注意合理调制饮食。均衡摄取膳食纤维、蛋白质、维生素和矿物质。常吃富含胆碱的食物，如豆类及其制品、蛋类、花生、核桃、鱼、瘦肉等；富含B族维生素的食物，如贝类、海带等。饮食需注意低盐、低动物性脂肪、低糖，降低血脂，减少动脉硬化，降低血管性认知症的发生率。一次提供太多种类的食物，老年人会不知所措。不使用锐利的刀叉进食，不吃黏性的食物，固体和液体的食物分开给。吃饭时老年人会弄脏衣服，应避免责备。喂食卧床老年人时应将其扶起，避免呛噎。

（4）睡眠指导。让老年人保持规律的生活，白天多活动，消耗体力，晚上保持良好的睡眠；老年人的房间应保持温暖，床铺干净舒适、经常换洗晾晒；老年人夜间起床次数多时，应在走道安装小夜灯，防止老年人害怕黑暗。

2. 安全护理

认知症是老年人跌倒的独立危险因素。认知症老年患者由于平均年龄大、体弱、关节不灵活、骨质疏松、肌力下降、定向力不全等多种原因，导致各种生理功能衰退，生活自理能力差，容易发生跌倒。随着认知功能的下降，老年人的定向力逐渐减退，走失成为危及认知症老年患者健康的另一个安全问题。预防认知症老年患者走失的措施包括：对走失的风险进行准确评估、避免老年人独处、使用特殊颜色或具有身份识别功能的腕带及带GPS追踪功能的鞋或衣服等。另外，可对居家环境进行改造，预防老年人走失，如利用装饰物来隐藏门或门把手、安装密码锁、妥善保管钥匙、家里安装监控系统等。还要防止认知症老年患者烫伤、自杀、自伤、伤人、毁物等意外发生。

3. 用药护理

老年人服药时要有人在旁，帮助老年人将药全部服下，以免遗忘或错服；伴有抑郁症、幻觉或自杀倾向的认知症老年患者，照顾者一定要将药品管理好，放到老年人拿不到或找不到的地方；遇到老年人不愿服药时，应耐心说服，药吃下后，让老年人张开嘴看是否咽下，可将药碾碎放在饭中；卧床老年人应在药师指导下判断是否可将药物碾碎后溶于水中服用。

4. 心理护理

督促老年人自己料理好生活、积极参加社会活动。开展社会心理治疗，与老年人及其家属建立良好的合作关系。应对老年人的临床诊断、认知症严重程度、精神行为症状、躯体健康状况及药物治疗情况进行详细的评价。通过社会心理治疗尽可能维持认知症老年患者的认知功能和社会生活功能，同时保证安全和舒适。

5. 家庭积极参与

随着年龄增长，老年人的心理逐渐发生变化，出现抑郁、孤独、焦虑等情绪，可增加认知障碍发生风险。为了帮助认知症老年患者康复，首先，子女要挤出时间常陪伴老年人或带老年人出去游玩，对于失能老年人，子女更要挤出时间陪伴。可以通过抚摩增加与老年人亲密度。特别是丧偶老年人，更加需要陪伴交流，陪伴和交流有助于活跃大脑神经细胞，有效减缓和预防大脑退化。其次，给老年人提供适宜的居住环境，老年人适宜居住在易于锻炼、易于接触人群、阳光充足、室内光线明亮和空气优良的地方。另外，照护人员要与患者家庭保持密切联系，并且要教会家属基本的护理原则，包括：回答老年人的问题时，语言要简明扼要，以免使老年人迷惑；老年人生气和发怒时不必与之产生争执；如果老年人吵闹应冷静坚定地予以劝阻；不要经常变换对待老年人的方式；功能明显减退或出现新症状时应及时找医生诊治；尽可能提供有利于老年人定向和记忆的提示或线索，如日历，使用物品标注名称，卫生间、卧室给予适当的图示。此外，家属或照护人员也可向医生学习一些处理行为问题的心理学方法和技巧。

6. 照护人员支持

与其他障碍相比，认知症老年患者出现认知症时，照护人员的压力更大、负担更重、抑郁倾向更高，因此，需加强对照护人员的管理和支持。制定有效的应对策略，建立相应的医疗保障系统和社会支持网络，赋能照护人员，使照护人员了解更多的认知症相关知识，为照护人员提供更多的照护技能学习机会，帮助照护人员正确面对负面情绪，可有助于减轻照护人员负担，提高认知症老年人的照顾质量。

六、健康指导

积极乐观的生活态度和生活方式是认知症防治的基础，可以让头脑得到活动的机会。老年人应保持大脑的灵活性，保持积极乐观的心态，增强与人交往的能力，树立应对老化的信心，从而提高老年生活质量。老年人可以积极参加社会活动、购物，多与亲朋邻里交流；多读书写字，主动做一些计算，如超市买东西回来后可计算账单；听广播、看报纸，每日也可安排一定时间看电视。照护人员应鼓励老年人不吸烟、不酗酒、多听音乐、多锻炼。老年人可以根据自己的健康状况和体质条件，选择不同的体育项目，保证充足的锻炼，特别是带有音乐的广场舞，可以对身心进行全面良性刺激。另外，老年人可培养自己的业余爱好，多进行桥牌、围棋、摄影、旅游、烹饪、养宠物、义工等活动。养宠物可以通过与宠物进行多种形式交流，预防认知症的发生和进展；而旅游可以通过各种景点新奇环境刺激，减缓大脑退化速度；烹饪或从事园艺活动，需要涉及更多的思考和策划，可有效减缓和预防大脑退化。

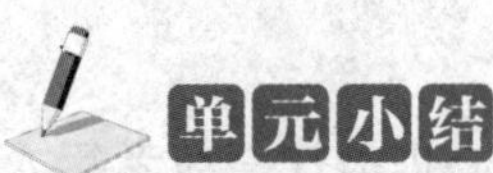

认知症是一种或者多种认知功能衰退、进而影响患者的日常生活和工作的症状。目前全球至少有5500万人患有认知症。而在这其中，60%以上的认知症人士都是阿尔茨海默病患者。如何满足千万认知症老年人不断增长的照护服务需求，成为国家、社会和家庭亟待解决的问题。我们应致力于推动全社会对认知症患者及其家庭的理解与支持，创建认知症患者友好生活环境，鼓励认知症患者及家属“从容面对、不再回避”。

单元2 异常精神行为

一、常见的精神病性症状

（一）幻觉

据研究报道，有30%的认知症老年患者在其病程中发生过幻觉，可有视、听、嗅、触、味幻觉，其中以听幻觉和视幻觉多见，占10%；嗅、触、味幻觉较少见。

认知症老年患者视幻觉通常是看到一些较美好的景象，如小溪流水、牛羊吃草等，有些老年人会看到一些恐怖画面而感到惊慌失措和惊叫。听幻觉多半是隐隐约约的声音，如听到有人在说自己的坏话或叫自己出去，老年人会朝某个方向跑去。

（二）妄想

妄想是一种认知症老年患者个人独有的、与自己有切身关系且与事实不符的病理信念。其最突出的特征是“坚信”，对自己所看到的或听到的始终坚信不疑。认知症老年患者常见的妄想有被窃妄想、嫉妒妄想、被害妄想。

1. 被窃妄想

被窃妄想是指认知症老年患者认为自己所收藏的东西被人偷窃了。被窃妄想在认知症老年患者中有较高发生率，达56.6%。最常怀疑被偷的东西是钱财及其相关证件如存折、房产证等。怀疑的对象包括家人、照护人员，大多数会怀疑其主要照护人员偷其东西，且会随着照护人员的更换而改变怀疑对象。认知症老年患者由于记忆力差，放了的东西随手就忘，导致老是乱放、乱藏、乱找东西。

2. 嫉妒妄想

怀疑配偶对自己不忠，坚信有出轨的迹象。因认知症老年患者记忆力差，在配偶外出或找不到配偶时怀疑配偶有外遇。因此他们常对配偶寸步不离，对配偶有很强的依赖性，甚至有时会出现限制配偶外出，困扰配偶。

3. 被害妄想

怀疑有人要加害于自己，如认为有人在饭菜里下毒而拒绝吃饭。被害妄想常合并其他精神行为症状，如幻觉、激越/攻击行为等。如看到有人拿刀向自己走来，认为其要杀人灭口，此时认知症老年患者会慌忙逃跑或拿东西反抗，造成一些意外的发生。

（三）身份识别障碍

1. 不认识亲人、朋友、配偶

不记得亲人、以前好朋友的名字；有些认知症老年患者会把自己丈夫认成是自己儿子，或将妻子当成自己女儿。

2. 认错人

错认陌生人为自己认识的人，如因为陌生人的穿着打扮和自己认识的人一样而错把陌生人当成是自己认识的人。

3. 不认识自己

把镜子中的自己当成是他人，有些认知症老年患者照镜子时不认得镜子中的自己而和镜子中的人说话。

二、情感症状

1. 抑郁症

常表现为有时不说话，终日担心自己和家人将遭遇不幸，搓手顿足，萎靡不振，严重者悲观失望，焦虑万分，有自残、自杀企图。

2. 情感高涨

表现为得意洋洋，欢心喜悦，说话时声音高昂，喜笑颜开，有时候夜间也表现出激动欢喜，或唱歌或跳舞，手舞足蹈，影响家人及照护人员休息，加重照护人员的负担。

三、激越/攻击行为症状

1. 激越/攻击行为

是认知症老年患者较常出现的行为问题，可归纳为身体攻击行为、身体非攻击行为和语言激越行为 3 个症状群。

（1）身体攻击行为。在身体攻击行为中，骂人和打人较为常见。骂人有时是因为认知症老年患者被其他老年人或某些护理活动激惹所致，有时是毫无原因骂人。而打人等身体攻击行为最常发生在生活护理时，如洗澡和更衣过程中，由于老年人不配合，拒绝未遂而发生身体攻击行为。

（2）身体非攻击行为（不适当行为）。认知症老年患者最常见的行为是身体非攻击行为，如不恰当地处理物品、在屋里来回走动、不恰当地穿脱衣服以及乱进别人房间，翻看别人抽屉；将糖纸、剩饭、餐具、树叶等藏在枕头下或塞在口袋里；将很多件衣服套在一起，将裤子套在头上等都是认知症老年患者的身体非攻击行为的表现。还有随地大小便；将大便抹在墙上等。

（3）语言激越行为。最常见的是重复说话或问问题，如反复问同一问题，自言自语，反复说无意义的话等。

2. 睡眠紊乱

认知症老年患者睡眠紊乱表现为白天头脑清醒，情绪安静或嗜睡，下午到晚上不睡觉，精神混乱，半夜吵闹，激动不安，认知症病情也呈现出“晨轻暮重”的情况，也有专家把认知症老年患者出现的这种行为称为“黄昏综合征”。

3. 刻板行为

这种行为主要出现在认知症中期，表现为重复做一些毫无意义的行为，如反复地把东西搬过来搬过去，一直重复地翻箱倒柜找东西等，增加了照顾负担，使家人及照护人员疲倦不堪。

4. 进食行为

包括进食过多和拒绝进食。其中最常见为进食过多，由于认知症老年患者记忆力的减退，刚刚吃了东西又忘了，看到家人吃饭又吵着闹着要吃饭，导致认知症老年患者不停重复吃东西，家人常抱怨老年人有吃不饱的感觉。拒绝进食则由于认知症老年患者常合并幻觉或妄想症状，怀疑饭菜有毒而拒绝吃东西。

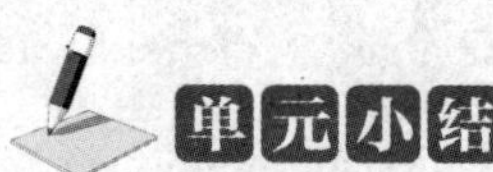

认知症老年人在疾病发展的一段时间内，或多或少会出现一些精神行为症状，包括精神病性症状、情感症状和激越/攻击行为症状等，这些症状不仅导致患者的不适和日常生活功能的进一步丧失，而且增加了家庭的负担和家庭成员的精神压力。如何及时正确的识别症状，以为后期的康复作准备显得尤为重要。

思政课堂

思维导图

课程十三 认知功能促进的方法

扫码查看课程资源

单元 1 音乐疗法

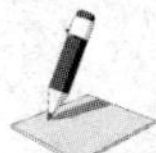
案例导入

患者，男，88 岁，退休教师。患有高血压，服用降压药，血压控制良好。患者喜欢参加活动，入住养老机构前经常与老伴参加社区举办的各类活动，如跳广场舞、唱红歌等。近来经常忘记刚发生的事情，心情易低落，理解力变差，经医生诊断，患者患有阿尔茨海默病。假如你是照护人员，这时应该如何做？

教学目标

知识目标：

1. 熟悉音乐疗法操作中流程和注意事项。
2. 了解音乐疗法的目的和意义。

能力目标：

1. 能够引导老年人参与活动。
2. 能够运用音乐疗法照护失智老年人。

素质目标：

1. 具备尊老、爱老品质，能够移情，以老年人为中心。
2. 具备良好的服务礼仪、沟通能力及服务意识。
3. 对老年人进行个性化照护，时刻保持风险意识。

一、概述

（一）概念

1. 音乐疗法

即音乐治疗，它是通过音乐进行的心理治疗，具有以音乐促进身心健康和培养人格的功能。布鲁夏的《定义音乐治疗》（1989）一书给出音乐治疗的定义：音乐治疗是一个系统的干预过程，在这个过程中，治疗师运用各种形式的音乐体验，以及在治疗过程中发展起来的作为治疗动力的治疗关系，来帮助治疗对象达到健康的目的。音乐疗法包括聆听、演奏、歌唱、音乐和歌词创作、即兴演奏、舞蹈及美术的结合，以及音乐投射和音乐联想。目前在诸多国家，音乐疗法被广泛应用在学校、诊所、社区、养老机构、幼儿园、心理治疗室等，用于精神减压、情绪调试、生物反馈、疼痛控制等。

2. 聆听法

音乐治疗或感受式音乐治疗，是通过聆听特定的音乐调整心身的方法。包含音乐聆听、音乐冥想、聆听讨论、音乐与情绪同步等具体方法。

3. 音乐书法

伴随音乐引起的情感感受写书法，既可以设定一定的主题，提出一定的要求；也可以不进行限定。不进行限定的音乐书法可被称为音乐即兴书法。

4. 功能性音乐

针对治疗目标具有疗愈功能的音乐作品，简称功能音乐。

（二）音乐疗法的作用

音乐是怡养心神、祛病延年的良药，当人处于优美悦耳的音乐环境中可以改善神经系统、心血管系统、内分泌系统和消化系统的功能，促进人体分泌有利于身体健康的活性物质，可以调节体内血管的流量和神经传导，提高大脑皮层兴奋，改善情绪、激发感情、振奋人心，消除紧张、焦虑、忧郁、恐惧等不良心理状态。

（三）音乐疗法分类

音乐疗法分为被动音乐疗法和主动音乐疗法。

1. 被动音乐疗法

（1）音乐类型。舒缓、优雅为主。

（2）时间段。用餐、护理等情境下。

（3）作用。让老年人心情放松，有效缓解用餐、洗澡、入睡等护理时的抵抗情绪。

2. 主动音乐疗法

（1）音乐类型。老年人喜欢的，容易接受的，如怀旧的老歌、戏曲、童谣、老年人熟悉能够引起回忆和兴趣的类型。

（2）形式多样。唱歌、跳舞、朗诵、做操、做运动、弹奏乐器，既可以单人，也可以多人一起合唱，还可以比赛等。

（3）作用。引起老年人回忆和兴趣，使得老年人愉悦。

二、音乐疗法常用方法

（一）工作流程

评估治疗对象问题所在—制订治疗目标—选择与治疗对象的生理、智力、音乐能力相适应的功能音乐—实施聆听音乐治疗法—进行效果评估。

（二）操作过程

步骤1：进行系统评估。了解治疗对象近期心身情况，找出问题所在。

步骤2：制订长期和短期的治疗目标。

步骤3：根据治疗目标制订与老年人的生理、智力、音乐能力相适应的音乐治疗活动计划。根据治疗对象的情况，遵循同步原则选择适合的功能音乐，开展音乐聆听、放松体验、音乐冥想等音乐治疗活动。一般以每天开展活动不超过2次，每次活动开展40分钟左右为宜。

步骤4：实施音乐治疗活动并评价老年人的反应。

（1）沟通与交流。与治疗对象说明治疗活动的目的、内容、方式、预期效果等。

（2）聆听、放松体验与指导语引导实施环节。播放准备好的音乐，逐渐引导老年人的注意力放在音乐的聆听上。每一句指导语说完至少要停顿3~5秒，让老年人有充分的时间来理解指导语所表达的引导意义。

（3）放松体验的唤醒环节。要将老年人的注意力引导到现实环境的其他声音上。

（4）音乐讨论环节。针对治疗对象音乐聆听、放松体验的内容进行深入讨论。讨论能够深化音乐放松的感受，也能够帮助治疗师发现在技术实施过程中存在的问题。一般讨论的内容及方向包括音乐感受、躯体感受、情绪感受三个部分。

（三）注意事项

（1）在治疗过程中，真正使老年人产生积极治疗性的改变，要尽可能地为老年人提供最好、最有利的治疗条件。照护人员无权强迫老年人接受治疗服务。

（2）助眠功能音乐均具有节奏单一、旋律平淡、乐句重复等共同的特性。

（3）音乐治疗活动开展的时间要随时根据老年人的实际情况进行调整，每次开展的活动内容并不要求上述所有的步骤都实施。

（4）音乐聆听与放松体验要选择比较安静的环境，室内温度不要过冷或过热，老年人不要处于过饱或者饥饿状态。在实施过程中，音乐的音量要适合，不要过大或者过小。同时，尽量不要触摸老年人身体的任何部位，否则很容易产生不安全感，尤其是在个人活动开展过程中。

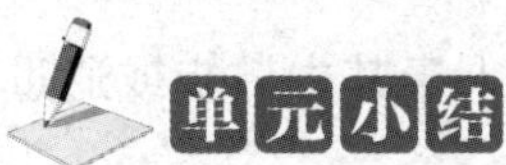

音乐治疗是新兴的边缘学科。它以心理治疗的理论和方法为基础，运用音乐特有的生理、心理效应，使求治者在音乐治疗师的共同参与下，通过各种专门设计的音乐行为，经历音乐体验，达到消除心理障碍，恢复或增进心身健康的目的。照护人员可以应用音乐疗法帮助老年人改变不良心态，从而促进老年人的身心健康。

单元 2 园艺疗法

案例导入

患者，女，80岁，因记忆力减退、总是忘记近期事情入住养老机构，来到养老机构已有两个多月的时间，但是患者还是有些不习惯，总是想着回家。一次社工活动带领老年人进行室内栽植盆景，患者十分喜欢，总是询问工作人员下一期的园艺活动的时间。假如你是照护人员这时应该如何做，怎样使老年人有参与园艺活动的乐趣和收获的成就感？

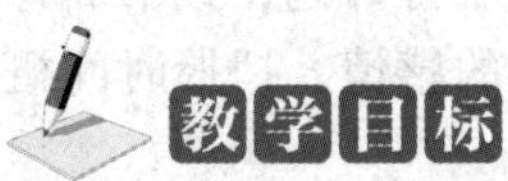

知识目标：

1. 熟悉园艺疗法操作中流程和注意事项。

2. 了解园艺疗法的目的和意义。

能力目标：

1. 能够引导老年人参与活动。

2. 运用园艺疗法照护失智老年人。

素质目标：

1. 具备尊老、爱老品质，能够移情，以老年人为中心。

2. 具备良好的服务礼仪、沟通能力及服务意识。

3. 对老年人进行个性化照护，时刻保持风险意识。

一、概述

（一）园艺疗法的概念

园艺疗法是指与各种植物相关的一系列治疗康复活动，在植物观赏、栽培、管理、收获以及园艺操作中，通过色彩、香味、质感、水声等刺激感官，感受美好的自然环境，释放压力、舒缓情绪、建立信心、锻炼肌体、体会参与活动乐趣和成就感，达到身心辅助治疗的目的。

（二）园艺疗法的作用

1. 精神方面

（1）消除不安心理与急躁情绪。在居室周围种植草木，老年人于其中散步或通过门窗眺望，可使老年人心态安静。

（2）增加活力。投身于园艺活动中，使老年人忘却烦恼，产生疲劳感，加快入睡速度，起床后精神更加充沛。

（3）张扬气氛。一般来讲，红花使人产生激动感，黄花使人产生明快感，蓝花、白花使人产生宁静感。鉴赏花木，可刺激、调节、松弛大脑。

（4）培养创作激情。盆栽花木、花坛制作以及庭园花卉种植等各种园艺活动，是把具有自然美的植物材料按照自己的想象进行布置处理，使其成为艺术品。这种活动可以激发创作激情。

（5）抑制冲动。在自然环境中进行整地、挖坑、搬运花木、种植培土以及浇水施肥，在消耗体力的同时，还可抑制冲动，久而久之有利于形成良好的性格。

（6）培养忍耐力与注意力。园艺的对象是有生命的花木，在进行园艺活动时要求慎重并有持续性。例如，修剪花木时应有选择地剪除，播种时则应根据种粒的大小覆盖不同深度的土壤，这些都需要慎重与注意力。若在栽植花木的中途去干其他事情，等想起重来栽植时，花木可能已枯萎。因此，长期进行园艺活动的结果，无疑会培养忍耐力与注意力。

（7）增强行动的计划性。何时播种、何时移植、何时修剪、何时施肥根据植物种类不同，操作内容不同，则时间与季节亦不同。园艺活动，必先制订计划，或书面计划或脑中谋划，因人而异。此项工作或爱好可以增强自己与植物的感情，把握时间概念（早、晚、季节的变化等）。

（8）增强责任感。采取责任到人的方法，老年人必须清楚哪些是自己管理的盆花、花坛等。因为花木为有生命之物，如果管理不当或疏忽，会导致枯萎。这可使老年人认识到哪些是自己不得不做的工作，从而产生与增强责任感。

(9) 树立自信心。待到自己培植的花木开花、结果时，会受到人们的称赞，这说明自己的辛勤劳作得到人们的认可，自己在满足的同时还会增强自信心。这对失去生活自信的精神病患者医治效果更佳。当然，为了不让老年人失望，开始时应该选择易于管理、易于开花的花木种类。

2. 社会方面

(1) 提高社交能力。参加集体性的园艺疗法活动，老年人以花木园艺为话题，产生共鸣，促进交流，这样可以培养与他人的协调性，提高社交能力。

(2) 增强公共道德观念。对自己的生活环境利用花木进行美化绿化，或者自己所负责的盆花、花坛开出漂亮的花朵，在增强自信的同时，还体会到自己为大家做了有益的事情。另外，为花坛除草摘除枯萎花朵、扫除落叶等活动，可以培养自己的环境美化意识和习惯，增强公共道德观念。

3. 身体方面

(1) 刺激感官。植物的色、形对视觉，香味对嗅觉，可食用植物对味觉，植物的花、茎、叶的质感（粗糙、光滑、毛茸茸）对触觉都有刺激作用。另外，自然界的虫鸣、鸟语、水声、风吹以及雨打叶片声也对听觉有刺激作用。长期卧床的老年人或者长久闭户不出门的人们，到室外去沐浴自然大气，接受日光明暗给予视觉的刺激，感受冷暖对皮肤的刺激，这可被称为自然疗法，也是园艺疗法的内容之一。白天进行园艺活动、接受日光浴，晚上疲劳后上床休息，有利于养成正常的生活习惯，保持体内生物钟的正常运转，这对失眠症患者有一定的疗效。

(2) 强化运动功能。人的精神、身体如果不频繁地进行使用，其运动功能则会逐渐衰退。局部性衰退会导致关节、筋骨萎缩，全身性衰退会导致心脏与消化器官机能低下、易于疲劳等。园艺活动是一项全身性综合运动，从播种、扦插、上盆、种植配置等坐态活动到整地、浇水、施肥等站立活动，每时每刻都在使用眼睛，同时头、手、足都要运动。残疾人、卧病在床者以及高龄老年人容易引起精神、身体的衰老，而园艺活动是防止衰老的最好措施之一。

(三) 园艺疗法分类

(1) 游园、鉴赏　包括远足郊游以及参观植物园、花展、园艺产业等。

(2) 手工艺品制作　包括制作人造花、植物拼贴画、干燥花等。

(3) 室内栽植　包括盆栽、水栽、插花等。

(4) 户外栽植　包括植物栽种、苗圃耕作、景观维护等。

二、园艺疗法常用方法

(一) 工作准备

(1) 室内整洁，温湿度适宜，保持环境温馨、明亮。若为室外，则应选择宽敞、安全的场地，并在天气良好时进行活动。

(2) 服装整洁，全面了解失智老年人的身体状况、生活习惯、爱好等，熟悉将要进行的活动流程，能发现失智老年人的情绪变化并及时引导。

(3) 根据活动内容选择经济、安全的用具，如泥土、鲜花、花盆、栽培工具等。

(二) 实施园艺活动

1. 清晰讲解园艺活动流程，确保参与的失智老年人清楚、明白。

2. 根据计划开展园艺活动，主要包括以下活动。

（1）游园、鉴赏类活动　活动开始前要注意天气变化、场地安全等情况，确保失智老年人安全。

（2）手工艺品制作类活动　根据失智老年人的爱好等特点选择园艺活动的内容，过程中注意用具安全、注意观察失智老年人的反应，及时给予帮助。

（3）室内栽植类活动　注意选择安全的园艺用具，活动过程中引导失智老年人仔细观察，从中获得成就感。

（4）户外栽植类活动　要根据天气等情况合理安排户外活动，注意失智老年人身体状况以及对栽植活动的反应。

3. 游戏活动中态度和蔼，多用鼓励语言。

（三）整理记录

（1）活动结束后征求老年人对活动的意见和建议。

（2）整理用物，打扫卫生，也可邀请老年人参与打扫。

（3）记录本次园艺活动的情况、老年人的反应等，找出存在的问题，便于改进下次活动。

（四）注意事项

（1）设计园艺活动要充分考虑失智老年人的喜好、经历等特点，遵循循序渐进的原则。

（2）安排活动时间得当，避开老年人休息时间。

（3）多准备一些活动用品，以免工具不足而影响活动开展。同时确保工具的使用安全和活动场地的安全。

（4）活动中及时给予失智老年人指导，如果失智老年人在活动中出现厌烦或身体不适等情况时应立即停止，协助其休息并及时报告。

单元小结

园艺疗法是一种辅助性的治疗方法，借由实际接触和运用园艺材料，维护美化植物或盆栽和庭园，接触自然环境而舒缓压力与复健心灵。目前，园艺疗法运用在一般疗育和复健医学方面，如精神病院、教养机构、老人和儿童中心、医疗院所或社区等。应用园艺疗法可以改善老年人的不良情绪，增强自信心，有助于老年人的身心健康。

思政课堂

思维导图

课程十四　康乐活动

扫码查看课程资源

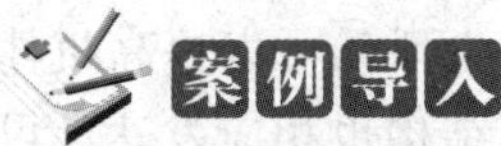

某康养中心，张爷爷，83 岁，记忆力减退，入住养老院 2 个月心情一直闷闷不乐，不能适应机构生活。之前在家，张爷爷喜欢唱歌、听音乐、跳舞，现在感觉很无聊。假如你是照护人员需要为张爷爷提供什么康乐活动，才能让其尽快适应康养中心生活？

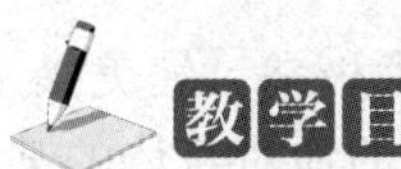

知识目标：

1. 熟悉各种活动中流程和注意事项。
2. 了解老年人参与康乐活动的目的和意义。

技能目标：

1. 能够引导老年人参与活动。
2. 运用音乐、园艺等活动照护失智老年人。

素质目标：

1. 具备尊老、爱老品质，能够移情，以老年人为中心。
2. 具备良好的服务礼仪、沟通能力及服务意识。

思政目标：

对老年人进行个性化照护，时刻保持风险意识。

一、康乐活动的概念、作用和类型

康乐活动是针对老年人的心理、生理特点，在从事老年工作服务者或老年社会工作者、老年志愿服务人员的协助、辅导下，通过肢体活动、语言交流等形式开展的各类活动，以满足老年人心理、生理的需要，促进其健康，提高生活质量。

（一）康乐活动的作用

1. 保持良好的情绪

良好的情绪有利健康。中医学将人的情绪归纳为七情，即“喜、怒、忧、思、悲、恐、惊”。人的情绪对身体健康有着极大的影响，低落的、压抑的情绪，可导致体内失去平衡和协调，长期下去，会使免疫力下降，感染各种疾病。老年人在康乐活动中心情轻松愉快，精神振奋，可很好地调节脉搏、呼吸、血液、消化液的分泌及新陈代谢，使之处于正常及稳定状态，人会感到舒服、轻松、乐观，对身体的健康、防病治病有着积极的作用。

2. 创作、学习、健脑增智

许多老年人在空闲时，总要进行一些发明创造或文学创作或集邮或剪报，来满足自己的爱好和兴趣。而在这些活动中，他们既满足了心理需求，又使大脑得到锻炼。俗话说“脑，不用则钝，多用则灵”，在创造或创作等过程中，要不断阅读，反复思考、想象。可通过加强思维能力、扩大知识面，提高记忆力、延缓脑细胞的衰老过程。

3. 适当的体力活动，促进健康

在老年人的活动中，有一部分是体力活动，比如参加社会性的活动；游玩、散步或为实现某一目的而四处活动、联系等。从医学上讲，适当的体力活动可以提高机体新陈代谢的能力，使机体器官功能活动和肌力增强，器官的形态结构也相应发达，可推迟各器官的衰老。适度的体力活动，可加大肺活量，可促使心肌加强收缩，增加血液供应，促进血液循环；能改善神经系统功能；还能解除神经紧张，并促进睡眠。适度的体力劳动能增强肠胃道分泌和蠕动，增进消化，促进食欲。

4. 体育健身活动，增进健康

人们的日常活动中有许多就是体育健身活动，如跑步、舞剑、太极拳、健美操、气功、打球、跳舞等。体育健身活动与体力活动有所不同，它是有目的地对身体的某些部位进行锻炼，以增强其功能。体育活动最大的特点在促进各组织器官的“动”：肺动促进呼吸，心动促进行血，肝、胆、胃、脾动促进消化。经常参加体育健身，身体各部分肌纤维较粗，使肌肉发达有力，能增强韧带的弹性和关节的灵活性；能增强心脏收缩力量；运动时肌肉有规律地收缩，各种刺激传达到大脑，大脑又发出各种动作指令，使神经系统得到锻炼。因此，长期坚持体育活动，使人反应敏捷，动作轻松、迅速。

（二）康乐活动的类型

老年人康乐活动根据不同的适合人群、开展时间和地点等分类标准大致分为以下几种。

1. 根据活动的适合人群分类

（1）高龄老年人康乐活动。这类活动一般针对75周岁以上，年老体迈的老年人而开展。活动主要以活动量较少的游戏、静养、文化创作等形式开展。

（2）中、高龄老年人康乐活动。这类活动一般针对65~75周岁，活动能力尚可、无肢体功能障碍的老年人。活动量比高龄老年人的活动可稍大，活动范围也更广，除了进行高龄老年人的活动外，还可进行爬山、旅游等活动。

（3）低龄老年人康乐活动。这类活动主要针对65周岁以下的老年人开展的活动，这类老年人体力、精力仍然很充沛，除一些需要强体力的活动外一般活动都可以参加。

（4）患病老年人康乐活动。以上三种是按年龄来划分的，但不排除由于老年人自身的生理特点而遭受一些疾病从而导致某些生理功能的丧失，比如脑血管意外导致的偏瘫。针对这部分老年人，开展活动时可以结合老年人的身体状况，尽量通过活动维持其现存的生理功能，并恢复一些失去的功能，如上面提到的偏瘫患者，可以利用一个带线的足球，让其手抓住线，然后脚踢足球，并左右手交换，这样四肢的功能在活动中可以得以维持和恢复。

2. 根据老年人康乐活动功能分类

（1）学习型。老年人有组织的学习和自习，如上老年大学和各类老年辅导班。

（2）社会工作型。参加社会性的义务劳动，如义务植树、义务执勤、打扫公共卫生；义务教育活动；政治活动；社会活动如工会活动、学术团体活动等。

（3）参与大众媒介型活动。阅读书报杂志，看电视、电影，听广播。

（4）社会交流型活动。户内户外与人交往和交谈，与人闲聊。

（5）交际型活动。观看文艺演出、参加体育健身活动、欣赏音乐会、游玩、跳舞、散步等。

（6）娱乐型活动。下棋、打扑克等。

（7）创作型活动。利用闲暇时间进行学科发明创造、理论创作和理论研究。

（8）休息型活动。独坐静卧、闭目养神。

3. 根据活动主体参与的积极程度及其所参与活动的能动性发挥程度分类

（1）积极被动型。如观看比赛、表演等。

（2）消极被动型。睡懒觉等。

（3）积极能动型。参加比赛、表演、学习等。

（4）消极能动型。赌博等。

4. 根据康乐活动开展的功能分类

（1）治疗型康乐活动。这类活动主要以小组活动形式开展，主要通过工作人员组织的一系列活动，对参与者存在的认知和行为问题进行校正、治疗。

（2）发展型康乐活动。这类活动主要是参与者通过参加活动来学习一定的处理问题的能力，自身获得成长，从而更好地适应周围的环境。

总之，不管老年人的康乐活动有多少种分类，只要按照以人为本的理念和遵循老年人康乐活动的一些基本原则开展工作，通过不断地摸索和经验总结，每一个老年工作者都将能使自己的工作符合老年人的需求，给他们送去欢乐和喜悦。

二、康乐活动开展的方法与技巧

（一）老年个案康乐活动

1. 开展的基本原则

老年个案康乐（以下简称个案康乐）主要适用于不喜欢参加集体活动或活动能力缺失较严重的老年人，如长年卧床、四肢活动能力缺失的老年人。这部分老年人的康乐活动主要由工作人员或老年志愿者以语言或简单的活动等形式开展。由于这部分老年人群体存在与其他群体不同的生理特点和心理特点，因此在开展工作时要遵循以下原则和要求。

（1）从价值观上尊敬并接受老年人。只有从观念上接纳并尊敬老年人，才能努力改变老年人的生存环境，提高其生活质量，使其有一个幸福的晚年。

（2）建立相互信赖的关系。这一原则是保证以交流为主要形式的康乐活动顺利开展的重要条件。只有那些与老年人接触时，持不批判的态度并给予老年人积极支持的老年照护人员，才更希望与老年人建立信赖关系。照护人员要真心地去关心老年人，了解他们的真实感受，并对他们的感受作出积极的反应，老年人从这种回应中得到安慰，使他们感到自己不再孤单，这样方能营造一个让老年人自由倾诉的环境氛围。当然，只有有意愿交流的老年人才愿意参与此类活动以减少心中压力，对那些无此种愿望的老年人，不要强行建立某种关系。

（3）有耐心、多鼓励。老年人有多种性格。有些老年人性格内向，寡言少语；有些老年人则可能表现出喋喋不休、自顾自地不停说话。面对这两种老年人，如果工作者表现出任何不耐烦和反感的情绪，都将损害照护人员与老年人的关系，从而使接下来的活动无法继续进行。对于沉默寡言的老年人，在开始交谈时可先聊一些与其有关的日常小事，让老年人感到真诚的关心，之后再把话题继续深入下去。对于反复唠叨、说话啰嗦的老年人，可以在适当的时候提醒“这事你已经提过了，我已知道”。但语气要委婉，否则会使老年人感到自己讨人厌。除了耐心以外，照护人员还需多鼓励老年人，对于他们取得的任何一点小成绩都应及时地给予称赞，比如语言功能严重受损的老年人会发出简单的喊叫，照护人员应对此给予鼓励和称赞，以促进他们自信心的建立。但切忌不符合实际的奉承和过分的夸奖，让老年人感到敷衍和不真诚。在进行以语言交流为主的活动时，照护人员一般不要随意打断老年人说话。

（4）让老年人自我选择、自我决定。在老年人参与活动时，需要老年人自己作出决定，这时照护人员的角色只是协助者，而真正具有作决定权力的是老年人自己，这样才能让老年人在与工作者交流和活动中学会解决问题的能力。

（5）个别化原则。许多国家的调查表明，人们总是很容易按照某种固定的类型和范畴去理解老年人，认为老年人大多残弱、贫穷、孤残、固执，而老年人实际的状况要比人们想象的好得多。尽管老年人随年龄的增长会带来生理心理的变化，但这些变化并不是千篇一律地按统一模式发生在每个老年人身上。有些 60 岁的老年人可能比 30 岁的年轻人在生理上更健康、在心理上更愿意接受新事物。一些老年人健康、健谈且风趣幽默，欣然接受老之将至；一些老年人则可能唠叨抱怨、心灰意冷。有的老年人把生活安排得井然有序，有固定的目标，自修大学课程，参加各类活动；有的老年人则终日无所事事，愁闷着等待天黑。事实上每一个老年人都是一个独特的个体，都有他们自身的个性和特点，切不可用某一固定的模式去套他们的生活。因此，为不同老年人安排活动时应考虑到所服务老年人的个人特点和需要而安排不同种类、不同形式的活动。

2. 言语性康乐活动的开展技巧

与老年人进行言语性交流，找到一个老年人感兴趣的话题很重要。好的话题能很快使老年人激发谈话的兴趣，消除谈话双方的拘束感，使老年人有一种满足感，对工作人员产生信任感，从而使谈话进一步深入。

（1）怀旧。即让老年人回顾其过往生活中最重要、最难忘的时间或时刻，从回顾中让老年人重新体验快乐、成就、尊严等多种有利身心健康的情绪，帮助老年人找回自尊和荣耀。这一方法被证明对调整老年人心态十分有效。

（2）生命回顾。是指通过生动缅怀过去一生成功和失败的经历，让老年人重建完整的自我。鼓励老年人将整个人生的经历尽可能详尽地倾诉出来，以达到内省的目的。生命回顾与怀旧不同的是，它是对整个人生的回顾，而不只是回顾生命中最重要的时刻和事件。因此，它更系统详细，也更能让老年人面对自己的人生境遇，体味人生的价值和意义。

（二）老年小组康乐活动

1. 开展的基本原则

老年人小组康乐活动是通过组织老年人参加各种小组康乐活动，提高老年人活动水平，建立老年人间的互助网络，以帮助他们摆脱孤独、寂寞和使晚年生活更加充满乐趣。老年人小组康乐活动的开展主要有以下几点基本原则。

（1）不要先行假设有些老年人喜欢参加小组活动，有些老年人不喜欢参加小组活动。事实上，绝大多数老年人都有被关注、与人交往的愿望。

（2）工作人员一定要有耐心、细致、周到的工作态度，要尽可能考虑到每个老年人的特殊需求。如果一个工作人员总是举着图片示意大家活动规则而不是传阅，必然挫伤视力不好老年人的自尊心，因为活动开始后很可能就其一人不懂规则，显得十分愚笨。

（3）小组组员的选择要恰当。一个腿脚不便者自然不愿参加一个用脚很多的活动。因此，小组组员的合适安排，是使老年人能够继续参加活动并对小组活动感兴趣的重要因素。一般来说，宜把教育水平大致相当、身体活动能力无甚差别的老年人组成一个小组。

（4）不强求原则。工作人员虽然应尽可能调动所有老年人参加小组活动的积极性，但对个别不愿意参加活动的老年人则应尊重他们的选择。

2. 开展的具体技巧

（1）工作人员在小组活动之前，要作好充足的准备工作。工作人员事先要有周密的考虑，包括语言的运用、游戏类型的选择、让大家互相熟悉的方式等。活动要使组员感到轻松自然、愉快开心、活动有趣。

（2）所组织的活动或游戏一定要简单易学，使老年人一听一看就懂，要使游戏具有趣味性，不要太难，否则老年人会因做不到而感到自己无能。工作人员应以缓慢、清晰、大声的语言讲解规则，要确保每个组员都明白规则。

（3）工作人员不失时机地赞赏组员的能力。通过赞赏来增加参加者的自信心，特别是对一些完成某项任务有困难却完成的老年人，这时的赞赏对其增加自信特别有效。但工作人员需要注意，赞赏是真诚的鼓励，而不是夸大其词或奉承。同时，对于一些在活动中违反规则或干扰活动正常开展的组员，工作人员应加以引导、规范，以保证活动的顺利进行。

（4）工作人员要关心每一个参加者对活动的感受，发现一些组员对活动反应冷淡时，要适当调整活动程序，以避免冷场。

（5）在活动中，工作人员应协助参加者表述对小组活动的感受，从中发现问题，总结经验，以使以后开展的活动更符合老年人的兴趣爱好。

（6）小组活动结束时，工作人员应对小组活动进行评估。

三、康乐活动案例

适合老年人康乐活动的内容很多，这里仅列举一部分，以作参考。

（一）健康养生操

动作简单易学，主要功效是提高心肺功能和肌肉耐力，伸展四肢和关节，刺激人体穴位，促进血液循环，使人体达到最佳功能状态，使人心情愉快，让人陶醉于锻炼的乐趣中，减轻了心理压力，促进身心健康发展，从而增强了养生的效果。

（二）口腔操

口腔有咀嚼、品味、吞咽、说话、吹乐器等功能，随着年龄的增长这些功能都有不同程度的退化。口腔操通过刺激口腔运动，锻炼口腔肌力、增强咀嚼能力、促进唾液的分泌。而唾液的分泌量增多，可以润滑口腔，也能帮助消化，增强脾胃功能。

（三）游戏

规则为邀请参与者一起一边拍手一边说："嘴巴和手不一样"，最后由带动者说出一个 10 以内的数字，所有人手指伸出来的数要与带动者说的数字不一样。

（四）四拍跟着转

规则为坐成一个圈，每人同一只手拿一个物品，另一只手手心向上放在膝盖上，嘴巴数拍子"1、2、3、4"，同时拿物品的手在腿上拍两下，3 的拍子时把物品放在旁边人的手上，4 的拍子时把别人传给你的物品拿在手上，然后再循环来一次，物品就会一直不停地流动。

（五）拼图比赛

1. 准备的材料 拼图积木、七巧板等。

2. 活动方法

（1）看着图案拼图。

（2）看着图案拼图，第二次不看图案重新拼图。

（3）单张不看图案拼图。

（4）多张混合不看图案拼图。

3. 活动效果 分色分类、记忆力训练、组织性训练、手指运动等由简至难的活动，可让老年人体会自己的进步。

（六）烹饪比赛

1. 准备材料

视老年人菜谱而定，工作人员准备好所需材料，烹饪工具，烹饪场所。

2. 活动方法

老年人根据自己的菜谱烹饪自己的参赛作品，由老年人自己或工作人员担任裁判对各个作品评分，以分高者论胜负。

3. 活动效果

加强自我照顾的信念，相互学习、欣赏各类菜肴的烹饪技巧，互相交流。

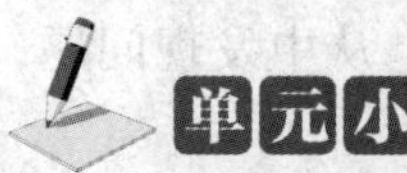

单元小结

作为从事老年工作服务者或老年社会工作者、老年志愿服务人员，通过肢体活动、语言交流等形式有针对性地为老年人组织文娱活动，能够满足老年人心理、生理的需要，促进其健康，提高老年人的生活质量，我们应给长者以力所能及的帮助和支持，让每位老年人快乐优雅地度过晚年生活。

思政课堂

思维导图

参考文献

［1］吕雨梅，李海舟．康复护理学基础［M］．2 版．北京：人民卫生出版社，2019.

［2］刘立席．康复评定技术［M］．2 版．北京：人民卫生出版社，2016.

［3］缪荣明．老年长期照护与康复指导手册［M］．北京：人民卫生出版社，2019.

［4］陈冀英．老年人康复护理［M］．北京：北京师范大学出版社，2015.

［5］黄晓琳，燕铁斌．康复医学［M］．6 版．北京：人民卫生出版社，2018.

［6］章稼，王于领．运动治疗技术［M］．3 版．北京：人民卫生出版社，2020.

［7］人力资源社会保障部教材办公室．养老护理员（中级）［M］．北京：中国劳动社会保障出版社；中国人事出版社，2020.

［8］沈军，黄浩，赖维云，等．老年痴呆症综合照护手册［M］．重庆：重庆大学出版社，2014.

［9］陈锦秀，汤继芹．康复护理学［M］．3 版．北京：中国中医药出版社，2021.

［10］张振香，许梦雅，陈素艳，等．失能老人生活重建康复护理指导（中级）［M］．郑州：河南科学技术出版社，2022.